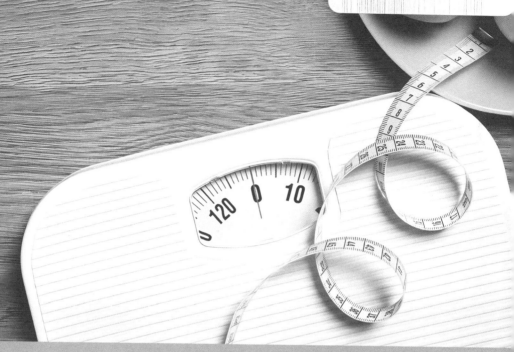

主编◎程 伟 刘 景

你的体重

如何管理

NI DE
TIZHONG
RUHE GUANLI

时代出版传媒股份有限公司
安徽科学技术出版社

图书在版编目（CIP）数据

你的体重如何管理 / 程伟,刘景主编. --合肥:安徽
科学技术出版社,2025.5. -- ISBN 978-7-5337-9035-6

Ⅰ.R161

中国国家版本馆 CIP 数据核字第 2024W607H9 号

你的体重如何管理 　　　　　　　　　　　　　　　主编　程　伟　刘　景

出 版 人：王筱文　　　　选题策划：聂媛媛　　　　责任编辑：聂媛媛

责任校对：张晓辉　　　　责任印制：廖小青　　　　封面设计：武　迪

出版发行：安徽科学技术出版社　　　　http://www.ahstp.net

（合肥市政务文化新区翡翠路 1118 号出版传媒广场,邮编:230071）

电话：(0551)63533330

印　　制：合肥创新印务有限公司　　　电话:(0551)64321190

（如发现印装质量问题,影响阅读,请与印刷厂商联系调换）

开本：710×1010　1/16　　　印张：19　　　字数：396 千

版次：2025 年 5 月第 1 版　　　2025 年 5 月第 1 次印刷

ISBN 978-7-5337-9035-6　　　　　　　　　　定价：59.00 元

编委会名单

主　编

程　伟　合肥中世健职业技能培训学校

刘　景　六安市营养学会

副主编

徐　莉　太和县人民医院

罗小敏　川北医学院附属成都新华医院

莫才巧　合肥中世健职业技能培训学校

黄　森　阜阳市颍州区岳新社区卫生服务中心

陈　薇　六安市营养学会

编　委（按姓氏笔画排序）

王　敏　阜阳市人民医院

齐亚军　安徽中医药大学

刘玉华　安徽省公共卫生临床中心

刘安泰　阜阳市肿瘤医院

刘凌骄　上海娇好健康管理咨询有限公司

许　晨　六安市营养学会

孙小丹　上海优蓓健康管理有限公司

苏丽萍　宿迁市第一人民医院

李　爽　中原粮食集团多福多食品有限公司

张　磊　中电建健康医疗有限公司西宁医院

郑　玲　汲养健康咨询(天津)有限公司

林　夕　合肥中世健职业技能培训学校

林少玲　六安市营养学会

莫　莉　深圳大学第一附属医院

钱小清　庐江县中医院

熊　安　南昌市洪都中医院

前　言

　　肥胖已成为一个全球性的健康问题,影响着人们的生活质量和健康状况。因此,我们迫切需要一本全面而系统的指导性图书,来帮助人们认识并管理他们的体重,以实现健康饮食和健康生活。

　　《你的体重如何管理》作为一本系统全面的体重管理指导图书,分为五个篇章,包括认知篇、饮食营养篇、心理篇、运动篇,以及特殊人群篇。这五个篇章涵盖了超重和肥胖人群的体重管理,以及消瘦人群的体重管理,旨在为读者提供全面、科学的体重管理指导。

　　首先,认知篇旨在帮助大家正确认识自己的体重问题,介绍肥胖的定义和分类,解释超重和肥胖对健康的危害,并提供相关的数据和研究成果,让读者深刻认识体重管理的重要性。同时,书中还介绍了体重管理的常见误区,帮助您树立正确的体重观,以便更好地面对和解决体重问题。

　　其次,饮食营养篇将重点介绍健康饮食的原则和方法,详细解释各种营养素对体重的影响,让读者学会选择和搭配食物,保证身体获得均衡的营养。此外,书中还提供一些实用的饮食建议和食谱,帮助您制订合理的饮食计划,控制热量摄入,实现健康减重或增重的目标。

　　心理篇着重探讨心理因素在体重管理中的重要性。肥胖问题往往与压力、焦虑、抑郁等心理问题有着紧密的联系。书中介绍了一些应对压力和情绪管理的技巧,帮助读者建立健康的心理状态,从而更好地管理体重。

　　运动篇介绍体重管理中常用的运动方式和方法,帮助读者选择适合自

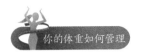

己的运动方式,并制订合理的运动计划。运动不仅可以帮助控制体重,还能增强心肺功能,改善体态和形体。

再次,特殊人群篇主要针对儿童和糖尿病人群进行体重管理的指导。儿童期是体重管理的关键时期,健康的体重对于儿童的成长和发育至关重要。糖尿病患者的体重管理更加复杂和困难,需要一些有针对性的特殊指导,帮助他们实现健康的体重管理。

我们相信,只要您能够认真学习并积极实践书中的建议,您一定能够有效地管理自己的体重,迈向健康的生活。希望本书能够成为您的体重管理指南,帮助您实现健康体重和健康生活的目标。

目　录

第一篇　认知篇/001

第一章　为什么减肥计划总会被食欲打断,我们做错了什么? /002

一、为何减肥路上,我们总是输给食欲? 揭秘背后的原因/002

第二章　测一测你是胖还是瘦? /007

一、体脂秤是怎么测体脂的? 到底准不准? /008

二、评价体重的 6 种方法/011

第三章　生酮饮食减肥靠谱吗? /014

一、什么是生酮饮食? /014

二、生酮饮食的利与弊/016

第四章　咖啡减肥法、酵素减肥法靠谱吗? /020

一、咖啡减肥法/021

二、辣椒减肥法/023

三、酵素减肥法/024

四、吃肉减肥法/026

五、代餐减肥法/028

第五章　轻断食/033

一、轻断食的分类/033

第六章　传统中医减肥/037

一、中草药减肥/037

二、针灸减肥/040

第七章　消瘦的人吃奶酪增重,靠不靠谱,安不安全? /043

一、奶酪与增重/043

二、如何科学增重? /046

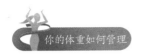

第二篇　饮食营养篇/049

　　第一章　解锁食物中的体重控制密码/050

　　　　一、体重管理的关键：能量平衡/055

　　　　二、节食能瘦吗？了解体重控制期间的热量来源和计算

　　　　　　方法/064

　　　　三、减肥就要少吃肉？选对蛋白质，让体重管理更有效！/069

　　　　四、不吃主食就可以控制体重？这样吃主食让你轻松管理

　　　　　　体重！/072

　　　　五、减肥就是要避开高脂肪的食物？区分"好脂肪"和

　　　　　　"坏脂肪"/086

　　　　六、维生素和矿物质在体重管理中的重要作用/090

　　　　七、多喝水能让你"躺瘦"，关键是科学饮水！/100

　　　　八、肠道菌群与体重管理/104

　　第二章　每天不重样，15 分钟就能做出营养美味体控餐/108

　　　　一、人人都能学会的体控饮食指南/108

　　　　二、读懂食品标签，避免包装食品的坑/118

　　第三章　体重出现平台期如何维持减肥效果？/126

　　　　一、构建新的适应性生活方式，突破平台期/127

　　第四章　体重管理期间的食谱搭配/130

　　　　一、如何搭配一天的减肥食谱/130

　　　　二、消瘦人群食谱搭配原则/138

　　第五章　中医体质辨识、食疗与体重管理/141

　　　　一、体质分类/141

　　　　二、肥胖的辨证食疗/145

第三篇　心理篇/153

第一章　食欲对体重管理的影响/154

第二章　心理暗示对体重控制的作用/157

第三章　瑜伽对减肥的心理影响/160

第四章　如何构建心理体系以杜绝"心理饥饿"/164

第五章　体重控制过程中的心理干预/167

第四篇　运动篇/169

第一章　体重管理中运动的基本要素/170

一、运动的类型/171

二、身体活动的强度/176

三、运动安全性评估/178

四、运动中能量的代谢/182

第二章　科学运动,让减肥事半功倍/184

一、运动时间/186

二、运动时间带/188

三、运动强度/189

四、运动方式的选择/193

第三章　没时间运动? 试试 HIIT/198

一、减脂 HIIT 训练计划原则/199

二、减脂 HIIT 训练的前提条件/200

三、动作选择/202

第四章　学会无氧运动,练出健美好身材! /204

一、腰部塑形运动选择/205

二、臀部塑形运动选择/208

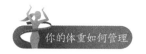
第五章　体重管理期间运动处方的实施与注意事项/213

一、运动处方的制定/213

二、运动处方的实施/215

三、运动处方实施过程的自我监控/217

四、运动过程中的安全措施/219

五、运动期间的营养支持/222

第五篇　特殊人群篇/225

第一章　儿童的体重管理/226

一、儿童青少年的体重评估/226

二、影响儿童体重的因素/231

三、学龄儿童体重管理饮食指导/233

四、学龄儿童体重管理和身体活动指导/237

五、超重或肥胖儿童的体重管理/238

六、消瘦儿童的体重管理/246

第二章　糖尿病患者的体重管理/248

一、为什么糖尿病患者要管理体重？/248

二、糖尿病患者如何管理体重？/250

附录/263

附录1:常见食物交换表/263

附录2:常见低能量食物清单/269

附录3:常见高蛋白低脂肪食物清单/281

附录4:低血糖生成指数(低GI)食物表/285

附录5:2~5岁儿童超重与肥胖判定/288

参考文献/292

第一篇
认知篇

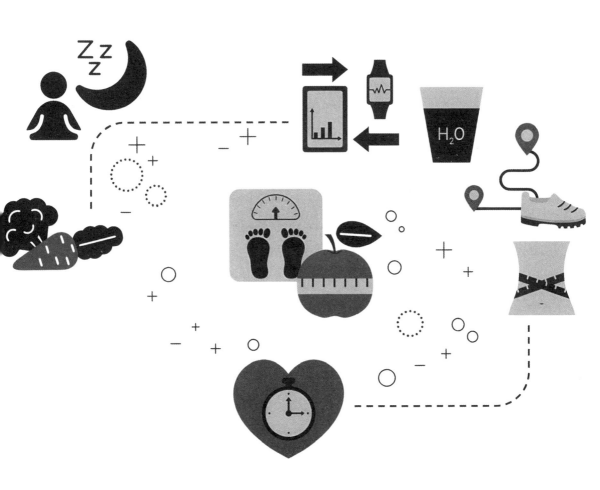

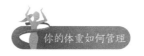

第一章
为什么减肥计划总会被食欲打断，我们做错了什么？

在减肥的过程中，人们总会面临各种挑战，导致减肥失败。其中"丧""懒""贪"这三个字概括了许多人减肥失败的原因。"丧"是指体重停滞不降的挫败感，"懒"是指对运动的懒散态度，而"贪"则是指贪吃的欲望。为什么大多数人在减肥过程中会被食欲打败？有没有降低食欲的方法呢？

一、为何减肥路上，我们总是输给食欲？揭秘背后的原因

1. 我们小看了食欲的作用，食欲是对愉悦感的本能追求

人类大部分的行为是靠欲望驱动的，弗洛伊德曾说，人类生存的本能欲望之一是食欲。现代科学研究表明，脂肪和糖类的摄入会刺激人体释放血清素，从而带来快乐和满足感。当我们摄入大量糖类时，大脑内的多巴胺分泌增加，多巴胺会向大脑的伏隔核传递信号，伏隔核在大脑的奖赏、成瘾和安慰剂效应等方面发挥着重要作用。此外，伏隔核与前额叶皮层相互连接，大脑会将食用糖类后的快乐情绪记录下来，并鼓励我们不断重复吃糖的行为。吃糖让你感到快乐，大脑记住这一感觉，进而驱使你继续摄入糖类，形成循环往复的奖赏机制。研究发现，高脂饮食也会刺激中脑边缘的奖赏系统。因此，在减肥过程中，对于大多数意志力较弱的人来说，控制对脂肪和糖类的摄入欲望是相当困难的。从人类进化的角度来看，渴望脂肪和糖类带来的愉悦感，以及对脂肪和糖类的依赖，对人类获取食物储存能量以维持生存是有利的。因此，我们不应试图与本能对抗，也不要将脂肪和糖类视为

敌人。过度抵制还可能引发厌食症等健康问题。

2. 减肥不是挨饿

减肥的核心原则是确保摄入的能量少于消耗的能量，也就是我们常说的"少吃点，多消耗"。但是这里的"少"并不是指食物的量少，而是指摄入的能量少。不同食物所含能量各不相同，因此食物的数量多少并不等同于其所含能量的多少。让我们以一个例子来说明，每100 g 肥猪肉提供的能量为807 kcal。如果一天仅仅依靠吃肥猪肉来获得能量，对于从事轻体力劳动的成年女性而言，她一天只能食用 210.7 g 肥猪肉。显然，这样的食物分量远远无法满足人体对饱腹感的需求。如果我们将肥猪肉替换为鸡胸肉，每100 g 鸡胸肉提供的能量是 118 kcal。如果仅依靠鸡胸肉来提供日常所需能量，那么每天大约可以摄入 1.44 kg，这样的食物量就可以满足人体对饱腹感的需求。再以大白菜为例，人们一天可以食用 8.5～10 kg 的大白菜才能满足身体对能量的需求，显然这么多的食物是吃不完的。因此，减肥并不意味着要挨饿，而是需要学会选择和搭配食物，控制能量摄入与消耗的平衡。

3. 什么时间食欲最强，什么时间食欲最弱

食欲是我们对食物的需求和欲望，是人体的本能反应之一。当身体需要能量和营养时，食欲会增强；相反，当身体获得足够的能量和营养时，食欲会减弱。

食欲受人体的神经系统、内分泌系统和代谢系统等多个系统共同调节。这些生理机制会影响人体的饥饿感和饱腹感，从而控制进食的量和频率。同时，食欲还受多种复杂因素的影响，包括心理和社会等方面。在心理层面，情绪波动、压力和焦虑等都可能引发食欲的变化。而在社会层面，饮食文化和食品广告等也会对我们的饮食习惯产生深远的影响。

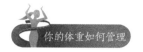

4.食欲不仅受人体基因的调控，还受肠道菌群的调控

人体肠道内存在着数千种微生物，它们在人体的健康中扮演着重要的角色。这些微生物所组成的菌群直接参与人体的营养吸收、能量平衡、免疫调节、肠道发育等重要的生理活动，被认为是人体后天获得的"第二基因组"。饮食作为影响肠道菌群基因与构成的核心要素，其中宏量营养素（如碳水化合物、蛋白质和脂肪）的摄入量、种类选择，均对肠道菌群的结构产生显著影响。不同的膳食结构直接影响肠道微生物的种类，进而影响微生物的代谢功能和代谢产物的生成。这些代谢产物包括短链脂肪酸、氨基酸、维生素等，它们能够影响肠道内的生理环境和免疫功能等，从而对人体健康产生不同的影响。健康饮食如进食富含纤维的素食、富含益生元的饮食，可以促进"有益"肠道微生物生长。

研究发现，素食人群和非素食人群的肠道菌群的种类和构成比例是不同的。比如素食人群肠道中拟杆菌属、乳酸杆菌属占明显优势。乳酸杆菌对人体健康至关重要，有助于维持肠道微生物群落的稳定，可以阻止病原菌在肠道中的黏附和定殖，缓解肠道不适症状。

需要注意的是，我们对某种食物的偏好并不完全由自己控制。实际上，人体内的肠道菌群在一定程度上决定了我们的食物偏好。肠道菌群在感受到生存压力时，会巧妙地影响我们的饮食行为，从而帮助自己更好地存活下去。不同的菌群对不同的食物有不一样的偏好，例如，拟杆菌喜欢某些脂肪，而双歧杆菌喜欢膳食纤维。菌群之间互相存在竞争，而这种竞争决定了哪一种微生物能在人体内生存。如果我们每天习惯食用精米白面而不怎么吃蔬菜，那么我们体内喜欢这类精制碳水化合物的菌群就会越来越多，而喜欢膳食纤维的菌群则有可能被"饿死"。喜欢碳水化合物的菌群越多，我们对富含碳水化合物的食物就越渴望。

因此，保持健康的饮食结构和生活方式，有助于维持肠道微生物群落的多样性和稳定性，减少有害菌群对我们进食偏好的影响，从而更好地维护我们的健康。

5.食欲不仅是生理特征，还是心理特征

人类的进食行为是多种生理和心理因素共同作用的结果，其中心理因素对食欲的调节起着至关重要的作用。我们对某种食物的偏好不仅受到生理需求的影响，还受到心理认知、情绪状态和社会文化等因素的影响。因此，要想减肥成功，不仅要从生理上控制食欲，还需要从心理上管理食欲。

我们需要学会区分"饥饿感"和"食欲"这两种感觉。饥饿感是身体对于能量和营养物质的需求，而食欲则是对某种食物的渴望。心理饥饿与真实的饥饿感不同，它是受情绪、社交等因素的影响而产生的。在减肥过程中，调整心理状态对控制食欲至关重要。通过参与一些放松身心的活动，如练习瑜伽等，可以有效改善心理状态，从而降低由心理因素引发的饥饿感。

我们可以通过均衡营养、调节肠道菌群、改变社交环境及提高对食物的认知水平等方式，来控制减肥期间的食欲。这些方法不仅有助于减轻体重，还有助于促进身体健康和心理平衡。

①均衡营养是减肥的基础。选择脱脂牛奶、高膳食纤维的深色蔬菜等健康食品，适量补充蛋白质、维生素、矿物质等营养素，有助于减少身体的隐形饥饿感，从而更好地控制食欲。

②调节肠道菌群是减肥的关键环节之一。通过补充含有乳酸杆菌、双歧杆菌和益生元的益生菌制剂，可以维持肠道内菌群的平衡，进一步控制食欲。

③社交环境的改变是减肥过程中不可忽视的一环。与朋友一起参与有益身心的活动，如学习诗词歌赋、练习瑜伽等，不仅能增加社交互动，还有助于调整心情、控制食欲。

④提高对食物的认知水平不仅是有效控制体重的关键，更是建立健康饮食习惯的基础。通过深入学习营养知识，了解各类食物的营养成分和特性，做到更科学地选择和搭配食物，可以避免一些不合理的饮食行为。例

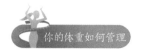

如,在减肥期间拒绝吃主食或完全不吃脂肪等。

　　减肥是体重减少、体脂降低的过程,更是一场身心的蜕变之旅。我们应该将减肥视为一种健康的生活方式,而不仅是短暂的减重行为。通过执行科学的减肥计划,您可以轻松地获得健康的身体和愉悦的心情。

第一章
测一测你是胖还是瘦？

根据 2020 年的《中国居民营养与慢性病状况报告》，我国成年人中超过一半的人超重或肥胖，而 6～17 岁儿童青少年的超重肥胖率高达 19％，6 岁以下儿童的超重肥胖率也达到 10.4％。我们身边肥胖人群的数量正在不断增加，同时，市面上各种减肥产品的销售量也随着肥胖人群的增加而日益提高。

在现实生活中，很多人对于自己的胖瘦程度都是凭借个人感觉或他人的评价做出判断的，这种判断方式并不科学。每个人的骨骼结构、肌肉和脂肪分布不同，仅仅通过视觉上的观察或者简单的体重数字来定义胖瘦程度是不准确的。有时候，体重相同的两个人可能因为身高、身体成分等的不同而呈现出完全不同的外在形象。

家庭和社会对于胖瘦的观念也影响了人们对体重的认知。在家庭中，长辈们可能基于传统观念认为孩子白白胖胖是健康的表现，这可能导致孩子摄取过多食物，进而体重过大。另一方面，社会上以瘦为美的审美标准也让许多女性过度追求苗条的身材，甚至不管自己是否真的肥胖。事实上，以"A4 腰""锁骨放硬币""反手摸肚脐"等为代表的以瘦为美的审美观念，不仅不科学，而且会给女性带来巨大的心理压力，促使她们采取极端的减肥方法，如过度节食、超负荷运动或使用减肥药物等，来追求所谓的完美身材。然而，这些极端方法可能会引发一系列健康问题，如营养不良、代谢紊乱、内分泌紊乱以及闭经等。

肥胖确实会增加高脂血症、糖尿病、高血压等疾病的发病风险，对人体健康造成潜在的损害。然而，我们也必须认识到，对体重的错误认知和"以

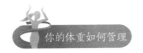

瘦为美"的观念可能导致人们采取极端的减肥方法。这些方法不仅减去了脂肪,还减去了对人体更为重要的肌肉和骨量。因此,科学管理体重、保持健康是每个人的必修课。

一、体脂秤是怎么测体脂的？到底准不准？

在日常生活中,我们通常使用体重秤或体脂秤来监测自己的体重。随着科技的不断发展,家用体脂秤逐渐受到大众的青睐。通过蓝牙技术与手机软件的连接,体脂秤为我们提供了更为全面的身体成分数据,如体脂率、肌肉量等。然而,你可能会好奇,这些数据是如何被计算出来的？准确吗？

想要回答这些问题,我们需要了解身体成分及家用体脂秤的工作原理。身体成分包括肌肉、脂肪、骨骼、水分和矿物质等。因此,体脂秤所测得的体重不仅包括了身体的肌肉和脂肪重量,还包括了骨骼、水分、矿物质等的重量,而体脂率则是指人体内脂肪重量在人体总体重中所占的比例,可以反映人体内脂肪含量的多少。

测量人体成分的方法有水下称重法、皮褶测量法、生物电阻抗法(BIA)、红外线法、MRI/CT 扫描法等多种方法。其中,生物电阻抗法是一种简单易操作且相对准确的测量方法,已经在临床、科研、健身、健康体检等领域被广泛应用。

什么是生物电阻抗呢？人体体液以细胞膜为界,分为细胞内液和细胞外液。细胞膜的主要成分包括不具有导电性的磷脂层和具有导电性的蛋白质等,由于这些细胞膜的电导率极低,所以一般将其看作绝缘体。细胞内液含有蛋白质、盐和水溶液,是被绝缘体包裹的导体。细胞外液通常充斥在细胞与细胞之间,其中含有大量的导电离子,一般视为导体。

在通过低频电流信号时,因为细胞膜的不易导电性对电流有阻碍作用,电流会直接从细胞外液流过(图 1-1),此时细胞组织表现为细胞外液的电阻特性;在通过高频电流信号时,细胞膜会呈现出电容的性质,此时电流将通过整个生物细胞组织,生物组织就反映为电阻、电容相互结合的复阻抗模型。这种生物组织被施加交流电信号时表现出的复杂阻抗信息就是生物电阻抗。

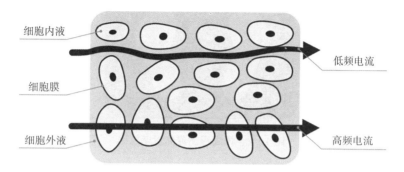

细胞内液

低频电流

细胞膜

细胞外液

高频电流

图 1-1　电流穿过细胞示意图

家用体脂秤大多采用生物电阻抗法来测量身体成分。其原理是基于人体内不同组织导电性的差异来推算脂肪和肌肉的含量。我们可以将人体想象成一个导电的圆柱体,并把人体成分简单分为易导电的非脂肪物质和不易导电的脂肪物质,其中水分和电解质是非脂肪物质的主要构成成分。肌肉组织和内脏器官的含水量较高、电阻低、导电性较好;脂肪组织含水量低、电阻高、导电性较差。由于脂肪和肌肉的导电性不同,家用体脂秤通过微弱电流技术测量人体的电阻抗,可以推算出脂肪和其他身体成分的含量(图 1-2)。

在使用体脂秤时,根据获得的电流信号和体重,结合使用者输入的性别、年龄、身高等信息数据,通过一定的内置算法,就可以间接计算出脂肪、肌肉、骨骼等身体成分的含量。需要注意的是,由于个体差异、电极接触质量和测量环境等因素,家用体脂秤的测量结果可能存在误差。因此,我们应该将其作为参考数据之一,结合其他健康指标进行综合评估。在使用生物电阻抗法测量体脂率时,有多种因素会影响测量的准确性。

①性别。男性和女性正常体脂率的范围不同,在体脂的分布上也不同,

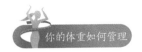

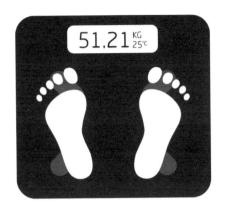

图1-2 体脂秤测量体重示意图

可能会影响生物电阻抗法测量体脂率的准确性。

②年龄。随着年龄的增长,身体成分不断变化,体脂率也相应发生变化,在不同年龄段人群中使用生物电阻抗法测量体脂率其准确性也不同。有研究发现,生物电阻抗法可能会低估老年男性、青少年和儿童的体脂率,但会高估老年女性的体脂率。由于家用体脂秤软件大部分采用了相关年龄段人群的大数据经验值作为参考,所以,性别、年龄、身高等基本信息的改变会直接导致体脂率数值的变化。

③日常生活行为。吃饭、喝水及洗浴都会造成体脂率测量数据的偏差,甚至站姿的改变等都可能会导致体脂秤数值的变动。

④测量的部位。生物电阻抗法在计算体脂率时,是将人体的躯干和四肢分别看作5个圆柱体,通过计算各部分电阻抗情况得出脂肪含量。但是人体脂肪在躯干和四肢的分布不同,可能给测量带来误差。

总之,医院、专业的健身房所使用的大型身体成分分析仪,准确度比大部分家用体脂秤要高。虽然家用体脂秤不精确,但作为家庭日常测量使用,还是有一定指导价值的,至少我们能监测一段时间内体重、体脂的变化趋势。

二、评价体重的 6 种方法

除了体脂秤，如果想知道自己的体重是否在正常范围内，还可以通过以下 6 种方法来测一测自己是胖还是瘦。

1.体质指数

判断身体是肥胖还是消瘦，常用的参考标准是世界卫生组织（WHO）推荐的身体质量指数（BMI），简称"体质指数"，又称"体重指数"。BMI 能更好地反映体脂率。对于肌肉和骨骼特别发达的人，可能超过理想体重或肥胖判断标准，此时可以结合腰围和腰臀比进行判断（表 1-1）。

$$BMI＝体重(kg)÷身高(m)^2$$

表 1-1　中国成人的体重指数与相关疾病的发病风险

分类	体质指数（BMI）/(kg·m^{-2})	腰围（WC）/cm		
		男：<85 女：<80	男：85~95 女：80~90	男：≥95 女：≥90
体重过低	<18.5	—	—	—
体重正常	18.5~23.9	—	增加	高
超重	24.0~27.9	增加	高	极高
肥胖	≥28	高	极高	极高

注：相关疾病有 2 型糖尿病、高血压、心血管疾病。

例如：成年女性身高 160 cm，体重为 60 kg，则其 BMI＝60/(1.6)^2＝23.4 kg·m^{-2}，属于正常体重。

2.腰围和腰臀比

腰围（WC）是反映脂肪总量和脂肪分布的综合指标；腰臀比（WHR）是腰围与臀围的比值。上身性肥胖或中心型肥胖，以腹部或内脏脂肪增多为

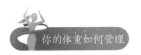

主,腰围大于臀围,体型像苹果,也就是我们常说的"苹果形"肥胖(表 1-2);而下半身性肥胖,以臀部和大腿脂肪增多为主,臀部脂肪堆积明显多于腹部,从外观上看,体型像鸭梨,也就是人们常说的"梨形"肥胖。

表 1-2　中国成人腰围与体重判断

分类	腰围/cm	
	男性	女性
正常成人	<85	<80
中心型肥胖前期	85～90	80～85
中心型肥胖	≥90	≥85

3.体脂肪率

体脂肪率简称体脂率,是指人体内脂肪重量占身体总重量的百分比,主要反映体内脂肪含量的多少。利用体脂秤,就可以估算出体脂率。测量时可以参考每台仪器的判断标准,根据测量仪器和测量结果的不同,对评价标准进行适当的调整(表 1-3)。

表 1-3　体脂含量评价肥胖的标准

分类	年龄/岁	轻度肥胖	中度肥胖	重度肥胖
男性	不分年龄	>20%	>25%	>30%
女性	6～14	>25%	>30%	>35%
	≥14	>30%	>35%	>40%

4.标准体重

标准体重的计算方法有以下几种:

标准体重(kg)＝身高(cm)－100(适用于身高<155 cm 者);

标准体重(kg)＝[身高(cm)－100]×0.9(适用于身高≥155 cm 者);

或者标准体重(kg)＝身高(cm)－105(更适用于亚洲国家);

肥胖度（％）＝［实际体重（kg）－ 标准体重（kg）］/标准体重（kg）×100％。

判断标准：肥胖度≥10％为超重；10％～29％为轻度肥胖，30％～49％为中度肥胖，≥50％为重度肥胖。

5.皮褶厚度

皮褶厚度是衡量人体的营养状况和体重是否正常的常用指标。用皮褶厚度计测量肩胛下肌和上臂肱三头肌处皮褶厚度，两者数值相加为皮褶厚度。皮褶厚度一般不单独作为判定肥胖的标准，常与标准体重结合使用。皮褶厚度需要用皮褶厚度计来进行测量，对操作手法要求较高，所以，一般在医院临床营养科的检查中使用。

6.内脏脂肪

人体成分检测报告显示内脏脂肪面积＞100 cm^2，视为内脏型肥胖。

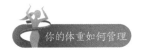

第三章
生酮饮食减肥靠谱吗?

近年来,生酮饮食减肥法备受关注,受到不少年轻人的青睐。相比于一些传统的减重方法,这种减肥方法允许减肥者在实施过程中不必限制脂肪的摄入。这意味着减肥者可以适量食用肉类食品,而不必餐餐只吃素食。因此,生酮饮食减肥法也成了快速瘦身的捷径。

一、什么是生酮饮食?

生酮饮食是一种低碳水化合物、高脂肪与适量蛋白质组成的特殊饮食模式。生酮饮食通过限制碳水化合物的摄入,迫使身体转而燃烧脂肪产生酮体,这一概念最初是在 1921 年由美国医生韦尔德首次提出的。韦尔德通过生酮饮食使机体产生酮体模拟饥饿状态,以替代针对癫痫的饥饿疗法,随后这种饮食被广泛应用于癫痫的治疗中。目前,生酮饮食不仅在减肥领域备受关注,还被广泛应用于 2 型糖尿病、肿瘤、帕金森病、阿尔茨海默病、多囊卵巢综合病等多种疾病的治疗中。

在执行"生酮饮食"期间,由于大量减少碳水化合物(来源于主食、水果等)的摄入,就会迫使机体分解储存在肝脏和肌肉中的糖原提供能量,当糖原被逐渐耗尽时,机体就会转而动员脂肪在肝脏分解代谢时提供能量,在脂肪代谢过程中会产生一类叫酮体的物质,包括乙酰乙酸、羟丁酸和丙酮。酮体能代替葡萄糖提供能量使各器官正常运转,这时人体的血糖浓度降低,而血液中和尿液中的酮体水平升高,使机体处于"酮症(ketosis)"的状态,所以这种饮食方法被称为"生酮饮食"(图 1-3)。

在生酮饮食期间,由于碳水化合物摄入严重不足,血糖水平下降,机体为了提供能量,会将蛋白质和脂肪转化为葡萄糖。这种代谢转变导致脂肪的消耗和燃烧增加,有助于体重降低。此外,生酮饮食还能提高胰岛素敏感性,改善胰岛素抵抗,从而提高体内的能量利用率和新陈代谢。同时,体内酮体水平的升高也有助于抑制食欲,进一步促进减脂、减重的效果。因此,生酮饮食可通过多种机制共同作用实现减重的目的。

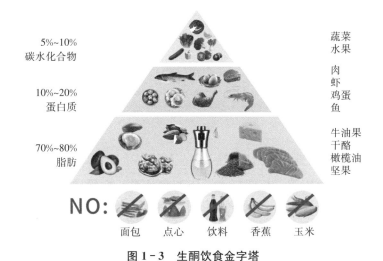

图 1-3　生酮饮食金字塔

生酮饮食结构与正常饮食结构相比,其特点是脂肪含量较高。这种高脂肪摄入会导致体内游离脂肪酸水平上升。研究显示,富含游离脂肪酸的饮食有助于减少胃饥饿素(一种刺激食欲的激素)的分泌,同时增加瘦素(一种抑制食欲的激素)和胆囊收缩素(CCK)的分泌。这意味着高脂肪饮食产生的酮症可以引发人体的厌食反应,使能量摄入低于消耗,从而达到减重的目的。此外,生酮饮食中蛋白质的比例相对较高。蛋白质具有高饱腹感,并且其在消化过程中的食物热效应也有助于减轻体重。

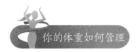

二、生酮饮食的利与弊

对于肥胖人群而言,生酮饮食在某些情况下的确能够产生显著的减重效果。然而,也有不少人在尝试生酮饮食后经历了各种不良反应,包括便秘、脱发、疲劳、头疼、恶心、皮肤变粗糙,以及女性月经不调等。由于生酮饮食中三大产能营养素(碳水化合物、脂肪和蛋白质)的比例与正常人群的日常饮食存在较大的差异,它会导致体内产生大量的酮体。然而,过量的酮体可能会带来一系列的健康风险,包括电解质紊乱、酸碱平衡失调、肾脏代谢负担加重等。

1. 胃肠道不适感

高脂饮食可以直接使脂肪不耐受的人群产生胃肠功能紊乱症状,如恶心、呕吐、腹痛、腹泻等。长期摄入高脂肪食品对心血管健康也会造成严重危害,过多的脂肪沉积在血管壁上,可能导致血管弹性减弱、管腔变窄,甚至阻塞,从而增加高血压、冠心病等疾病的发生风险。

2. 加重肝肾的代谢负担

生酮饮食促进了酮体的产生,同时也促进了蛋白质转化为葡萄糖,使得含氮代谢废物的含量也随之增多。肝脏是酮体生成、氨基酸转化为葡萄糖,以及蛋白质的代谢废物转化为尿素的场所。肾脏则负责将这些尿素和酮体排出体外。如果肝脏和肾脏长期处于高负荷运转状态,就可能导致肝肾功能异常,进而缩短其工作寿命。此外,当血液中酮体含量过高时,人体会处于酮血症状态,此时肾脏需要排出酮体和体液,可能导致人体失水。长期生酮饮食,还会大大增加患肾结石、骨质疏松和高尿酸血症的风险。

3.影响情绪和思维

生酮饮食期间,需要严格限制谷类、蔬果等富含碳水化合物食物的摄入,从而导致血液中葡萄糖浓度过低。而大脑正常功能的维持需要大量的葡萄糖,当身体长期缺乏葡萄糖时,大脑思维可能变得混乱,人也容易发脾气。

4.营养素的缺乏

水果、蔬菜、谷物等高碳水化合物食物的严格限制,不仅容易使人体缺乏膳食纤维,诱发便秘,还可能会导致维生素和矿物质的缺乏,如 B 族维生素、维生素 C、钾和镁等的缺乏。为了确保生酮饮食者的营养均衡,通常建议补充以下营养素(表 1 - 4)。

①每日服用复合维生素和微量元素补充剂:生酮饮食者需要特别关注各种维生素与矿物质的摄入,尤其是硒。建议生酮饮食期间,适当补充复合维生素和微量元素制剂,来满足身体对各种营养素的需求。

②钙和维生素 D:钙和维生素 D 对骨骼健康至关重要。生酮饮食者应确保每日摄入足够的钙和维生素 D,以符合中国居民膳食营养素参考摄入量的标准。富含钙的食物包括奶制品、豆制品及深绿色蔬菜等,而维生素 D 则可以通过适量晒太阳或食用富含维生素 D 的食物(如鱼类)来获得。

③膳食纤维:由于生酮饮食限制了高纤维全谷类食物的摄入,因此建议额外补充膳食纤维,以维持肠道健康和预防便秘。适当摄入膳食纤维还可以帮助控制血糖和胆固醇水平。

④优质脂肪:为了维护心血管健康,生酮饮食者应选择富含 n - 3 多不饱和脂肪酸及单不饱和脂肪酸的油脂或食物。富含 n - 3 多不饱和脂肪酸的食物包括深海鱼、亚麻籽油等,富含单不饱和脂肪酸的食物包括牛油果、橄榄油等,这些优质脂肪的摄入有助于降低心血管疾病的发生风险。

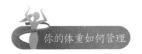

表 1 - 4　生酮饮食日常饮食结构表

项目	饮食原则
能量	总能量参照基础代谢率给予,除碳水化合物、蛋白质来源外,其他能量全部来源于脂肪
净碳水化合物	小于 100 g/d(不包括膳食纤维)
蛋白质	1 g/(kg・d)
脂肪	从三文鱼、金枪鱼、秋刀鱼、沙丁鱼等中获取 n - 3 多不饱和脂肪酸;从牛油果、橄榄油中获取单不饱和脂肪酸
膳食纤维	每日推荐给予 30 g 膳食纤维,早、晚各 15 g
水	每日大于 2000 mL 的饮水量
维生素和微量元素	每日补充适量维生素和微量元素制剂

生酮饮食实施的过程中也存在一些潜在的不良反应,这些不良反应大多是临时的,当身体适应使用酮体替代葡萄糖作为主要燃料后可以自然消失。常见的不良反应有:

(1)低血糖反应

限制碳水化合物 4~7 天后,部分减脂人群会出现心慌、虚弱、出冷汗、心悸等低血糖现象。生酮饮食 1 周后,这些现象一般将会自行消失。但是当出现面色苍白、全身乏力、出汗和昏睡等典型低血糖症状,且血糖 < 3.9 mmol/L 时,需要对症处理。

(2)便秘

生酮饮食由于其低纤维的特点,可能会诱发便秘等不良反应。这可能与缺乏碳水化合物、膳食纤维有关,也可能与镁缺乏和脱水有关。为了解决这一问题,可以补充促进肠道蠕动的膳食纤维、益生菌和镁剂等,以改善便秘情况。

(3)皮肤瘙痒与风疹

皮肤是酮体排出体外的重要途径之一,所以部分人群在对外排出酮体的同时,会出现皮肤过敏、瘙痒和风疹等现象。这类人群在采用生酮饮食期间,建议用弱碱性沐浴露每天洗澡 2 次,1～2 周后即可缓解。必要时可降低脂肪摄入比例,减少酮体的产生。

（4）口腔异味

在某些情况下,如生酮饮食或某些代谢性疾病,丙酮可能在体内积累,导致口腔异味。为了缓解这种不适,日常可以采取一些口腔护理措施。例如,咀嚼无糖口香糖有助于刺激唾液分泌,冲刷掉口腔中的食物残渣和细菌,从而减少异味。此外,保持口腔卫生也是关键,可通过勤刷牙和使用漱口水来减轻口腔异味。需要注意的是,如果口腔异味持续存在或严重,建议咨询医生以排除潜在的健康问题。

目前,关于生酮饮食在减重领域的研究尚不充分,需要更多的实验数据和临床试验来评估其效果和潜在的健康风险。因此,不建议长期采用生酮饮食的方式进行体重管理。然而,对于一些特殊人群,如年龄在 18～65 岁之间,超重或肥胖（BMI＞24 kg·m^{-2}）,体脂率高于同龄人正常标准,肝、肾功能正常,无严重糖尿病慢性并发症的 2 型糖尿病患者和多囊卵巢综合征患者等,可在专业营养师的全程指导下进行生酮饮食干预。以下人群应禁止使用生酮饮食法减肥:1 型糖尿病患者、妊娠糖尿病患者、中重度肝功能损害患者、频发痛风患者、孕妇、哺乳期妇女、正在感染疾病或体质非常弱的人群。

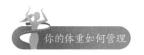

第四章
咖啡减肥法、酵素减肥法靠谱吗？

在减肥的征途上，人们往往采取控制饮食和增加运动的策略，这正如那句老话所言："管住嘴，迈开腿。"然而，减肥实际上是一场与人类天性对抗的持久战。在漫长的进化历程中，食物稀缺一直是人类生存的首要威胁因素。人类的祖先在狩猎、采集食物时期经常饥一顿、饱一顿，这种生活环境使他们形成了遇到食物就大量摄入、减少不必要的体能消耗的习性，这种习性有助于他们在食物稀缺时储备能量，以应对饥饿的威胁。

在现代社会，食物已不再稀缺，能量过剩和缺乏运动成了导致肥胖的主要原因。当摄入的能量超出身体所需时，多余的能量便会转化为脂肪储存在体内，久而久之便可能导致肥胖。为了减去体内多余的脂肪、恢复正常的体重，我们必须打破这种能量平衡，使消耗的能量大于摄入的能量。当能量供应不足时，身体便会启动脂肪代谢机制，开始消耗储存的脂肪以补充能量。因此，减肥的核心在于创造一个负能量平衡，迫使身体燃烧脂肪以获取所需能量。

为了"躺瘦"，人们不断探索各种减肥方法，如近几年市场上涌现出的咖啡减肥法、辣椒减肥法、酵素减肥法、吃肉减肥法和代餐减肥法等。这些方法各有其科学依据和实际效果，但并非每种方法都适合所有人。我们该如何选择适合自己的减肥方法呢？

在本章中，我们将深入探讨几种流行的减肥方法，如咖啡减肥法、辣椒减肥法、酵素减肥法、吃肉减肥法和代餐减肥法等。通过了解这些方法的原理、实施技巧及可能存在的风险，我们可以更好地选择适合自己的减肥策略。

一、咖啡减肥法

咖啡减肥法是一种受到广泛关注的减肥方法，其核心是通过饮用咖啡来达到减肥效果。科学研究表明，咖啡因具有促进脂肪分解和代谢的作用，并能抑制食欲、减少进食量，从而达到控制能量摄入的效果。2020 年发表在《美国临床营养杂志》上的一项研究指出，每天饮用 4 杯咖啡可以有效减少体内脂肪。这是由于咖啡因能够加速人体的代谢过程，促进体内脂肪的燃烧。需要注意的是，为了避免咖啡因对身体造成负面影响，应该控制咖啡的摄入量并选择优质的咖啡，同时还需要结合科学饮食和运动来实现健康减肥。

1. 速溶咖啡虽然方便，但并不推荐作为减肥饮品

速溶咖啡是一种便捷的饮品，但它含有大量的添加剂，如白砂糖、植脂末、固体玉米糖浆等，这些成分热量过高，不利于减肥。相比同等分量的现磨咖啡，速溶咖啡的咖啡因含量较低，可能仅有现磨咖啡的 1/4～1/3。此外，速溶咖啡中添加的糖和反式脂肪酸也对身体健康不利，反式脂肪酸与多种健康问题有关，如心血管疾病和糖尿病等。综上所述，一袋速溶咖啡的热量并不低，长期饮用速溶咖啡可能导致体重增加。

2. 市售现磨咖啡饮料，注意糖的添加

市面上的现磨咖啡饮料，如拿铁，通常由咖啡和牛奶混合制成，并且根据个人口味添加糖或糖浆。这些饮料中，牛奶和糖的含量较高，热量也相对较高。以某品牌的香草星冰乐为例，这杯咖啡含有大约 300 kcal 的热量，如果加入鲜奶油，总热量可达 430 kcal。根据《中国居民膳食营养素参考摄入量（2023 版）》的推荐，18～50 岁轻体力劳动的女性，能量需要量为 1700 kcal，这样一杯咖啡的能量超过了女性每日能量需要量的 1/4，因此市售的现磨咖啡饮料并不适合减肥。

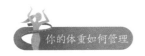

咖啡减肥法主要是利用咖啡中所含有的咖啡因,但这里的咖啡是指没有添加糖和牛奶的纯咖啡。每天饮用4～5杯纯咖啡在一定程度上具有减肥作用,因为咖啡因可以促进人体新陈代谢、降低食欲、增加心脏的收缩力等。在英国《自然·通讯》杂志上发表的文章表明,咖啡因能够激活下丘脑内合成催产素的神经元,并促进催产素的释放。催产素是一种肽类激素,具有促进脂肪分解、增加能量消耗和抑制食欲的作用,有助于减肥。研究还发现,肥胖人群血液中催产素的水平显著低于体重正常的人群。催产素的减重作用可能与减少食物摄入、增加能量代谢和脂肪酸-β氧化等机制有关。然而,这篇文章中,小鼠摄入的咖啡因剂量相当于人体每天摄入的咖啡因剂量的24～36倍,远高于每天安全剂量400 mg。因此,长期大量饮用含咖啡因的饮品来减肥是不可取的,此外,咖啡因可能会引起心跳加快、失眠、焦虑等不良反应。

除对食欲和能量代谢的影响外,咖啡因还参与了脂肪的氧化代谢,可加速脂肪分解和能量消耗,提高运动效果。咖啡因会刺激人体的交感神经,使脂肪转化为游离脂肪酸进入血液,适量的运动就能促进脂肪更快燃烧。多项研究表明,咖啡因会降低人体对肌肉疼痛的感知能力,从而提高运动耐力。咖啡因还能抑制脂肪的合成,减少肝脏脂肪堆积,改善血脂代谢。咖啡因通过促进人体血液循环,为肌肉提供更多的氧气,来提高代谢水平。咖啡因也具有利尿作用,能够抑制肾小管对水分的吸收,增加尿液中的钠离子和氯离子含量,有助于消除水肿。

尽管喝咖啡对控制体重有一定的效果,但单纯依靠咖啡减肥并不可行。在考虑喝咖啡减肥的建议时,需要注意以下几点:

(1)咖啡饮用需适量

食物摄入需要遵循适量原则,咖啡也不例外。每天咖啡因的摄入量应控制在适宜范围内,以避免对身体造成负面影响。适宜的咖啡饮用量因个人对咖啡因的耐受程度而异。对普通人来说,每天喝两杯咖啡已经足够,过多摄入可能会干扰睡眠。消化不良、胃酸过多或容易失眠的人最好避免使用咖啡来减肥。

每天饮用1～2杯咖啡，同时结合健康的饮食和运动习惯，确实有助于减肥。然而，我们需要注意咖啡因的摄入量，因为过量的咖啡因摄入可能会导致脱水，并增加一系列健康风险，如血压升高、夜间失眠、情绪紧张和焦虑等。有研究报告指出，成年女性每天饮用6杯或更多咖啡可能会使心肌梗死的发生概率增加2.5倍。因此，为了确保个人健康，我们应根据自己的体质和健康状况适量饮用咖啡。

（2）把握喝咖啡的时间

喝咖啡不仅是一种享受，更是一门学问。为了确保咖啡对身体产生正面影响，以下是一些建议：①避免在睡前饮用咖啡。咖啡中的咖啡因能刺激人体的交感神经系统，使人保持兴奋状态，这可能会影响睡眠质量。如果想要享受一夜好眠，最好避免在睡前喝咖啡。②运动前1小时是饮用咖啡的理想时间。咖啡因有助于提高运动表现和耐力，但如果运动后立即饮用咖啡，可能会增加心脏的负担。为了让咖啡因在运动中发挥最佳作用，建议在运动前1小时饮用咖啡。③空腹时避免饮用咖啡。咖啡因会刺激胃酸分泌，如果在空腹时饮用，可能会影响胃的消化和吸收功能，并增加肝脏的代谢负担。因此，在享受咖啡之前，最好先吃点其他食物，确保胃不是完全空的状态。

二、辣椒减肥法

辣椒减肥法是近年来广受日本女性青睐的一种减肥方法。红辣椒具有刺激机体产热和增加能量代谢的特性，这在调控肥胖方面具有重要作用，因此辣椒被认为是可以控制体重的食品。此外，食用辣椒可能有助于预防肥胖。

辣椒营养丰富，含有膳食纤维、维生素C、类胡萝卜素以及钙、磷等物质，特别值得注意的是辣椒中的非营养物质——辣椒素。早期研究表明，辣椒

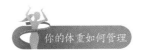

素可以抑制传入神经信号的传递,从而增加食欲。然而,近年来大量的研究结果表明,食用一定剂量的辣椒素实际上可以减少胃酸分泌、增加饱腹感、刺激机体产热、促进脂肪酸氧化和能量消耗,从而达到控制体重和减少体内脂肪积累的目的。吃辣椒能否减肥,可以从以下 3 个方面分析:

首先,适量食用辣椒确实可以增强饱腹感并抑制食欲。辣椒素能够将"吃饱了"的信号传递给大脑,从而使人体因为饱腹感而减少食物摄入。然而,过量食用辣椒可能会损伤胃黏膜,影响食物的消化吸收,从而引发健康问题。

其次,不是所有人都适合通过食用辣椒来减肥。不同人对辣椒的辛辣刺激耐受程度各不相同,有些人可能对辣椒极度不适应,甚至过敏。大剂量的辣椒素具有强烈的刺激性,不适合胃肠道功能紊乱的人。

再次,过量食用辣椒可能会损害味觉神经,并刺激胃肠道,使其充血受损。总之,辣椒虽好,但不能只靠吃辣椒瘦下来,过量食用反而会刺激胃和消化道,有损健康。

三、酵素减肥法

"酵素"产品起源于 20 世纪初的日本,目前在日本以及欧洲各国十分流行。食用酵素是利用新鲜蔬果、谷物、药食同源中药和食用菌等天然食材,经过一系列提取和发酵工艺制作而成的混合发酵液产品。酵素的制作工艺和酸菜、酒酿类似。在制作过程中,通过压榨、浓缩、萃取等步骤提取所需成分,并利用酵母菌、乳酸菌等的发酵作用,使所得混合发酵液富含原料中的重要生物活性物质,如多酚类、类黄酮及酶类等物质。同时,食用酵素还保留了糖类、无机盐、矿物质和维生素等营养成分。因此,食用酵素是一种具有丰富的营养和生物活性功能的混合发酵液产品。

市面上的酵素产品多为酵素饮料和酵素粉。这些产品都是通过微生物代谢产生一系列酶并作用于原料生产而成的。日本在初期将这类产品命名为"植物的酶(或发酵)提取物",后简化为酵素。

需要注意的是,酵素在早期有两个含义,即发酵产物和酶,现在一般指发酵产物。酶的本质是蛋白质,我们通过酵素产品补充的外源酶,大部分会在人体内被分解,且酶并没有排毒、清宿便的作用。酶食用后进入人体,经过强酸性的胃液、碱性的胰液作用后,结构被破坏而失活或被分解为氨基酸,仅仅是更容易消化、吸收的营养物质。

其次,乳酸和酒精是水果的主要发酵产物,并不具有"水果酵素"宣传的功效,并且发酵的过程中,维生素等物质也会被分解和破坏。例如维生素 C 在发酵一周后,含量会下降到初始值的 1/10。所以仅靠喝"水果酵素"来减肥的效果也是十分有限的,而商家宣称的具有排毒、清脂功效的酵素可能添加了其他物质(如纤维素)来促进肠道蠕动。小肠是人体的主要吸收器官,上面有小肠绒毛,如果被油包裹覆盖,那么原本可以活动的绒毛就会被束缚,使小肠的有效吸收面积减少。酵素内的可溶性膳食纤维,在通过小肠绒毛时,能够"刮掉"部分油脂,使得肠道功能得到改善。某些食用酵素在发酵过程中还添加了益生元,如低聚果糖、大豆低聚糖、菊粉等,可以提高肠道益生菌的活性。

酵素作为一种营养丰富的食品,饮用它能减肥吗?

食用酵素含有丰富的氨基酸、维生素、低聚糖、有机酸和膳食纤维等物质,这些物质对于润肠通便及维持肠道内微生态平衡具有重要作用。因此,酵素有助于胃肠道对食物的消化、分解和吸收,继而降低血液中的脂肪和葡萄糖水平,起到改善血脂和血糖的作用。

酵素对肠道菌群具有一定的营养作用,能够促进肠道有益菌的生长,帮助其"工作",有助于恢复肠道的吸收功能,并且可能对减少胆固醇吸收、改善便秘和腹泻有一定的作用。但是,酵素并不能从根本上减肥,它不是功能性食品,也不能替代正常的饮食。综上所述,酵素的作用是辅助性的,不能单纯依靠酵素来减肥。

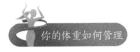

四、吃肉减肥法

吃肉减肥法又称阿特金斯饮食，是美国医生罗伯特·阿特金斯创立的一种饮食方法。

该方法主张完全不食用碳水化合物，转而大量摄入高蛋白食品，特别是肉类。其核心理念在于严格控制碳水化合物的摄入，从而促使人体从以消耗碳水化合物为主的代谢模式转变为以消耗脂肪为主的代谢模式。

吃肉减肥法的原理是通过严格限制碳水化合物（如米饭、面包等）的摄入，提倡吃肉以补充蛋白质，使血液中葡萄糖浓度降低，从而刺激身体分解脂肪、提供热量，达到燃烧脂肪、降低体重的目的。

1. 吃肉减肥的原理是人体的主要能源物质是碳水化合物和脂肪

人体通常先分解碳水化合物，当体内的碳水化合物将要消耗尽时，脂肪的分解会增加。碳水化合物的摄入少了，脂肪分解就会增加。所以，吃肉减肥法最重要的原则就是碳水化合物要少，严格限制精制碳水化合物的摄入。

2. 吃任何一种食物都要消耗能量——食物热效应

食物热效应是指由于摄食引起的能量消耗增加的现象。摄食过程中，除咀嚼等动作消耗的热量外，食物中的营养成分在消化吸收和代谢转化过程中也会消耗额外能量。其中，脂肪的食物热效应占其本身能量的 $0\%\sim 5\%$，碳水化合物为 $5\%\sim 10\%$，蛋白质最高，为 $20\%\sim 30\%$。此外，摄入高蛋白食物还可以避免节食减肥带来的皮肤松弛问题。因此，富含蛋白质的肉类成为减肥的首选。一方面，蛋白质具有强烈的饱腹感，吃肉减肥可以减少因饥饿而大量进食的情况发生；另一方面，肉类食物中的亮氨酸有间接抑制食欲的作用，有助于减少食物的摄入量，从而达到减肥的目的。

吃肉减肥法听起来是一种既能满足口腹之欲，又能减肥的方法。然而在吃肉减肥风靡的同时,很多的问题也暴露出来。

3. 低碳水化合物并不利于脂肪的燃烧

碳水化合物摄入不足会引起脂肪代谢不完全,严重时甚至可能引发酮症酸中毒。英国《柳叶刀》杂志曾报道,纽约一位 40 岁妇女运用吃肉减肥法 1 个月减重 9 kg,但是却因酮症酸中毒住院。

4. 高脂肪、高胆固醇饮食容易引发心血管疾病

吃肉减肥法在大量摄入肉类的同时,容易导致胆固醇和饱和脂肪酸的过量摄入,从而增加心血管疾病的发生风险。此外,高蛋白质、高脂肪的吃肉减肥法使人体内酸性代谢产物积累,肠道蠕动功能下降,容易带来口臭、便秘等一系列问题。

5. 增加肝脏和肾脏的代谢负担

蛋白质的代谢需要肝脏和肾脏这两大器官,如果长期只摄入肉类不吃含碳水化合物的食物,蛋白质将会被大量分解,增加肝、肾的代谢压力。此外,蛋白质的过量摄入也可能导致心血管疾病、糖尿病并发症以及骨质疏松症(钙质流失)的发生风险增加。同时,蛋白质代谢过程中产生的有害物质,如吲哚和胺类,可能增加患结肠癌的风险。

6. 不吃碳水化合物损伤大脑功能

不吃主食会导致大脑得不到足够的能量和营养物质,影响记忆力和学习能力,容易让人感到疲惫和精神不集中。此外,英国的一项研究还发现,采用吃肉减肥法减重,可能引起情绪低落。

综上所述,虽然吃肉减肥法有一定的减肥效果,但其过程需要严格把控,注意安全,个人在采用时应谨慎考虑。

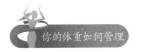

五、代餐减肥法

近几年,由于生活节奏的加快,代餐食品的出现满足了大众对便捷、低热量食品的需求,是一种新型的改善肥胖人群健康状况的食品。

什么是代餐食品?代餐食品是为了满足成年人体重管理期间一餐或两餐的营养需要,代替一餐或两餐,专门加工配制而成的一种控制能量的食品。其中部分代餐食品,代替的是一餐或两餐中部分膳食。代餐是一种非常规的餐饮形式,其所包含的营养素水平在满足人体摄入需求的同时,会控制能量的摄入,从而达到减重或维持体形的作用。市面上的代餐类型多样,包括饮料、代餐粉、代餐棒、代餐饼干等,为减肥或控制体重的人群提供了便捷的选择。

1.代餐食品对减肥有效吗?

在《中国肥胖预防和控制蓝皮书》中提到,代餐食品可以有效降低体重和体脂,选择代餐食品是补充营养素和减少能量摄入的一种比较好的方式。高蛋白、低脂肪、低碳水化合物配方的代餐食品不仅有助于维持人体的肌肉量,还可以改善胰岛素抵抗,从而有助于控制体重。

营养代餐作为一种新型的膳食方式,不仅关注减轻体重,更重视营养的均衡性。代餐产品经过科学的配比,可以补充肥胖人群可能缺乏的营养素,如蛋白质、膳食纤维、维生素和矿物质等。同时,它也有效降低了精制碳水化合物和脂肪的摄入量。营养代餐具有饱腹感强、食用方便的特点,降低了减脂人群的行动阻力,有利于执行。

代餐减肥的原理其实是一种"变相的节食减肥"。每餐份的代餐食品提供的能量仅为 200~400 kcal,远低于正常饮食每餐 500~1000 kcal 的能量摄入。如果一日三餐完全采用代餐,每日的能量摄入将大大降低,在 600~1200 kcal。长期如此,对身体有何影响?

首先，长期食用低能量代餐食品可能会影响心脏的功能，诱发心慌、气短、心绞痛等症状。其次，天然食物在加工成代餐食品的过程中，其所含有的"抗氧化、抗炎"的活性物质可能会随着加工过程而流失。此外，代餐食品中的铁元素多为无机铁，其吸收利用率较低，可能引发胃肠道不适。长期仅食用代餐减肥可能导致营养不均衡，如贫血、面黄肌瘦、疲乏等。

总之，依靠代餐食品，在迅速降低能量摄入的状态下，确实可以使体重降低。初次可能成效显著，时间久了身体会以为"闹饥荒"了，导致身体进入节能模式，基础代谢率降低。如果突然恢复至正常饮食，体重可能会在短时间内迅速反弹。

尽管代餐食品在方便性和有效性方面具有显著优势，但医学界普遍认为，为了确保安全和有效使用，仍需在医生或营养师的指导下进行。

2.如何挑选一款合格的代餐食品呢？

在市场上，代餐产品的种类繁多，但其营养素含量和配比存在不合理的现象。部分代餐产品的生产环境卫生条件甚至不合格，还有非法添加泻药的情况，为减肥人群的身体健康带来了隐患。在代餐产品的发展初期，由于缺乏统一的市场标准，且研发人员的专业水平参差不齐，导致代餐产品的质量良莠不齐。

近年来，代餐产品经过不断更新换代，从最初的日常代餐1.0时代，即多种谷物复合配方，发展到功能粗放的代餐2.0时代，即主打高蛋白、高纤维、低脂。如今，已进入针对减重人群需求而设计的精准功能代餐3.0时代，即代餐是高蛋白、高纤维、低脂的，并适当添加碳水化合物，同时强化全面的营养素及功能性成分（如菊粉、低聚糖等），以及可以改善肠道微环境的天然益生元。这一系列的举措使代餐产品更加科学、安全和有效，满足了大众对健康减重的需求。如何挑选一款优质的代餐食品？

（1）优质的代餐食品应含有一定的能量

一款优质的代餐食品必须有一定能量。比如午餐吃了代餐食品，就不

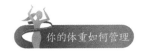

能再吃其他东西了,两餐之间也不能吃任何含热量的食物。否则,代餐食品就变成零食或者加餐了,没有能量缺口,减肥就难以成功。因此,代餐就必须包含一定的能量,否则连身体最基本的代谢需求都无法保证,更别说保证健康。

为了规范代餐食品市场,中国营养学会于2019年发布了我国首个用于控制体重的代餐食品团体标准《代餐食品》(T/CNSS 002－2019),并从2020年1月1日起正式实施。根据这一标准,一款优质的减肥代餐食品应具备以下特点:

首先,其提供的能量应在200～400 kcal,以满足减肥的需求。其次,除了提供能量,代餐食品中的产能营养素需按照一定比例进行搭配。其中,蛋白质提供的能量应占总能量的25%～50%,以满足减重期人体对蛋白质的需求。同时,脂肪提供的能量不得超过总能量的30%,且其中来源于饱和脂肪的能量不应超过总能量的10%,以降低心血管疾病的发生风险。此外,亚油酸供能比应不低于3.0%,以确保必需脂肪酸的充足摄入。该标准还规定代餐食品中不得使用氢化油脂,以确保代餐食品的健康安全。

(2)优质的代餐食品应具有营养全面、比例适宜的特点

一款优质的代餐食品应该含有膳食纤维、维生素 A、维生素 B_1、维生素 B_2、维生素 C、烟酸、叶酸、钙、铁、镁、锌等。所以购买的时候,要看配料表和营养成分表,如果还含有维生素 D、维生素 B_6 等则是更好的选择。市面上的杂粮粉、坚果棒或者奶昔这类代餐食品并不能提供足够的矿物质和维生素,因此不能算合格的代餐食品。在选购代餐食品时,我们应参考"代餐食品必需成分指标"中的各项营养素指标(表1－5),并仔细核对所购代餐食品的营养成分表。通过对比,判断所购代餐食品是否符合规定,从而确保所选择的代餐食品营养全面、充足,为健康减重提供保障。

表1-5 代餐食品必需成分指标

种类	每餐食品(以每餐提供量计)		检验方法
	最小值	最大值	
膳食纤维/g	5	12	GB 5009.88
维生素 A/μg RE	260	580	GB 5009.82
维生素 B_1/mg	0.4	N.S.	GB 5009.84
维生素 B_2/mg	0.4	N.S.	GB 5009.85
维生素 C/mg	30	N.S.	GB 5009.86
烟酸/mg	4.6	N.S.	GB 5009.89
叶酸/μg DFE	110	N.S.	GB 5009.211
钙/mg	260	N.S.	GB 5009.92
镁/mg	50	N.S.	GB 5009.241
铁/mg	5	9	GB 5009.90
锌/mg	3	7	GB 5009.14

注:N.S. 为没有特别说明。

符合上述规定的代餐食品可视为品质良好的代餐产品。至于其他方面,各个品牌差别不大,选择正规厂家生产、物美价廉的即可。如果还能添加一些调节胃肠道功能的成分,如低聚果糖、菊粉等益生元,也是锦上添花的选择。

在减肥过程中,代餐食品、咖啡和酵素等都可以作为辅助工具,帮助我们提高基础代谢率或实现能量缺口。然而,要实现最佳的减肥效果,仅仅依赖这些工具并不足够。科学的饮食管理和适当的运动是必不可少的。如果没有养成健康的生活习惯,尤其是没有学会调整不合理的饮食结构,只依赖代餐食品作为一日三餐的一部分是无法长期维持体重的。如果停止食用代餐食品,体重很可能会反弹,导致之前的努力付诸东流。

我们应当警惕完全不摄入正餐而仅依赖代餐食品进行减肥的行为。这种做法不仅效果难以持久,还可能造成肌肉和骨质的流失,对健康产生负面

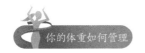

影响。相对而言,选择早餐或晚餐使用代餐食品是更为可行的方案。科学配方的代餐与正餐之间的关系类似于配方奶粉与婴幼儿辅食的关系。

　　总体来说,减肥是一种涉及运动、饮食、作息和心理状态等多方面的阶段性生活理念。虽然上述五种减肥方法在理论上均有一定可行性,但在实际应用中需谨慎。过度依赖这些方法可能导致效果难以控制,甚至损害健康,实在是得不偿失。

第五章
轻 断 食

轻断食也称作间歇性断食（intermittent fasting，IF），是一种将正常能量摄入与能量限制（或完全断食）交替进行的膳食方式。在这种模式下，进入断食状态时，身体首先会消耗肝糖原作为能量来源。当肝糖原逐渐耗尽后，脂肪组织分解加快，产生甘油和脂肪酸，这时，身体会优先利用这些脂类物质作为能量来源，发生从糖原供能到脂肪酸供能的代谢转换，代谢转换一般在断食12～24小时后开始出现。代谢转换的速度受到多种因素影响，包括断食前肝糖原的储存水平、个体的基础代谢率以及断食期间的身体活动量。值得注意的是，间歇性断食已被研究证实具有多种益处，包括减轻体重、延缓衰老、预防肿瘤、改善糖尿病症状以及调节肠道菌群等。

轻断食期间，人体需要适当减少热量摄入，但不会每天感到饥饿。因为大部分时间仍然可以正常享受美食，这种方法深受减肥人群欢迎。

一、轻断食的分类

轻断食根据断食的方式和时间，分为时间限制性断食（TRF）、周期性断食（PF）和隔日断食（ADF）三大类（图1-4）。

1.时间限制性断食（16＋8轻断食）

时间限制性断食以16＋8轻断食为代表，它遵循的原则是在每天的24小时中，只在特定的时间段内（通常是6～8小时内）进食，而在剩余的时间里则进行断食，但饮水不受限制。也就是说，在这种断食模式下，我们需要连

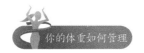
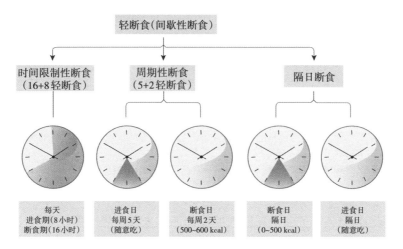

图 1 - 4　间歇性断食(轻断食)的类型

续 16 个小时不吃任何食物(但可以喝水),仅在剩余的 8 小时内正常进食。这种方法通过限制进食时间管理体重和促进健康。

16＋8 轻断食主要限制的是进食时间而非食物量,因此大多数人都能够坚持,并在一定程度上降低体重。16＋8 轻断食有促进减脂、减少饥饿感、提高胰岛素敏感性和改善认知功能等益处。

16＋8 轻断食的关键之一是进食时间的选择。2022 年的一项临床研究显示,6:00～15:00 是较为理想的时段。与 11:00～20:00 组及对照组相比,该时段进食不仅减肥效果更佳,还能显著改善胰岛素抵抗、降低空腹血糖,使代谢率得到了有效提升。同时,6:00～15:00 组的参与者的炎性因子,如 TNF - α 和 IL - 8,也显著降低。因此,16＋8 轻断食的进食时间宜早不宜晚,推荐在 6:00～15:00 进行。

2.周期性断食 (5＋2 轻断食)

周期性断食以 5＋2 轻断食为代表,5＋2 轻断食具体为 1 周内 5 天正常能量摄入、连续或非连续的 2 天能量摄入减少至 1/4～1/3 正常所需。具体来说,在进食日,可以参考《中国居民膳食指南》的饮食原则,正常食用一日三餐;在限制热量的断食日,男性通常限制在全天只摄入大约 600 kcal 的能量,女性通常限制在全天只摄入大约 500 kcal 的能量。表 1-6 为断食日食谱举例,可为女性断食的一日提供食谱参考。

表 1-6　断食日食谱举例

餐次	烹制方法	食物原料	食物生重/g	热量/kcal
早餐	蒸	鸡蛋	50(1 个)	69
	蒸	南瓜	150	54
午餐	水煮	菠菜	200	56
	煎	鸡胸脯肉	100	118
		橄榄油	5	45
晚餐	煮	虾仁	100	99.5
	烤	西蓝花	200	54
总计				495.5

注:食物生重为食物的可食用部分生重。

　　研究发现,5+2 间歇性断食具有良好的减重效果,可改善糖脂代谢和减轻非酒精性脂肪肝等。相较于传统节食减肥法需要每天三餐都控制饮食,5+2 间歇性断食法每周只需在 2 天内限制热量摄入,实施起来难度较小,心理负担也较轻。一旦适应,人们更容易长期坚持,因此备受大众青睐。

　　然而,在开始尝试轻断食之前,做好充分的准备工作至关重要,包括进行必要的身体检查,以确保不存在 1 型糖尿病、慢性感染等不适合轻断食的状况。同时,心理准备同样重要,要明确自己的目标。为了更好地控制食材的摄入量,还需要准备一个厨房秤和控油壶。

　　在热量受限的断食日,虽然要控制总热量摄入,但也要确保摄入足够的蛋白质、维生素和矿物质,以维持身体的正常功能。将全天的热量合理分配至三餐中,有助于减少饥饿感,提高饱腹感。

　　选择一周内的 2 天进行断食时,应避免周末或社交活动较多的日子。周一和周四是比较理想的断食时机。例如,在周末家庭聚餐后,周一的断食可

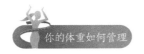

以帮助平衡能量摄入。在断食日，建议以新鲜果蔬、全谷物、大豆制品和脱脂牛奶为主要食物来源，并优先选择富含膳食纤维的蔬菜、全谷类及高蛋白的肉类、蛋类和豆类。这样的饮食安排既满足了营养需求，又有助于控制热量摄入，减少饥饿感。

3. 隔日断食

隔日断食是将断食和进食交替进行的一种方法，每隔一天就停止进食一天，断食日要求实施者只摄入日常热量的 25%，不限制饮水；而进食日可以正常进食，没有限制。隔日断食法可以快速减轻体重，但是饥饿感强烈，难以坚持。

二、轻断食的注意事项

断食期间的烹调方式尽量选择蒸、煮或者不加油的烘烤。非断食日恢复正常的饮食，但不要暴饮暴食，保持八分饱，放慢吃饭速度，尽量远离油炸和深加工的食物。

开始断食的时候，运动锻炼尽量安排在非断食期间，以保证有充足的体力维持运动时间和强度。断食期间如果出现头晕、冒汗、肢体震颤等低血糖症状，应立刻补充糖分（含糖饮料、糖果等），并停止断食。还应咨询营养师、医生是否需要服用综合维生素及微量元素片，以避免营养不良。

总之，超重、肥胖或接近身体质量指数（BMI）上限，日常饮食过量的成年人可以尝试 16+8 轻断食或 5+2 轻断食。但以下 4 类人群不适合轻断食：12 岁以下的儿童；妊娠期/哺乳期女性；有进食障碍病史或身体质量指数（BMI）低于 18.5 kg/m^2 的消瘦人群；70 岁以上的老年人。

第六章
传统中医减肥

我们身边很多朋友在减肥效果不理想时,通常会选择传统中医减肥方法。传统中医减肥的方式多种多样,包括运用中草药减肥、针灸减肥等方式。然而,如何鉴别这些方法的优劣,以及哪些因素会影响疗效呢?

肥胖的产生主要是由于人体体内脂肪的积累。从中医的角度看,肥胖与湿、痰、水滞、虚等因素紧密相关。现代科学研究显示,痰湿体质和气虚体质是导致超重和肥胖的关键体质因素,而其中痰湿体质的风险相对更高。中医认为,气虚和痰湿内停是肥胖的主要病因。

针对肥胖人群的减肥,中医遵循辨体施膳的原则,主要通过健脾和胃、行气活血、利水渗湿的方法来进行。这不仅有助于肥胖人群调节内分泌,还能加速体内新陈代谢,进一步改善体质。

一、中草药减肥

中草药作为传统中医的重要组成部分,在肥胖的防治中发挥了显著的作用。现代科学研究显示,多种中药具有减肥降脂功效,如祛痰利湿的苍术、泽泻、荷叶、薏苡仁、茯苓等;活血化瘀祛脂的丹参、益母草、生山楂、鸡血藤、川芎等;滋阴降脂的女贞子、旱莲草、生地、首乌、枸杞子等;益气健脾的黄芪、人参、白术等。草本减肥茶就是将这些天然的中草药经过配伍制作而成的减肥茶饮。由于传统中草药天然无毒、使用方便,受到了广泛欢迎。

市面上销售的减肥茶种类繁多,其中许多都宣传采用纯草本配方。这些草本减肥茶是否真的具有减肥效果,且没有任何副作用呢?

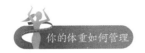

以市售的某纤纤茶为例，主要成分包括番泻叶、绿茶、决明子、荷叶、泽泻。其中的番泻叶性寒，味甘、苦，归大肠经，是这款减肥茶起效的主要药物。番泻叶能通便利水、泻热行滞，常用于热结便秘、老年性便秘、水肿、胃肠胀气等。但是由于番泻叶性寒，而且泻下作用明显，不建议长期或者大量服用。大量服用，一方面可能引起剧烈腹泻，另一方面还可能引起肠道内干燥少液，大便燥结，从而加重便秘症状。

绿茶是减肥茶中常见的成分，在古籍中已有记载，"良久食，令人瘦，去人脂"。茶叶中的活性物质，如多酚类和咖啡因等，进入人体后可降低脂肪酸合成酶的活性，减少脂肪的合成，并促进脂肪分解。绿茶本身具有清热解暑、消食化痰、去腻减肥、解毒醒酒、生津止渴、降火明目等作用。然而，由于绿茶性寒凉，脾胃虚寒的人群不适合长期饮用。

决明子药性微寒，味甘、苦，是豆科植物决明的干燥成熟种子。在中药药理上，决明子主要发挥利水通便和清肝明目的功效，常用于治疗便秘、高血脂和高血压。值得一提的是，决明子已被列入药食同源的目录，因此可以作为日常保健茶进行饮用。

荷叶在中医学上被认为具有清热解暑、升阳、止血的功效，早在《本草纲目》中就有对荷叶减肥功能的记载，"荷叶服之，令人瘦劣"。荷叶在减肥茶中被广泛应用，具有促进大肠蠕动、帮助粪便排出的作用。

泽泻药性寒，味甘、淡，归肾、膀胱经。它既利水渗湿，又能清泻肾脏与膀胱的热，具有较好的减肥作用。

通过上述药理分析，我们可以了解到该款纤纤茶主要发挥通便、清热的作用。因此，它适合那些表现为肥胖、口唇干燥、口渴喜冷饮、口臭口苦以及便秘的胃肠实热证和湿热体质的人群。对于气虚、阳虚体质的肥胖人群，或者脾胃虚弱的人群，此款减肥茶并不适合饮用。此外，由于该减肥茶中含有番泻叶，长期服用可能会导致腹泻，特别是对于体质虚寒的人群，腹泻症状可能更为严重。服用草本减肥茶可能存在以下健康隐患。

1.伤脾胃，诱发腹泻

很多减肥茶具有性偏凉，甚至性偏寒的特点，所以饮用后能促进排便。对于一些肠胃功能较弱的人来说，尤其是脾胃虚寒的减肥人群，长期饮用减肥茶就容易出现腹泻的症状，建议减量服用减肥茶。如果减量服用后，腹泻症状仍未改善，则应停用减肥茶。

曾经有报道称，一名女性连续 7 天饮用主要成分为决明子、荷叶的减肥茶后，出现了上消化道出血的情况。此情况可能是由于减肥茶中的某些成分对消化道黏膜造成了直接损伤，抑制了前列腺素等保护因子的合成，并刺激胃酸分泌所导致。

因此，饮用减肥茶时需要特别注意其对胃肠道黏膜的潜在影响。特别是对于已经患有上消化道溃疡或慢性胃炎的患者，应谨慎使用减肥茶，以免加重病情或引发其他健康问题。

2.厌食

一些减肥茶可能通过抑制食欲来帮助减肥。如果长期服用，会让减肥者的食欲大大降低，甚至产生厌食的表现，长此以往容易导致营养不良。

3.长期饮用，损害健康

某些减肥茶标榜有显著的减肥效果，但实际上减掉的大多只是体内的水分。这类减肥茶的成分中可能含有利尿剂，长期饮用可能导致脱水和电解质紊乱。长时间排便次数过多或大便过稀可能使肠黏膜变色，损伤肠道运动神经。一旦停止饮用，肠道功能可能不如从前。

4.添加成分更伤身

一些减肥茶可能添加了西药成分以迅速达到减肥效果，但这些西药往往伴随着较多的副作用。尤其要警惕那些非正规渠道销售的草本减肥茶，

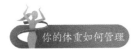

它们可能不仅不能帮助减肥,还可能对身体造成损伤。例如,2018年就有报道称一名女性因饮用成分不明确的减肥茶而住院接受治疗。

尽管中草药减肥茶在改善单纯性肥胖方面具有一定的效果,但长期饮用减肥茶可能带来许多副作用。因此,不建议大家长期依赖减肥茶来维持正常体重。在选购减肥茶时,我们应仔细查看产品成分,选择由正规厂家生产、适合自己体质的减肥茶,避免盲目跟风或听信虚假宣传。

二、针灸减肥

针灸作为中医传统疗法之一,其在治疗肥胖方面的疗效已经得到了科学界的广泛认可。针灸可以调节中枢及外周神经系统、调整体内激素及内分泌水平,对减肥有作用。大量研究表明,针灸不仅能够有效减轻体重,还能减轻肥胖并发症、调节内分泌,且针灸减肥相对来说不易反弹,疗效确切。

1.调节激素水平

针灸能够降低肥胖者体内过高的5-羟色胺和组胺水平,从而抑制肥胖者亢进的消化功能,减轻饥饿感,降低食欲,最终实现减肥的目的。

2.促进脂肪组织代谢

针灸减肥能促进脂肪的分解,降低肥胖者体内游离脂肪酸的水平,从而抑制脂毒性。同时,针灸可以改善肥胖者的胰岛素抵抗,提高基础代谢率,加速脂肪的分解。

针灸减肥的原理主要包括两个方面:一是通过刺激穴位来疏通经络、祛除痰湿,从而促进新陈代谢;二是抑制食欲、增加饱腹感,从而减少热量摄入。两者相互作用,一方面增加能量的消耗,另一方面减少热量的摄入,从而达到减重的效果。

针灸减肥的最大优势在于其安全性和有效性。相比其他减肥方法,针灸减肥没有明显的副作用,同时治疗效果稳定、持久。在进行针灸减肥时,需要选择经验丰富的专业针灸师,根据个人体质选取正确的穴位进行治疗。此外,合理的饮食控制和适当的运动也是针灸减肥的重要辅助手段,可以进一步提高减肥效果。

原发单纯性腹型肥胖者是最适合针灸减肥的人群。此外,年龄在 20～50 岁的中青年人群也是针灸减肥的适宜人群,他们的生活习惯相对稳定,各脏腑器官功能较健全,通过针灸治疗更容易促进脂肪分解,达到减肥的目的。

针灸减肥起效的关键在于以下两点:第一,针对每个人体质的不同选取适当的穴位是针灸减肥成功的关键。这就需要选择经验丰富的专业针灸师进行操作,确保取穴准确。有一些机构中的针灸师可能未经严格培训,取穴不准,这不仅可能无法达到减肥效果,还可能带来安全隐患。因此,寻求专业医疗机构和资深针灸师的指导是至关重要的。第二,即使在接受针灸治疗之后,控制饮食仍然必不可少。为了达到最佳的减肥效果,肥胖者需要减少高脂肪、高热量的食物摄入,并控制晚餐的进食量。因此,接受针灸治疗的肥胖患者应保持合理的饮食习惯,否则可能导致减肥失败。

尽管针灸减肥法优势明显,但并不适合所有人。针灸减肥不推荐的人群有继发性肥胖者,如由甲状腺功能减退引起的肥胖者等;处于疾病或特殊时期,如肝肾功能不全的患者、传染病患者、处于孕期及哺乳期的女性、儿童及老年人。

针灸减肥主要涉及腹部穴位,这些穴位主要位于脾经和胃经上。通常,针灸治疗 10 次为 1 个疗程。在刚开始接受针灸治疗的 1～4 周内,由于穴位突然受到刺激,机体会产生较大的反应,从而导致体重明显下降。然而,接下来的 4～12 周进入平台调整期,变化可能相对较小。12 周后会逐渐进入一个稳定、缓慢的减重期。尽管针灸减肥具有一定的效果,但其作用时间相对较短、治疗频繁且疗效不稳定。因此,穴位埋线疗法作为针灸疗法的延伸,为肥胖人群提供了更多便捷。

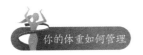

穴位埋线疗法是针灸疗法的延伸,属于"改良式针灸",将羊肠线埋入腧穴,随着羊肠线被吸收,可对穴位产生较长时间的刺激,从而避免了每天进行针灸的麻烦。对于忙碌的现代人来说,这种方便的减肥方法具有明显的吸引力。医生可根据肥胖者的个体差异辨证选穴,从而调节肥胖者的内分泌。

无论采用哪种中医减肥方法,减肥的核心是"消耗的能量大于摄入的能量"。这样人体才能动员脂肪供能,从而达到减肥的目的。因此,有利于增加能量消耗、减少能量储存的方法对减肥都有帮助。无论是通过针灸抑制食欲,还是提升基础代谢水平都对减肥有利。

保持好身材是每个人的愿望,但更重要的是保持身体健康。不能因为选择了不当的减肥方式导致身体受到损害。总之,无论是中草药减肥还是针灸减肥,都有其可取之处,前提是在辨清自己的体质后,选择正规医院,合理使用这些方法。

第七章
消瘦的人吃奶酪增重，
靠不靠谱，安不安全？

消瘦和肥胖都是不健康的身体状态。除了想要减肥瘦身的肥胖人群，我们身边还有一部分为增重而烦恼的消瘦人群。科学研究表明，消瘦和肥胖都会对健康产生不良影响。在日常生活中，消瘦的孩子常常面临营养不良、生长发育迟缓，以及免疫功能低下等问题。相比之下，消瘦的成年人则容易感到疲劳、虚弱，且患病的风险增加。因此，对于消瘦人群来说，适度增重是必要的。

一、奶酪与增重

1. 关于增重的两个案例

对于消瘦人群来说，需要明确的是增重并不等同于无节制地发胖。在探讨增重时，我们需要对增重这一概念进行细分，明确体重增加的部分是来自脂肪、肌肉、骨骼、肠道内容物还是水分。仅仅增加脂肪并不代表体重得到了健康的增长，真正的增重应该包括脂肪和肌肉组织的双重增加。因此，在追求增重的过程中，我们需要审慎对待，确保增加的体重包括健康的肌肉组织，而非仅仅是脂肪。

接下来，让我们通过两个案例来进一步探讨这一话题：

第一个案例是一个 7 岁的孩子。由于是双胞胎并且早产，这个孩子的身体素质一直不尽如人意，生长发育迟缓，体重偏瘦。为了帮助孩子达到健康体重，孩子的母亲尝试了各种方法，但效果并不明显。后来，她尝试让孩子

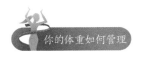

食用奶酪,发现这在一定程度上有助于孩子的体重增长。然而,一旦停止食用奶酪,孩子的体重又会重新下降。这说明单一的食物调整可能并不是一个长期有效的增重方法。

第二个案例则是一个 17 岁的孩子。他出生时是低出生体重儿,身体瘦弱,经常生病。然而,这个孩子在参军入伍后仅一年的时间里,他的体重就达到了正常水平,腹肌和胸肌都变得发达,饭量也有所增加。他从一个体弱多病的少年成长为一位健硕的青年。这一转变的背后有多重因素共同作用:大量的体能训练增强了他的肌肉和体能;部队的均衡饮食提供了全面的营养;运动提高了他的消化系统功能水平,增强了胃肠道的消化和吸收能力。经过这一年的训练,他的身体素质有了显著提升,并维持在一个新的稳定状态。

在案例一和案例二中,我们看到了两种截然不同的增重方式。案例一中的孩子,通过食用奶酪来增加体重,尽管奶酪富含营养,但仅仅依赖单一的食物来增加体重效果是阶段性的,因为体重的增加需要综合考虑多种因素,包括热量摄入、营养平衡以及个体差异等。如果孩子只是依赖奶酪而不注重其他食物的摄入,可能会导致营养失衡,从而影响健康增重。此外,一旦孩子停止食用奶酪,体重很可能会恢复到原来的状态,因为体重的增加需要一个持续和稳定的过程。

相比之下,案例二中的孩子参军之后成功增重。通过全面和系统的体能训练,增重具有明显的优势。这种综合性的增重方式不仅能够增加体重,而且能够提高身体素质和健康水平。这两种增重方式,您会选择哪一种?

在选择适合的增重方式之前,我们首先要了解消瘦的原因。一般来说,消瘦与先天遗传、后天的生活环境、饮食习惯以及疾病有关。消瘦的人可能受到遗传因素的影响,或者其身体能量代谢水平较高,导致消耗的能量也较多。基础代谢率较高的人,即使在休息状态下,身体仍会消耗更多的热量。

值得注意的是,"天生吃不胖"的人可能与其胃肠功能较弱有关。消化吸收不良可能导致体重无法增加,因此,改善消化系统的健康状况可能有助于解决这一问题。此外，对于那些无论如何都难以增加体重且消瘦的人群，建议前往医院进行详细检查。这种情况可能是由于潜在的健康问题导致的，如甲状腺功能亢进、糖尿病或消化系统疾病等，这些疾病常伴随消瘦症状。因此，消瘦人群定期的健康体检，咨询专业医生的意见是必要的。

总之，选择合适的增重方式需要个性化考虑，并且应当建立在了解自身消瘦原因的基础上。

2. 奶酪的营养价值

奶酪是生鲜乳（如鲜牛奶）在发酵剂与凝乳酶的作用下发生凝固并经一定时间成熟而制成的固态乳制品，每 1 kg 奶酪由约 10 kg 的牛奶浓缩而成，被称为牛奶的"精华"。其中，脂肪和蛋白质的含量是原料奶中的蛋白质和脂肪的 10 倍，钙、镁、铁、锌含量是生鲜乳的 5～15 倍，且胆固醇的含量低于牛奶。此外，奶酪还含有丰富的维生素 A、维生素 D、维生素 E、维生素 B_1、维生素 B_2、维生素 B_6、维生素 B_{12} 及叶酸等，这些都是人体生长发育所需的重要营养物质。奶酪还含有活性乳酸菌，具有和酸奶相似的健康益处，有助于提高人体免疫力。

在探讨奶酪的营养价值时，我们首先关注其脂肪和蛋白质的含量及组成。奶酪中的蛋白质根据品种的不同，含量在 4%～40% 之间，而脂肪含量则根据新鲜程度有所差异，新鲜奶酪的脂肪含量通常在 12% 以上，而成熟奶酪的脂肪含量高达 30%。在奶酪的制作过程中，大部分乳糖会随乳清被排除，因此许多奶酪中几乎不含乳糖，或乳糖含量很低（为 1%～3%），这使奶酪成为适合乳糖不耐受者和糖尿病患者食用的食品。

从消化吸收的角度来看，不同奶酪品种中脂肪的消化率在 88%～94%。这一高消化率表明奶酪中的脂肪具有良好的消化特性。奶酪中的脂肪主要含有饱和脂肪酸，占比达到 66%，而单不饱和脂肪酸和多不饱和脂肪酸（亚油酸和亚麻酸）分别占比为 30% 和 4%。

奶酪富含高生物学价值的蛋白质，其中酪蛋白是奶酪中最重要的蛋白

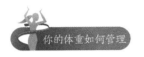

质成分,而水溶性的乳清蛋白和乳球蛋白的含量相对较少,大部分生理效价高的乳清蛋白都转移到乳清中去了。尽管如此,奶酪的制作过程中仍有80%的总蛋白、95%的酪蛋白由原料奶转移到奶酪中。奶酪蛋白质的实际可消化率一般为96.2%～98%,某些种类的奶酪甚至可达100%。

此外,奶酪中钙和磷的比例合理,每100 g软质奶酪可满足人体每日钙需求量的30%～40%,每日磷需求量的12%～20%;每100 g硬质奶酪可完全满足人体钙的日需求量、40%～50%磷的日需求量。因此,奶酪是一种非常好的食物。

综合奶酪的营养价值和消化吸收率来看,吃奶酪可以增加体重,但不宜长时间食用。奶酪增重的有效性体现在以下两个方面:

第一,对于想要增重的人来说,胃容量和消化能力是关键因素。短时间内,胃容量和消化能力是相对稳定的,不易改变。因此,食物的选择对于增重至关重要。奶酪是一种细腻、软烂的食物,含有小分子物质,易于消化吸收。尤其是成熟的奶酪,其中的酪蛋白经过进一步分解,吸收率得到了提高,有助于增重。

第二,增重不单单是只增加脂肪的重量,还需要同时增加肌肉和骨骼的重量。单纯的增肥并不是健康的增重方式。因此,选择食物时需要关注其蛋白质、钙、镁和脂肪含量。奶酪的蛋白质和脂肪比例适中,钙镁比例接近2∶1,有利于钙的吸收。这样的营养组合使奶酪成为适合增重者的食物选择,有助于实现健康的增重。

二、如何科学增重?

为了实现健康的增重,我们需要将合理的饮食与运动相结合。首先,找出消瘦的原因至关重要。对于那些因不良生活习惯(如饮食不规律、挑食、厌食)以及缺乏锻炼而导致的单纯性消瘦,改变生活习惯和调整饮食是关键。然而,对于由慢性胃炎、胃下垂和糖尿病等慢性疾病引起的消瘦,应在医生的指导下，先进行规范治疗。

其次，合理加餐、科学运动。对于想要增重的成年人来说，在保证一日三餐的基础上，适当地安排加餐是必要的。每次加餐的热量在 100～300 kcal 之间，以维持稳定的能量摄入。建议在上午 10 点加餐，如一份水果或者甜点，在下午 4 点加餐，如一杯添加了坚果碎或葡萄干的牛奶燕麦粥或芝麻糊，晚上睡前加餐，如牛奶或者奶酪。这种少食多餐的饮食方式既能避免过度饱腹给肠胃带来负担，又能确保食物的消化吸收。

在选择食物时，应注重营养的全面摄入。推荐增加富含优质蛋白质、不饱和脂肪酸以及维生素 D 等营养成分的食物摄入。这些食物包括坚果、奶酪等体积小、营养素密度高的食物，它们不仅易于携带和储存，而且能迅速满足营养需求。同时，适量减少食用硬度大、高纤维和易胀气的食物，如毛豆、红薯等，而更多地选择富含有机酸的食物，如番茄等，以增强食欲和促进消化。

运动在增重过程中也起着重要作用。餐前进行适量的有氧运动可以增进食欲，促进食物的消化吸收。对于长时间坐在办公室的办公族来说，工作间隙的起身活动有助于增加身体活动量，促进胃肠蠕动，改善消化。此外，抗阻训练是提高肌肉质量的关键，建议每周进行2～3次抗阻运动，重点训练大肌群，如胸肌、腿部肌群等。

此外，对于消瘦儿童，还需要关注其脾胃功能的调养。对于食量较小的消瘦儿童，建议选择一些健脾胃、助消化的食材，如山药、芡实、鸡内金和山楂等。这些食材有助于改善脾胃功能，促进食物消化吸收。对于胃肠功能较弱的老年人，饮食应注重食材是否易消化吸收。选择软烂易消化的食物，如细软的面食、粥类等，可以减轻肠胃负担。同时，在营养师的指导下，老年人可以适当补充易于消化吸收的乳清蛋白粉或一些肽类的功能性食品。这些膳食补充剂能够提供人体必需的营养素，帮助老年人对抗肌肉流失，促进身体健康。

总之，奶酪是一种可用来增重的食材。除了奶酪，合理加餐、坚持锻炼

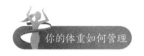

等方法也有助于有效增重。然而,每个人的情况可能不同,因此建议在营养师的指导下,根据自身情况选择适合的方法增重。

最后需要强调的是,如果身体在短时间内快速消瘦,这可能是一些疾病所导致的。例如,慢性腹泻和糖尿病等疾病都可能导致体重下降。在这种情况下,及时就医并进行病因诊断是至关重要的。

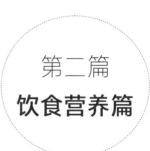

第二篇

饮食营养篇

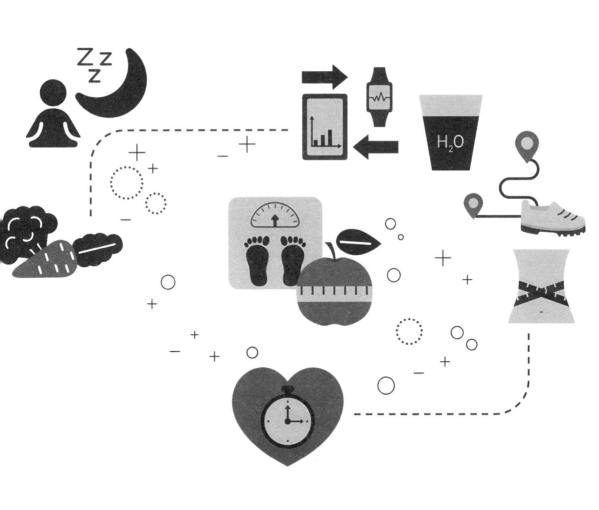

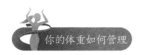
第一章
解锁食物中的体重控制密码

"管住嘴"(会吃)和"迈开腿"(会动)被认为是减肥成功的两大关键因素。然而,管住嘴、迈开腿说起来容易,做起来却很难。有的人以为"管住嘴"就是简单粗暴地不吃主食、不吃晚餐,或者用代餐、果蔬汁代替正餐,这些方法的确会让部分人的体重在短期内下降。不过体重下降的同时,往往还伴随着脱发、情绪焦虑、皮肤粗糙等问题。最可怕的是,体重还会反弹。

事实上,"管住嘴"的本质是节食带来体重降低,而长期的低能量饮食,身体会认为你进入了饥荒状态,主动降低身体的新陈代谢来适应环境变化。当你节食结束,恢复到原来的饮食后,身体依然处于新陈代谢低的状态,倾向于把热量存储起来,所以体重容易反弹。单纯通过少吃或者不吃,并不能很好地减少脂肪,同时还会伴有肌肉的流失。因此盲目的节食减肥,容易带来一系列的健康问题,比如疲劳、免疫力降低、严重营养不良等,女性还可能会出现月经紊乱。

对于超重或肥胖人群而言,控制体重需要对饮食、运动和生活方式进行综合管理。饮食是体重管理中非常重要的一个方面,选对并吃对食物是管理体重的关键因素之一。更新对食物的认识,会挑、会选、会搭配可以让减肥的痛苦最小化,一起探索饮食中的减脂密码吧!做一个简单的小测试,看看您的膳食营养质量能得多少分?(表2-1)

根据您每天的饮食情况,在相应的选项中打钩,您的最终得分为24项相加的总分。

表 2－1　膳食评估问卷

序号	项目	饮食情况	评分	在对应的选项中画钩
1	您早餐吃粗粮类食物的频率是(早餐燕麦片,或糙米、玉米、小米、高粱、荞麦、薯类等)?	A. 从不	0	
		B. 每周少于 1 次	1	
		C. 每周 1～2 次	3	
		D. 每周 3～5 次	4	
		E. 每天或几乎每天	5	
2	您中晚餐吃粗粮类食物的频率是(燕麦片,或糙米、玉米、小米、高粱、荞麦、薯类等)?	A. 从不或每周不到 1 次	0	
		B. 每周 1～2 次	3	
		C. 每周 3 次及以上	5	
3	三餐之外,您吃其他各类粗粮制品的频率是(粗粮饼干、燕麦、麦麸片、玉米、豌豆、蚕豆、全麦面包等)?	A. 从不或每周不到 1 次	0	
		B. 每周 1～2 次	3	
		C. 每周 3 次及以上	5	
4	您早餐喝纯果汁的频率为(鲜榨果汁或 100% 纯果汁)?	A. 从不或每周不到 1 次	0	
		B. 每周 1～2 次	2	
		C. 每周 3～5 次	4	
		D. 每天或几乎每天	5	
5	三餐之中,您食用水果的频率是?	A. 从不或每周不到 1 次	0	
		B. 每周 1～2 次	2	
		C. 每周 3～5 次	4	
		D. 每天或几乎每天	5	
6	三餐之外,您食用水果作为零食的频率是?	A. 从不	0	
		B. 每周少于 1 次	2	
		C. 每周 1～2 次	4	
		D. 每周 3 次及以上	5	

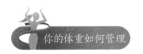

续表

序号	项目	饮食情况	评分	在对应的选项中画钩
7	您多久吃一次含糖速冲糊粉,如芝麻糊、核桃粉、豆浆粉、藕芋粉等?	A. 从不	4	
		B. 每周不到1次	3	
		C. 每周1~2次	2	
		D. 每周3次及以上	0	
8	您多久吃一次糖果或甜巧克力?	A. 从不	4	
		B. 每周不到1次	3	
		C. 每周1~2次	2	
		D. 每周3次及以上	0	
9	您多久吃一次饼干、薯条或爆米花?	A. 从不	4	
		B. 每周不到1次	3	
		C. 每周1~2次	2	
		D. 每周3次及以上	0	
10	您多久吃一次蛋糕、冰激凌等甜品?	A. 从不	4	
		B. 每周不到1次	3	
		C. 每周1~2次	2	
		D. 每周3次及以上	0	
11	您多久吃一次果脯或蜜饯(果脯或蜜饯指的是经加工的水果,未经加工的水果干不算在内)?	A. 从不	4	
		B. 每周不到1次	3	
		C. 每周1~2次	2	
		D. 每周3次及以上	0	
12	您多久吃一次洋快餐(麦当劳、肯德基等?)	A. 从不或每周少于1次	5	
		B. 每周1~2次	3	
		C. 每周3次及以上	0	

序号	项目	饮食情况	评分	在对应的选项中画钩
13	您多久吃一次腌肉、火腿、培根或香肠?	A. 从不或每周少于 1 次	5	
		B. 每周 1~2 次	3	
		C. 每周 3 次及以上	0	
14	您多久吃一次胡萝卜、西蓝花、菠菜或其他深色叶类蔬菜?	A. 从不	0	
		B. 每周少于 1 次	2	
		C. 每周 1~2 次	6	
		D. 每周 3 次及以上	8	
15	您多久吃一次鸡、鸭等家禽肉类?	A. 从不或每周不到 1 次	0	
		B. 每周 1~2 次	3	
		C. 每周超过 3 次	5	
16	您多久喝一杯牛奶?	A. 从不或每周不到 1 次	0	
		B. 每周 1~2 次	1	
		C. 每周 3~5 次	3	
		D. 每天或几乎每天	4	
		E. 每天 1 次以上	5	
17	您经常食用油炸食物,包括方便面、炸薯片/条等食品吗?	A. 是	0	
		B. 否	1	
18	您常吃动物油(猪油、鸡油、鸭油等)炒的蔬菜吗?	A. 是	0	
		B. 否	1	
19	您常吃肥肉或动物内脏吗?	A. 是	0	
		B. 否	1	
20	您是否经常喝含糖饮料如碳酸饮料、果汁饮料等(或者喝水、咖啡等时加糖或蜂蜜)?	A. 是	0	
		B. 否	1	

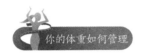

续表

序号	项目	饮食情况	评分	在对应的选项中画钩
21	您是否经常喝葡萄酒、啤酒或其他酒精饮料?	A. 是	0	
		B. 否	1	
22	您多久吃一次鱼或海鲜(非油炸)?	A. 从不	0	
		B. 每周少于 1 次	1	
		C. 每周 1 次	3	
		D. 每周 1 次以上	5	
23	您通常每天进食多少份牛奶/酸奶或奶酪(1 份＝200 ml 牛奶/酸奶,25 g 奶酪)?	A. 无	0	
		B. 1 份	3	
		C. 2 份及以上	5	
24	您在一天的主餐中通常吃多少种不同的蔬菜?	A. 无	0	
		B. 1 种	1	
		C. 2 种	5	
		D. 3 种及以上	7	

考试结束,如果您的总分小于 60 分,就说明您有膳食营养风险,进步的空间还很大;如果您的得分在 60～75 分,说明您可能存在膳食营养风险;如果您的得分在 75 分以上,说明您现在的饮食管理不错,没有膳食营养风险,但为了保持健康并继续提高膳食营养水平,需继续努力并对自己提出更高的要求!

一、体重管理的关键：能量平衡

1.能量平衡

在减肥期间，人们会特别关注食物的热量，担心某些食物的热量过高会导致体重增加。我们经常会听到身边的人感慨"哎呀，炸鸡、奶茶……热量太高了，减肥的时候不能吃！"或者在超市买零食的时候，也会仔细查看食品包装上的营养成分表，估算一下手上这份零食的能量是多少。食物中所含的热量到底是什么？它又是如何影响体重的？

热量是能量的存在形式之一，人体只能利用来自食物中的碳水化合物、脂肪和蛋白质被生物氧化后所释放的能量，来维持我们的呼吸、循环、新陈代谢、肌肉收缩、体温等生命活动。可以说人类的一切生命活动都需要热量，不管是久卧病床的患者，还是驰骋赛场的运动员，能量都在不断地被摄取和消耗。当能量摄入高于能量需求时，多余的能量将以脂肪的形式储存起来。能量的大小用什么衡量呢？通用单位是焦耳(J)，营养学中常用的单位是卡和千卡。

1 J 是指用 1 牛顿力把 1 kg 物体移动 1 m 的距离所消耗的能量。我国食品包装采用的热量单位是焦耳，1000 J ＝ 1 kJ

1 kcal 是指在 1 个标准大气压下，1 kg 的纯水由 15℃ 上升到 16℃ 所需要的能量。kJ 和 kcal 之间的单位可以换算：1 kcal=4. 18 kJ；1 kJ＝0. 239 kcal。

人体能量的来源就是我们每天摄入的动物性和植物性的食物。不同的食物含有多种营养素，目前营养学中将这些营养素分为七大类：碳水化合物、脂肪、蛋白质、维生素、矿物质、水和膳食纤维。其中，产能营养素包括碳水化合物、脂肪和蛋白质。

人体内的葡萄糖、肝糖原和肌糖原等，都属于人体的碳水化合物，这一部分占人体体重的 1%～2%；蛋白质占体重的 15%～18%；脂肪占一个人体

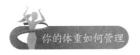

重的 10%～20%。脂肪是人体储存能量的一种重要形式。人体自身储存的脂肪、蛋白质和碳水化合物,分解以后可以释放出能量。我们从食物中获取的脂肪、碳水化合物和蛋白质都是能量的来源。这些产能营养素经过消化吸收和氧化分解,可以在人体内释放出能量,供人体使用。

每克脂肪、蛋白质和碳水化合物在体内氧化分解所产生的能量值(热价)不同:

1 g 碳水化合物的热量≈16.81 kJ(4 kcal);

1 g 脂肪的热量≈37.56 kJ(9 kcal);

1 g 蛋白质的热量≈16.74 kJ(4 kcal)。

除了以上 3 种常见的营养素,日常生活中的能量来源,还有酒精和膳食纤维。酒精不是能量的主要来源,而膳食纤维又不能被人体吸收,所以我们很少把这两种物质作为能量的来源。1 g 酒精释放的能量大约是 7 kcal,1 g 膳食纤维释放的能量大约是 2 kcal。

我们的生存离不开营养素,其中碳水化合物、蛋白质、脂肪可提供能量,而维生素、矿物质、水则在能量代谢中起着重要作用。在人类漫长的进化历程中,为了应对"饥荒"所带来的生存风险,倾向将节余的能量转化成脂肪存储起来,以备不时之需。这种储存脂肪的本能是出于生存考虑,因为在饥饿时,我们可以消耗身体存储的脂肪来提供能量。

体重管理的核心目标是减少体内多余的脂肪,使身体的各个成分恢复到健康、合理的比例。对于肥胖人群来说,降低体内脂肪含量是体重管理的核心目标,而对于消瘦人群,则需要增加身体中肌肉的占比。要实现这一目标,关键在于平衡能量的摄入与消耗。

当能量摄入超过消耗时,身体处于能量过剩状态,此时多余的能量会转化为脂肪储存起来,导致体重增加。相反,当能量摄入少于消耗时,身体处于能量不足状态,此时会消耗存储的脂肪来提供能量,从而实现减重。

对于儿童来说,由于正处于生长发育阶段,能量摄入应大于消耗以维持正常的生长发育。然而,对于成年人来说,没有生长发育的需求,如果能量摄入大于消耗,容易导致脂肪的堆积。成人体重管理的关键是维持能量平衡。当我们通过食物摄入的热量越来越多,或者通过身体活动消耗的能量越来越少时,体内的脂肪逐渐堆积,导致体重增加,发展为超重和肥胖。

2.基础代谢

在体重管理的过程中,除了关注能量来源,了解能量的消耗和利用同样重要。能量的消耗对于人体来说是多方面的。目前,人体能量的消耗主要可以分为四大类,分别是基础代谢、身体活动、食物热效应和生长发育。对于普通成年人来说,生长发育可以忽略不计,主要关注其他三类。其中,基础代谢消耗的能量占人体总能量消耗的$60\%\sim70\%$;身体活动占人体总能量消耗的$15\%\sim30\%$;食物热效应相当于基础代谢的10%。因此,如果仅仅依靠运动来减肥,效果可能并不明显。基础代谢对减肥的影响非常大,为了保持较高的代谢水平,我们可以采取哪些措施?

在减肥过程中,我们经常听到营养师或者健身教练强调提高基础代谢,那么基础代谢究竟是什么呢? 简单来说,基础代谢是指人体在不进行运动、思考或任何紧张思维活动时,仅用于维持呼吸、体温、心跳、血液循环等基本生理功能的能量消耗。基础代谢的水平用基础代谢率来表示,即指人体在基础代谢状态下,每小时每千克体重消耗的能量。不同年龄阶段和时间测量所得到的基础代谢率各不相同。基础代谢占人体总能量消耗的$60\%\sim70\%$,因此可以通过基础代谢来推算出每天所需的能量摄入量。

基础代谢率并非固定不变,它受到多种因素的影响。在减肥过程中,特别是在平台期,肌肉流失可能导致基础代谢率下降。基础代谢率受到多种因素的影响,其中一些是不可改变的,例如年龄和性别,而有些是可改变的,例如体型、情绪和睡眠等。

第一,体形与体质对基础代谢的影响。在我们身边可以观察到,尽管体重相同,但瘦高的人的基础代谢比矮胖的人高。男性的基础代谢率通常高于女性,一方面是因为男性肌肉比女性发达,另一方面是受雄性激素的

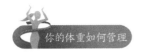

影响。

　　想要保持较高水平的基础代谢率,使能量更好地被利用就需要增加肌肉量。蛋白质是构成肌肉的主要成分,因此,在减脂塑形期间适当提高蛋白质的摄入比例是有益的。例如,在运动健身后可适当补充一些乳清蛋白、支链氨基酸等。支链氨基酸可以促进蛋白质的合成,减少肌肉流失及运动后的肌肉疼痛和疲劳感。

　　第二,基础代谢率还受到生理和病理因素的影响。例如,成年后人体的基础代谢率会随着年龄的增长而不断下降。从速度上来看,30岁以后,基础代谢率每10年会降低约2%。

　　特殊生理时期的孕妇和哺乳期女性基础代谢的能量消耗比非孕产期的女性高,这是因为胎儿发育和母乳的合成与分泌需要额外的能量。

　　另外,我们在发热、精神紧张、创伤等病理状态下,能量代谢增强也会影响人体的基础代谢。激素水平同样会影响基础代谢率。例如,甲状腺素合成和分泌增多会提高基础代谢率,因此,甲状腺功能亢进的患者往往表现出易饥饿、食量增多和消瘦等症状。相反,甲状腺功能减退的患者由于甲状腺素分泌不足,表现出代谢减慢、食欲减退和怕冷等症状。

　　第三,生活和工作环境也会对基础代谢产生影响。当环境温度在20~30℃之间时,人体会感到最为舒适,而在高温或低温环境中,基础代谢率都会升高。此外,当我们处于禁食、少吃或饥饿状态时,基础代谢率会下降。这也是长期节食减肥容易导致体重反弹的一个重要原因,长期的低能量摄入会使身体基础代谢率降低以适应能量缺乏的状态。当节食结束后,由于基础代谢率已经降低,身体更容易将摄入的热量储存为脂肪,从而导致体重迅速反弹。

　　此外,食物中的某些特定成分也会对基础代谢产生影响。例如,咖啡和茶叶中所含的咖啡因能够刺激人体,进而提高基础代谢水平。然而,目前市面上大部分咖啡并非纯咖啡,很多速溶咖啡中含有大量的糖和植脂末,这对于减肥和健康都不利。

3.食物热效应

食物热效应是指人体在摄食过程所引起的额外能量消耗。通俗来说，食物热效应是指进食后食物在体内经过咀嚼、胃肠蠕动、各种消化酶的消化分解、吸收代谢等过程所消耗的热量。这个消耗热量的过程，会让人体的体温升高。在日常生活中，我们在进食后，身体散发的热量会比饭前增加，这种效应会让人感觉饱食后身体更加温暖。许多人在冬季都有这样的体会，吃饭之前饿着肚子感觉特别冷，吃饱了身体就热乎乎的不怕冷了。换个角度来说，食物热效应的存在意味着我们所摄入的部分食物的热量会以热的形式散发出来，而无法再转化为脂肪储存。

食物中不同产能营养素的食物热效应不同。蛋白质的食物热效应最高，为其本身产生能量的 20%～30%，脂肪为 0%～5%，碳水化合物为 5%～10%，混合膳食为基础代谢的 10%。不难发现，脂肪是三大产能营养素中食物热效应最低的一个，然而脂肪分解产生的能量却是最高的。所以，当我们过量摄入富含油脂类的食物，很容易储存能量。

此外，每克碳水化合物提供 4 kcal 的热量，每克蛋白质也提供 4 kcal 的热量。那么，这两种营养素哪一种为人体提供的能量更多呢？答案是碳水化合物。这是因为食物的热效应决定了在能量供应过程中，消化和吸收碳水化合物只会消耗其本身能量的 5%～10%，而蛋白质则要消耗 20%～30% 的能量，相当于碳水化合物的 2～6 倍。因此，在减肥时，适当增加优质蛋白质（如鸡肉、鱼、虾等）的摄入量，对减脂更有利。蛋白质是肌肉的主要组成成分，增加蛋白质摄入可减少肌肉流失，并促进肌肉合成。较高的肌肉含量通常意味着较高的基础代谢率，从而使减肥更容易。

4.体力活动

体力活动消耗的能量占人体总能量消耗的 15%～30%。如前所述，肌肉发达的人消耗的能量较多，而体力劳动较重的人消耗的能量也更多。体

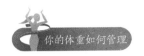

力活动消耗的能量不仅与劳动强度和持续时间有关,还与动作的熟练程度相关。对于同一种活动,动作熟练程度越高的人往往消耗的能量越少。

工作时所消耗的能量构成了我们日常能量消耗的重要组成部分,然而,工作之余的体育锻炼同样不容忽视,其能量消耗对于体重管理也至关重要。不同类型的锻炼方式会产生不同的效果,而我们日常生活中的大部分运动都是有氧运动与无氧运动的结合。例如,短时间的剧烈运动,如 200 m 冲刺跑属于无氧运动,但如果将运动时间延长至 10 分钟,它就逐渐转变为有氧运动。这两种运动形式在我们的日常活动中都扮演着重要角色。

运动强度用代谢当量(metabolic equivalent,MET)来衡量。1 MET 表示每分钟每千克体重消耗 3.5 ml 氧气时的运动强度,相当于每小时每千克体重消耗 1.05 kcal 能量。运动强度越大,MET 的值就越大。高强度身体活动通常为 7~9 MET,中等强度身体活动为 3~6 MET,低强度身体活动则<3 MET。具体的活动强度和能量消耗可以通过表 2 - 2 进行评估。

表 2 - 2　常见身体活动强度和能量消耗量表

活动项目		身体活动强度/ MET		能量消耗量/ [(kcal/(标准体重· 10 min)]	
				男 (66 kg)	女 (56 kg)
家务 活动	整理床、站立	低强度	2.0	22.0	18.7
	洗碗、熨烫衣物	低强度	2.3	25.3	21.5
	收拾餐桌、做饭或准备食物	低强度	2.5	27.5	23.3
	擦窗户	低强度	2.8	30.8	26.1
	手洗衣服	中强度	3.3	36.3	30.8
	扫地、吸尘	中强度	3.5	38.5	32.7

续表

活动项目		身体活动度/MET		能量消耗量/ [(kcal/(标准体重· 10 min)]	
				男 (66 kg)	女 (56 kg)
步行	慢速（3 km/h）	低强度	2.5	27.5	23.3
	中速（5 km/h）	中强度	3.5	38.5	32.7
	快速（5.5~6 km/h）	中强度	4.0	44.0	37.3
	很快（7 km/h）	中强度	4.5	49.5	42.0
	下楼	中强度	3.0	33.0	28.0
	上楼	高强度	8.0	88.0	74.7
	上下楼	中强度	0.5	49.5	42.0
跑步	走跑结合(慢跑成分不超过 10 min)	中强度	6.0	66.0	56.0
	慢跑、一般	高强度	7.0	77.0	65.3
	8 km/h,原地	高强度	8.0	88.0	74.7
	9 km/h,原地	极高强度	10.0	110.0	93.3
	跑/上楼	极高强度	15.0	165.0	140.0
自行车	12~15 km/h	中强度	4.0	44.0	37.3
	16~19 km/h	中强度	6.0	66.0	56.0
球类	保龄球	中强度	3.0	33.0	28.0
	高尔夫球	中强度	5.0	55.0	47.0
	篮球、一般	中强度	6.0	66.0	56.0
	篮球、比赛	高强度	7.0	77.0	65.3
	排球、一般	中强度	3.0	33.0	28.0
	排球、比赛	中强度	4.0	44.0	37.3
	乒乓球	中强度	4.0	44.0	37.3
	台球	低强度	2.5	27.5	23.3
	网球、一般	中强度	5.0	55.0	46.7

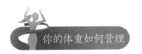

续表

活动项目		身体活动度/MET		能量消耗量/[kcal/(标准体重·10 min)]	
				男 (66 kg)	女 (56 kg)
球类	网球、双打	中强度	6.0	66.0	56.0
	网球、单打	高强度	8.0	88.0	74.7
	羽毛球、一般	中强度	4.5	49.5	42.0
	羽毛球、比赛	高强度	7.0	77.0	65.3
	足球、一般	高强度	7.0	77.0	65.3
	足球、比赛	极高强度	10.0	11.0	93.3
跳绳	慢速	中强度	8.0	88.0	74.7
	中速、一般	极高强度	10.0	110.0	93.3
	快速	极高强度	12.0	132.0	112.0
舞蹈	慢速	中强度	3.0	33.0	28.0
	中速	中强度	4.5	49.5	42.0
	快速	中强度	5.5	60.5	51.3
游泳	踩水,中等用力一般	中强度	4.0	44.0	37.3
	爬泳(慢)、自由泳、仰泳	高强度	8.0	88.0	74.7
	蛙泳、一般	极高强度	10.0	110.0	93.3
	爬泳(快)、蝶泳	极高强度	11.0	121.0	102.7
其他活动	瑜伽	中强度	4.0	44.0	37.3
	单杠	中强度	5.0	55.0	46.7
	俯卧撑	中强度	4.5	49.5	42.0
	太极拳	中强度	3.5	38.5	32.7
	健身操(轻或中等强度)	中强度	5.0	55.0	46.7
	轮滑旱冰	高强度	7.0	77.0	65.3

注:1 MET 相当于每千克体重每小时消耗 1 kcal。

5.其他

能量消耗的第四个途径是生长发育。人体在生长发育过程中需要合成大量的组织物质,这一过程需要消耗能量。因此,在生长发育阶段的婴幼儿、儿童青少年,每天的能量消耗还包括了用于生长发育的能量。

基础代谢、体力活动、食物热效应以及生长发育这四个方面是人体能量消耗的四个主要途径。当我们的能量消耗被阻断或小于摄入的能量时,人体会将能量转化为脂肪储存起来,从而导致体重增加。能量消耗也会因年龄、生理状态、活动水平和环境适应而有所不同。

那么,如何估算每天的能量摄入呢? 我们可以将日常食物分为谷薯杂豆类、蔬菜类、水果类、肉蛋水产品类、坚果类、大豆类、乳及制品类、油脂类及调味料共 8 类。以每提供 90 kcal 能量为一交换"份",或以每提供 1 g 盐(相当于 400 mg 钠)为一"份"对调味料进行换算。

根据表 2 - 3"八大类食物交换表",例如,一份谷物为 25 g,提供能量 90 kcal、19 g 碳水化合物、2.5 g 蛋白质和 0.5 g 脂肪。一份全脂乳为 150 g,提供 90 kcal 能量、7.4 g 碳水化合物、5 g 蛋白质和 5.4 g 脂肪。根据能量的换算,我们可以估算每天能量、碳水化合物、脂肪、蛋白质和钠的摄入量。

表 2 - 3　八大类食物交换表(/份)

食物种类	质量/g	能量/kcal	蛋白质/g	脂肪/g	碳水化合物/g	食物举例
谷物 (初级农产品)	25	90	2.5	0.5	19	大米、面粉、玉米面、杂粮等(干、生、非加工类制品)
蔬菜类(综合类)	250	90	4.5	0.7	16	所有常见蔬菜(不包含干制、腌制、罐头类制品)
水果类(综合类)	150	90	1.0	0.6	20	常见新鲜水果(不包括干制、糖渍、罐头类制品)
畜禽肉类(综合类)	50	90	8.0	6.7	0.7	常见畜禽肉类

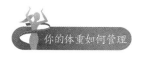

续表

食物种类		质量（g）	能量（kcal）	蛋白质（g）	脂肪（g）	碳水化合物(g)	食物举例
液态乳	全脂	150	90	5.0	5.4	7.4	全脂牛奶等
	脱脂	265	90	9.3	0.8	12.2	脱脂牛奶等
大豆类		20	90	6.9	3.3	7.0	黄豆、黑豆、青豆
油脂类		10	90	0	10.0	0	猪油、橄榄油、菜籽油、大豆油、玉米油、葵花籽油、稻米油、花生油等
坚果类(综合类)		20	90	3.2	5.8	6.5	常见的坚果、种子类

调味料				
食物种类	质量/g	盐含量/g	钠含量/mg	主要食物
食用盐	1	1	400	精盐、海盐等
鸡精	2	1	400	鸡精类
酱油	6.5	1	400	酱油,如生抽、老抽等

注:表中给出的每份食品质量均为可食部的质量。

二、节食能瘦吗？了解体重控制期间的热量来源和计算方法

1.合理体重的标准是什么?

《成人肥胖食养指南(2024版)》中提到理想体重的计算方法如下:

理想体重(kg)＝身高(cm)－105;

合理体重范围即:90%理想体重 < 合理体重 < 110%理想体重。

例如:王女士今年26岁,身高165 cm,她的理想体重是多少? 合理体重是多少?

理想体重(kg)＝ 身高(cm)－105＝60 kg;

合理体重范围:54 kg< 合理体重 <66 kg。

根据计算,王女士的理想体重是 54~66 kg。

在管理体重的过程中,我们可以先根据自己的身高计算理想体重,然后将其与实际体重进行对比,以判断自己的体重是否在合理范围内。除关注体重的变化外,在管理体重期间还应重点关注体脂率、肌肉率、腰围、腰臀比等指标。

值得注意的是,肌肉的密度高于脂肪,也就是说在相同重量的情况下,肌肉所占的体积要比脂肪小。这一点对于理解体重管理和身体形态的变化至关重要。日常生活中我们也会发现,即使体重在理想范围内,不爱运动的女性看起来可能偏胖。因此,为了拥有健美的体型,即使体重在合理范围内,也需要坚持适量的运动来让体态更加优美。

2.减脂期的饮食搭配

如果您的体重超出理想范围,呈现超重或肥胖状态,那么下一步的关键就在于合理控制能量的摄入。要实现这一点,我们必须从三大产能营养素——碳水化合物、脂肪和蛋白质入手。那么,如何合理摄入这些营养素,使体重保持在理想范围内呢?

(1)全天能量摄入量

首先,我们需要确定目标能量,即根据自己的标准体重来计算每天所需的能量摄入量。计算方法如下:

全天能量供给量(kcal)= 标准体重(kg)× 单位标准体重能量需要量(kcal/kg)。

计算标准体重(kg)后,结合我们的体力活动水平和 BMI,在表 2-4 中查询对应单位理想体重能量需要量,就可以计算出我们一天的能量需要量。

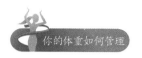

表 2-4　不同体力劳动强度每日所需能量

身体活动水平	消瘦	正常体重	超重或肥胖
BMI	$<18.5 kg/m^2$	$18.5 \sim 23.9 kg/m^2$	$24.0 \sim 27.9 kg/m^2$ 为超重，$\geqslant 28.0 kg/m^2$ 为肥胖
休息状态（如卧床）	$25 \sim 35$ kcal/(kg·d)	$20 \sim 25$ kcal/(kg·d)	15 kcal/(kg·d)
轻体力（如坐式工作）	35 kcal/(kg·d)	30 kcal/(kg·d)	$20 \sim 25$ kcal/(kg·d)
中体力（如电工安装）	40 kcal/(kg·d)	35 kcal/(kg·d)	30 kcal/(kg·d)
重体力（如搬运工等）	$45 \sim 55$ kcal/(kg·d)	40 kcal/(kg·d)	35 kcal/(kg·d)

例如：王女士，20 岁，身高 163 cm，体重 70 kg，为办公室文员，她的目标能量计算如下：

标准体重(kg)＝ 身高(cm)－105 ＝ 58 kg，

BMI＝$70/(1.63)^2$ ＝ 26.3 kg/m^2，属于超重。

王女士职业为文员，属于轻体力劳动者，查表可知单位标准体重能量需要量是 $20 \sim 25$ kcal/(kg·d)，王女士全日能量供给量(kcal)＝ 58 ×($20 \sim 25$)＝ $1160 \sim 1450$ kcal。

对于超重或肥胖人群，全天能量需要量的计算方法还可以在目标能量摄入的基础上，考虑每天减少能量摄入 $500 \sim 1000$ kcal，即男性减脂期能量摄入为 $1200 \sim 1500$ kcal/d，女性为 $1000 \sim 1200$ kcal/d。为了更方便地实现这一目标，可以将每天的食物量减少原来的1/3。（表 2-5）

表 2‑5 中国居民成人膳食能量需要量 单位：kcal/d

性别	低强度身体活动水平	中等强度身体活动水平	高强度身体活动水平
成年男性	1950～2150	2400～2550	2800～3000
成年女性	1600～1700	1950～2100	2300～2450

（2）计算三大产能营养素的供能

根据《中国居民肥胖防治专家共识（2022）》的推荐，对于体重处于健康范围的成年人来说，蛋白质应占据总能量供给的 10%～20%，脂肪应占 20%～30%，而碳水化合物则应占 50%～65%。然而，对于超重或肥胖的人群，在减脂期间，蛋白质的摄入比例可以适度提升 20%～25%，同时，脂肪供能比例应维持在 20%～30%，碳水化合物的供能比例则应控制在 45%～60%。

一日三餐合理分配饮食，推荐早、中、晚三餐供能比为 3：4：3。鼓励主食以全谷物为主，至少占一半，适当增加粗粮并减少精白米、面的摄入；动物性食物应优先选择脂肪含量低的食材，例如鸡蛋白、瘦肉、鸡胸肉、鱼虾等；应优先选择低脂或脱脂奶类。

以王女士每日摄入 1200 kcal 能量为例：

蛋白质的每日需要量＝（20%×1200）÷4＝60（g）；

脂肪的每日需要量＝（25%×1200）÷9＝33.3（g）；

碳水化合物的每日需要量＝（55%×1200）÷4＝165（g）。

为了简化食物的挑选，我们将每种能提供 90 kcal 能量的食物量作为 1 份。以上述王女士为例，她的体重属于超重范畴，需要控制能量的摄入以达到能量负平衡。以王女士每日摄入 1200 kcal 能量为例，具体分配如下：谷类 4.6 份，蔬菜 1 份，水果 1 份，畜禽肉 1 份，水产 1 份，蛋类 1 份，脱脂乳制品 2 份，大豆及其制品 0.5 份，烹调油 1.2 份。如果蛋白质摄入不足，可以通过增加 1 份畜禽肉或鸡蛋来补充。（表 2‑6）

每份食物的具体质量可以在附录 1"常见食物交换表"中查找。这个表

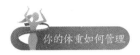

格为食物的交换提供了详细的参考。减肥的核心在于控制能量摄入,而食物交换是实现这一目标的有效方法。通过合理的食物交换,可以制定出一份营养均衡且有助于减脂的每日食谱。这样的食谱既满足了营养需求,又有效地减少了能量摄入。

如果在实施过程中出现了营养不均衡的情况,例如身体乏力或头发脱落,这可能是因为某些营养素的摄入不足。在这种情况下,可以调整食物搭配,增加相应营养素的摄入。如果调整食物后仍无法满足对营养的需求,可以考虑补充复合维生素和矿物质片。

表 2-6　王女士一日食谱示例

食谱(总能量约 1200kcal)	
早餐	蒸红薯 1 个(120 g)
	低脂酸奶 1 杯
	热拌莴笋丝(莴笋丝 100 g)
	水煮蛋 1 个
加餐	橙子 1 个(约 200g)
午餐	杂粮饭(薏苡仁 25 g、燕麦 25 g)
	蒜蓉小油菜(小油菜 100 g)
	芹菜炒牛肉(西芹 100 g、牛肉 50 g)
加餐	脱脂牛奶(250 ml)
晚餐	番茄虾仁豆腐汤(虾仁 70 g、番茄 100 g、北豆腐 50 g)
	玉米窝窝头(玉米粉 25g、面粉 10g)
油、盐	全天总用量:油 12g(其中橄榄油 1～2 勺、亚麻籽油 1 勺),盐<5g

3.监测体重变化

在体重管理期间,建议定期监测体重和身体成分的变化。为了确保数据的准确性和可靠性,建议每天早上在固定的时间点,如 6:00～7:00,进行体重测量。在排便后、空腹状态下,穿着轻薄的衣物,赤脚进行测量,并准确记录。

市场上销售的体脂秤可以作为监测工具之一，它们可以提供体脂率、肌肉率等指标的数值。通过专用 APP 记录每天的身体成分数据，有助于追踪和分析体重变化趋势。然而，由于家用体脂秤在测量人体成分方面存在一定的误差，因此其数据仅供参考。对于需要更精确了解体脂率等人体成分数据的人士，建议使用医用人体成分分析仪进行检测。这种仪器的测量结果更为准确，可以提供更精确的体成分数据，从而更好地指导体重管理。

一旦发现体重有反弹上升的趋势，应该及时采取措施。从多个方面分析原因，例如饮食、运动、压力、睡眠和内分泌等方面。调整减脂策略并保持积极的心态，以应对可能出现的挑战。

附录 2"常见的低能量食物清单"中列举了将近 300 种低能量食物（每 100g 所含能量低于 40 kcal 的食物），以满足不同口味和需求的人群。通过合理选择和搭配这些食物，可以有效地控制整体能量的摄入，更好地实现健康减肥的目标。

三、减肥就要少吃肉？选对蛋白质，让体重管理更有效！

减脂期间是否应该减少肉类的摄入量？确实，有些人试图通过降低肉类的摄入量来实现减重目标。在短期内，这种方法或许能带来体重的轻微下降。但从长远角度来看，这种做法可能会引发一系列健康问题，包括疲倦、记忆力减退、免疫力下降、贫血等。这些症状的出现与蛋白质的摄入不足密切相关。

1.认识蛋白质

蛋白质是一切生命活动的物质基础，也是生物体中种类和数量最多、功能最复杂的一类生物大分子，是人体必需的营养素。在人体内，蛋白质肩负

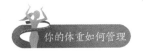

着多重生理功能,具体表现在以下几个方面:

首先,蛋白质是人体组织的构成成分。蛋白质是皮肤、肌肉、内脏、血液、头发和指甲的主要构成成分,也是肌肉、心脏、肝脏和肾脏等重要器官的主要构成成分。此外,胶原蛋白在牙齿和骨骼的结构中发挥着重要的作用。

其次,蛋白质还参与构成激素、抗体等生理活性物质,这些物质对于调节人体的多种生理功能至关重要。同时,蛋白质也有助于维持体液的渗透压和酸碱平衡。

虽然蛋白质在必要时能够为身体提供能量,但其主要角色并非能量供应者,而是组织和生理功能的构建者和调节者。这也解释了节食减肥过程中为何容易出现肌肉流失的情况:当能量摄入不足时,身体会分解蛋白质以获取能量,从而导致肌肉组织的损失。

食物中的蛋白质需要水解成氨基酸或短肽后才能被人体吸收。蛋白质消化形成的氨基酸或 2~3 个氨基酸构成的短肽在小肠内被吸收,并作为合成体内蛋白质的原料。部分氨基酸还参与激素、神经递质等的合成。然而,蛋白质的摄入量并非越多越好,当蛋白质摄入过量时,多余的氨基酸会转化为葡萄糖和脂肪储存起来。此外,有研究表明,高蛋白饮食可能增加尿钙的排泄,从而对骨骼健康产生潜在影响。因此,合理控制蛋白质的摄入量对于维持身体健康至关重要。

2. 蛋白质的食物来源与选择

(1)蛋白质的食物来源

蛋白质广泛存在于我们日常食用的各类物质中。根据营养学分类,蛋白质可分为完全蛋白质和不完全蛋白质。完全蛋白质也被称为优质蛋白质,含有种类齐全的必需氨基酸,这些氨基酸是人体无法自行合成或合成速度不能满足人体需要的,必须从食物中直接获取。完全蛋白质的氨基酸模式与人体蛋白质的氨基酸模式相近,因此具有较高的营养价值。优质蛋白质的常见来源包括奶制品、蛋类、畜禽肉、鱼虾,以及大豆。

相对地,不完全蛋白质则缺乏某些必需氨基酸,或其氨基酸模式与人体氨基酸模式差异较大,导致某些氨基酸相对含量较低,使这类蛋白质消化后形成的氨基酸不能被充分利用。例如,大米蛋白质缺少赖氨酸,属于不完全蛋白质。除豆腐、豆浆和豆干等豆制品属于优质蛋白质外,大部分植物性蛋白质都属于不完全蛋白质。

尽管大多数植物蛋白质属于不完全蛋白质,但通过蛋白质的互补作用,我们可以提高蛋白质的利用率。例如,大米中缺少赖氨酸,而花生中富含赖氨酸。因此,同时食用大米和花生,可以通过蛋白质互补作用提高各自的营养价值,这种互补作用在营养学上称为蛋白质互补作用。蛋白质互补对素食人群尤为重要,通过合理搭配不同的植物性食物,可以获得更全面的氨基酸组合,以满足素食人群对必需氨基酸的需求。

人体内蛋白质含量占体重的 $15\%\sim18\%$,在肥胖人群的体重管理中,一般以降低脂肪含量并增加肌肉含量为主要目标。由于肌肉的主要构成成分是蛋白质,因此在减脂塑形的过程中,增加蛋白质的摄入量有助于提升肌肉含量。如果在减肥期间减少了总能量的摄入,且没有满足肉类、蛋类、奶类等优质蛋白质的摄入需求,就可能会导致肌肉的流失。

人体内的蛋白质处于不断分解与合成的动态平衡中,以实现组织的更新和修复。当蛋白质被消耗时,同时也会有新的蛋白质合成。如果在合成阶段缺乏必要的原料——蛋白质,便可能引发肌肉流失,这也是部分人在减肥后体重容易反弹的重要原因之一。因此,在减脂增肌阶段,保证蛋白质供应的质量和数量十分关键。

根据《中国居民膳食营养素参考摄入量(2023 版)》,18~64 岁的成年人,男性蛋白质的推荐摄入量为 65 g/d,女性为 55 g/d;减肥人群每天蛋白质的供能比以 $15\%\sim20\%$ 为宜。通过平衡膳食和合理营养搭配,我们可以更好地满足人体对蛋白质的需求,保持健康并实现理想的体重管理目标。

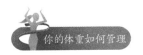
食物中蛋白质的主要来源包括畜禽肉、鱼虾、鸡蛋、牛奶、大豆类,以及菌藻类食物。不论是减脂还是增重,充足的蛋白质摄入都非常重要。对于减肥来说,还需要注意减少碳水化合物和脂肪的摄入。

附录3"常见高蛋白低脂肪食物清单"中,蛋白质含量大于12g/100g且脂肪含量小于3g/100g的食物被列出。这些食物不仅满足高蛋白低脂肪的饮食要求,而且适用于高蛋白减肥法。

除了天然食物,人工分离的大豆蛋白、乳清蛋白、豌豆蛋白等也是蛋白质的优质来源。这些蛋白质补充剂的纯度较高,有些甚至达到100%的纯度。为了增加口感,可以将蛋白粉加入牛奶、果蔬汁或麦片中,都是减脂期间不错的饮食搭配。

特别值得注意的是,对于在减脂期间增加运动量和强度的人群来说,补充亮氨酸显得尤为重要。亮氨酸作为一种人体必需的氨基酸,在肌肉合成与修复过程中发挥着不可或缺的作用。为了满足身体对亮氨酸的需求,可以通过摄入富含亮氨酸的食物来实现,如各种肉类、鱼类及乳制品等。

对于胃肠道功能不佳或肠道炎症患者,可以考虑补充含有谷氨酰胺的短肽营养粉。谷氨酰胺是一种氨基酸,有助于伤口愈合。而短肽通常无须消化即可被吸收利用,特别适合胃酸分泌不足、胃肠道蠕动功能差或消化酶分泌不足的人群。此外,对于减肥后容易感到乏力或感冒的人,可以选择补充乳清蛋白或乳铁蛋白。这两种蛋白质有助于增强免疫功能,降低贫血的风险。

总之,在减脂期间,可以根据自己的情况,选择合适的蛋白质补充方式来满足身体的营养需求。但请注意,在决定添加任何补充剂之前,最好咨询医生或营养师。

四、不吃主食就可以控制体重?这样吃主食让你轻松管理体重!

近几年,随着自媒体的迅速发展,各种网红减肥法层出不穷,其中不吃主食的减肥方法逐渐受到大众的追捧。这种方法的主要目的是通过控制碳水化合物的摄入量来达到减肥的目的。然而,少吃或者不吃主食真的能够有效减肥吗?

研究表明,短期低碳水饮食在控制体重和改善代谢方面确实具有一定的积极作用。低碳水饮食通常是指饮食中碳水化合物供能比不超过 40%(相比之下,正常饮食的碳水化合物供能比为 50%～65%),同时脂肪供能比至少为 30%(正常饮食中脂肪供能比为 20%～30%),并且蛋白质摄入量也相应增加的一种饮食模式。如果进一步减少碳水化合物的摄入,达到供能比不超过 20%,则称为极低碳水化合物饮食,生酮饮食则是这种饮食模式的一种特殊形式。

低碳水化合物饮食并不等同于长期完全不吃主食。主食含有丰富的碳水化合物,是平衡膳食的基础,是我们所需能量最经济和最重要的食物来源,同时还是 B 族维生素、矿物质和膳食纤维的重要来源。长期缺乏主食会导致血糖水平降低,引发头晕、心悸、精神不集中等问题,严重时甚至可能导致低血糖、昏迷等。对于那些并未达到严重肥胖、无须进行低能量饮食治疗的人群来说,除非经过专业机构的全面评估以及持续的专业指导,否则不建议盲目尝试此类减肥方法。

减肥期间如何科学食用主食呢? 下面从每天主食的需要量及主食的选择上来回答这个问题。

1.减肥期间主食的需要量

根据《中国居民膳食指南(2022)》的推荐,为了保持健康,每人每天应该摄入谷薯类 250～400 g,其中全谷物和杂豆类 50～150 g,新鲜薯类 50～100 g。(表 2－7)

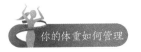

表 2-7　不同人群谷薯类食物建议摄入量

食物类别	单位	幼儿		儿童青少年			成年人	
		2 岁～	4 岁～	7 岁～	11 岁～	14 岁～	18 岁～	65 岁～
谷类	g/d	85～100	100～150	150～200	225～250	250～300	200～300	200～250
	份/d	1.5～2	2～3	3～4	4.5～5	5～6	4～6	4～5
全谷物和杂豆	g/d	适量		30～70		50～100	50～150	50～150
薯类	g/d	适量		25～50		50～100	50～100	50～75
	份/周	适量		2～4		4～8	4～8	4～6

注:能量需要量水平计算按照 2 岁～(1000～1200 kcal/d),4 岁～(1200～1400 kcal/d),7 岁～(1400～1600 kcal/d),11 岁～(1800～2000 kcal/d),14 岁～(2000～2400 kcal/d),18 岁～(1600～2400 kcal/d),65 岁～(1600～2000 kcal/d)计算。

在减肥过程中,为确保营养均衡,推荐采用限能量膳食法。参考《中国居民膳食营养素参考摄入量(2023 版)》的建议,对于日常以坐姿办公为主、活动量较小、身体活动强度一般且无规律运动习惯的办公室女性来说,每日能量摄入量建议为 1700 kcal。对于这类低身体活动强度的办公室女性,在减脂期间,每日减少 500 kcal 的能量摄入,即摄入 1200 kcal/d,有助于减轻饥饿感。在能量的分配上,碳水化合物应占总能量的 45%～60%。据此比例计算,每日碳水化合物的摄入量应为 135～180 g。需要注意的是,碳水化合物的来源不仅限于主食,还应包括蔬菜、水果、大豆和奶类等多种食物(表2-8)。这样的饮食安排既有助于控制体重,又能保证营养的全面和均衡。

表 2-8　蔬菜、水果、大豆和奶类推荐摄入量与碳水化合物含量

食物	推荐摄入量/g	碳水化合物含量/g
蔬菜	500	32
水果	300	40
大豆	25	8.75
脱脂牛奶	500	23
合计	—	103.75

注:各类食物碳水化合物的量,参考 T/CNSS 020—2023《食物交换份》。

要确定每日主食应提供的碳水化合物量,首先需计算从蔬菜、水果、大豆和奶类等食物中获取的碳水化合物总量,然后从建议的每日碳水化合物摄入总量中减去这个数值。所得结果,即为主食应贡献的碳水化合物量,范围为 31.25～76.25 g。为了更直观地了解这个量,我们可以使用食物交换份的概念。据这一范围,办公室女性每餐主食的建议量相当于 1～1.3 份。1份主食相当于 75 g 的粳米饭、100 g(生重)的红薯或土豆,或者 25 g(生重)的各类杂粮和杂豆。

在减肥期间,需要控制主食的摄入量,建议每天主食的总摄入量控制在150～300 g。这意味着每餐需要减少原来主食摄入量的 1/3～1/2。为了方便实际操作和量化管理,这个主食量大约相当于成年人 1 个拳头大小的主食分量。

2.减肥期间主食怎么吃?

减肥期间不仅要控制主食的数量,更重要的是要选择高质量的主食。而判断主食质量的一个重要标准,就是它所含的碳水化合物种类。

(1)碳水化合物的分类与特点

碳水化合物按照化学结构和功能,可以分为糖、寡糖和多糖这三大类。在我们的日常饮食中,碳水化合物分类及消化吸收特性在表 2-9"主要的膳食碳水化合物分类及消化吸收特性"中进行了详细的解释。通过这个表格,我们可以更清楚地了解不同碳水化合物的特性和它们在人体内的消化过程。

表 2-9　主要的膳食碳水化合物分类及消化特性

分类	组成	组成	消化吸收特性
糖 (1～2 个单糖)	单糖	葡萄糖,半乳糖,果糖	葡萄糖可直接被小肠吸收进入血液。葡萄糖参与血糖的构成
	双糖	蔗糖,乳糖,麦芽糖	
	糖醇	山梨醇,甘露醇	

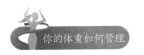

续表

分类	组成	组成	消化吸收特性
寡糖(低聚糖) (3～9 个单糖)	异麦芽低聚糖	麦芽糊精	多数低聚糖不能或只能部分被吸收,能被肠道中的益生菌利用,产生短链脂肪酸,有益肠道健康和体重管理
	其他寡糖	棉籽糖,水苏糖,低聚果糖	
多糖 (≥10 个单糖)	淀粉	直链淀粉,支链淀粉,变性淀粉	淀粉需经消化过程,被酶分解为葡萄糖,然后被小肠吸收。非淀粉多糖通常难以在人体胃肠道被消化,容易在肠道内被结肠菌群发酵
	非淀粉多糖	纤维素,半纤维素,果胶,亲水胶质物	
	其他多糖	真菌多糖,人参多糖,枸杞多糖,香菇多糖	

通过表格中的数据,我们不难发现,大量摄入单糖(如葡萄糖)或蔗糖会导致血糖迅速波动。对于肥胖人群和糖尿病患者来说,这种情况尤为不利。因为这会引发胰岛素水平骤升,进而促进脂肪的合成和储存,不利于血糖控制和减肥。

与单糖不同,寡糖与肠道微生物的生存紧密相关。因此,寡糖常被称为"益生元",它们能被肠道内的有益菌所利用,产生短链脂肪酸,对减肥和肠道健康都有积极的影响。

多糖则可以分为淀粉、非淀粉多糖和生物活性多糖三大类。淀粉是我们日常饮食的主要能量来源,特别是在大米、面粉中,淀粉经消化分解后产生的葡萄糖为我们提供了日常所需的能量。然而,现代人由于过量摄入精制的白米面,导致能量过剩。因此,适当减少精制碳水化合物的摄入对于维持健康有重要意义。

抗性淀粉是一种特殊的膳食纤维,它无法被人体小肠吸收,而是在大肠内被微生物发酵。这种特性使得抗性淀粉成为糖尿病患者和减肥人群的理想选择。例如,马铃薯等薯类食物富含抗性淀粉,相较于精制的白米面,更适合减脂期食用。非淀粉多糖包括纤维素、半纤维素等,根据它们的溶解性分为可溶性膳食纤维和不可溶性膳食纤维。不论其溶解性如何,非淀粉多糖都有助于降低血糖、改善胰岛素抵抗和降低血胆固醇水平,从而促进减肥。

最后要提到的是生物活性多糖。这是一类高分子碳水化合物聚合物,它们具有增强免疫功能、抗氧化和抗疲劳等特殊保健功能。生物活性多糖主要存在于海藻、菌菇类等食物中,通过摄入富含生物活性多糖的食物,我们可以为身体提供额外的健康保障。

在减脂阶段,理想的主食应以复合碳水化合物为主,并且富含膳食纤维。优质的主食不仅富含膳食纤维,饱腹感强,还能有效减缓小肠对葡萄糖的吸收速度,从而稳定血糖水平,减少胰岛素的释放量,为管理体重提供有力支持。全谷类和薯类等主食还含有丰富的维生素、矿物质和植物化学物,这些营养成分不仅能维持身体正常的生理功能,还能促进新陈代谢,帮助身体更有效地燃烧脂肪。因此,在减肥期间,燕麦、糙米、玉米等全谷类食物,以及红薯、山药等薯类食物都是优质的主食选择,它们将有助于您更好地管理体重。(表 2 - 10)

表 2 - 10　减肥期间主食推荐

推荐级别	代表食物	特点	建议
推荐	杂豆:红豆、白扁豆、白芸豆、干豌豆、绿豆、鹰嘴豆、眉豆、赤小豆等	饱腹感强,消化速度慢,不容易饿,血糖升高比较平缓	可以煮粥煮汤,烹调时避免加糖。杂豆的蛋白质含量高,是减肥期间替代精米白面的理想选择,能帮助预防蛋白质摄入不足
	全谷物:燕麦、荞麦、莜麦面、小麦粒、大麦粒、黑米、小米等	饱腹感远超精米白面,且维生素和矿物质含量也是精米白面的几倍	市售的全麦面包、全麦馒头中,大多以精白面粉为主,全麦粉含量低,甚至只有几片麸皮点缀,很难起到控制体重的作用

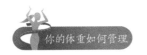

续表

推荐级别	代表食物	特点	建议
推荐	薯类：土豆、红薯、山药、芋头等 含淀粉的蔬菜：嫩蚕豆、嫩豌豆、莲藕、南瓜等	饱腹感强，在淀粉含量相同的情况下，比精米白面含有更多的维生素，钾含量高，而且能提供谷类食物中缺乏的维生素 C	用蒸煮的烹饪方式替代精米白面来食用，才有助于减肥。如果用油盐烹调当成菜肴或零食食用，只能增肥
不推荐	白馒头、白米饭、白米粥、白面饺子、白面包子、糯米饭、米粉等	饱腹感较低，维生素含量比较低，餐后血糖上升速度也快，不利于抑制食欲	这类主食需要减少，烹调时可以与糙米、燕麦、小米、荞麦、玉米等，以及杂豆混搭。粗细搭配不仅可以改善口感和风味，还能增加全谷物摄入量
	各种甜面包、甜饼干、甜点心、膨化食品、蛋卷等，以及炒饭、烧饼、油条、油饼、麻团、炸糕等	制作过程中加了油、盐、糖，不仅会促进食欲，而且能量高，维生素和矿物质含量低，不利于减肥	这类主食要避免

（2）碳水化合物的食物选择

在减肥期间，选择碳水化合物来源的食物，无论是主食、蔬菜还是水果，都需要遵循以下三个原则：

①避免高生糖指数的食物（图 2-1）：食物血糖生成指数是反映食物引起人体血糖升高程度的指标，简称"生糖指数"（GI）。GI 值越高，代表这种食物进入胃肠道后消化越快、吸收越完全，食物升高血糖的速度越快、能力越强。相反，GI 值越低，代表食物在胃肠道停留的时间越长，升高血糖的速度越慢。在营养学上，GI 值＞70 为高生糖指数食物，55＜GI 值≤70 为中生糖指数食物，GI 值≤55 为低生糖指数食物。在减肥期间，选择低生糖指数的

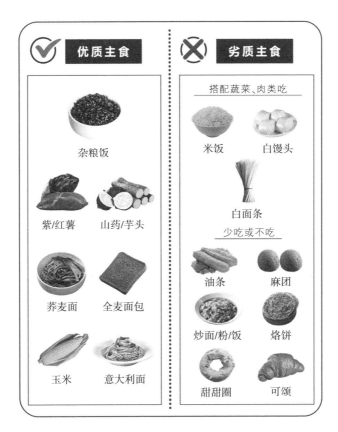

图 2 - 1　常见主食对比图

食物具有双重益处。一方面有助于减肥,因为低生糖指数的食物可以降低脂肪的合成。另一方面有助于稳定血糖水平,从而预防糖尿病的发生。本书的附录 4 中收录了"低血糖生成指数(低 GI)食物表",该表汇总了常见的低血糖生成指数(低 GI)食物,可以作为减肥期间选择食物时的参考资料。

在减肥过程中,建议喝白开水、淡茶水或其他无糖的饮品,尽量避免饮用含糖饮料。含糖饮料,无论是可乐、雪碧还是含糖的乳酸菌饮料,在减肥期间都不宜饮用,更不能代替白开水日常饮用。因为这些饮料中含有的添加糖,不利于控制体重。添加糖是指在加工和制备食品时,添加到食物或饮料中的糖或糖浆,不包括天然存在的糖,如牛奶中的乳糖和水果中的果糖。

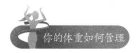

(表 2-11)

表 2-11 常见添加糖及食物来源

添加糖	代表	常见食物来源
蔗糖	白砂糖、红糖、黑糖、冰糖、糖粉、赤砂糖	常出现在蛋糕、饼干、饮料、蜜饯、酸奶、番茄酱等食物中
糖浆	麦芽糖浆、葡萄糖浆、果葡糖浆、玉米糖浆	在糕点、饮料、冰激凌中应用较多
果糖	结晶果糖、龙舌兰糖浆、蜂蜜、蜂糖	水果燕麦脆、口香糖、饼干和饮料等

②注意补充膳食纤维,既保持肠道健康又有利于减肥:膳食纤维是指那些无法被人体小肠消化吸收的可食碳水化合物及其类似物成分。虽然它们在小肠中不被利用,但在大肠内却能通过全部或部分发酵,对人体健康产生积极影响。膳食纤维的种类繁多,包括多糖、低聚糖、木质素和果胶等。

在日常生活中,我们可以将膳食纤维理解为植物性食物中那些质地较粗糙、不易咀嚼和消化的部分,例如水果的皮和蔬菜中的纤维。过去,人们忽视了膳食纤维的重要性,但随着人们生活方式的改变和食物精细化趋势的加剧,粗粮的摄入量逐渐减少。从 20 世纪 70 年代起,科学家们开始重视并研究膳食纤维的益处,后续研究也证实了粗粮中富含的膳食纤维能预防一些慢性非传染性疾病,如肥胖、糖尿病等。

膳食纤维根据溶解性分为可溶性膳食纤维和不溶性膳食纤维。可溶性膳食纤维包括可以溶解在温水或热水中的果胶、树胶、葡聚糖等。可溶性膳食纤维黏度高,能延缓胃中食物进入小肠,同时使人产生饱腹感,减少进食量。不溶性膳食纤维包括纤维素、壳聚糖和木质素等。不溶性膳食纤维能促进肠道蠕动,增加粪便体积,延缓和减少葡萄糖的吸收和利用,有助于血糖平稳。

膳食纤维摄入不足会带来一系列的问题。短期内膳食纤维摄入不足可能会导致便秘,而长期膳食纤维摄入不足则可能增加心血管疾病、肠道疾病和 2 型糖尿病的风险。特别是青少年长期低膳食纤维饮食(每天低于 15 g),可能导致 40 岁以后发生慢病的风险增加数倍。

膳食纤维为什么对健康如此重要呢? 膳食纤维具有持水性,可以增加粪便体积,促进排便。同时,膳食纤维可以被结肠的有益菌发酵产生短链脂肪酸和气体刺激肠黏膜,从而促进粪便排泄。通常,全谷类的膳食纤维,比蔬菜、水果类纤维能够更加有效地预防便秘。

膳食纤维能促进益生菌生长。一些可发酵的膳食纤维,如抗性低聚糖、抗性淀粉、抗性糊精等具有"益生元"的特性。这些膳食纤维可以改善结肠内微生物菌群的组成,刺激肠道某些有益菌群(如双歧杆菌和乳酸杆菌等)的生长,维护肠道健康。

膳食纤维能增加饱腹感,帮助控制体重。例如,富含膳食纤维的全谷物和杂豆,在食用的过程中需要更多的咀嚼次数和咀嚼时间。大脑从开始进食到收到吃饱的信号通常需要约 20 分钟。增加咀嚼次数可以为大脑提供更长的反馈时间,使我们能够及时感觉到饱腹感。

膳食纤维还可以延长食物在胃中的停留时间。一旦食物与唾液混合,进入胃中,富含膳食纤维的食物会延缓胃中食物的排空。这意味着在两餐之间,食物中的膳食纤维能够使我们长时间保持饱腹感,从而降低进食的频率。

此外,一些膳食纤维可能还具有降低膳食中胆固醇吸收的作用。例如,水果中的果胶和燕麦中的 β-葡聚糖等膳食纤维对心血管健康有益。膳食纤维的这些益处使其在维持饱腹感、降低进食频率、控制体重和促进心血管健康方面扮演着重要的角色。

虽然膳食纤维有助于控制体重,但并不意味着可以过量摄入。摄入过多的膳食纤维(超过每天 75～80 g)可能导致胃肠胀气和腹胀等不适感。此外,过多的膳食纤维还可能影响一些矿物质(如钙和铁)的吸收。

令人担忧的是,根据 2015—2016 年中国居民营养与健康监测的数据显

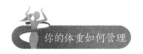

示,我国成人膳食纤维摄入量普遍不足,并且呈现下降趋势。人均膳食纤维摄入量约为10.4 g/d,能达到推荐摄入量的人群不足5%。《中国居民膳食指南营养素参考摄入量(2023版)》的建议,成年人每天应摄入25~30 g的膳食纤维,孕中期、孕晚期及哺乳期的女性为29~34 g/d。

食物中的膳食纤维来源包括蔬菜、水果、豆类、坚果和全谷类与杂豆类等。由于蔬菜和水果中的水分含量较高,纤维含量就相对较少,因此,膳食纤维的主要来源是全谷类与杂豆类。

全谷物的膳食纤维含量一般在3%以上,而杂豆类的纤维含量多数超过5%。相比之下,薯类的膳食纤维含量较低,但仍在1%以上。然而,经过精加工的谷类食品(如大米)的膳食纤维含量则显著减少,平均仅为0.7%。蔬菜的膳食纤维含量在1%~5%,尤其是菌菇类和鲜豆类是膳食纤维的"大户",如鲜香菇膳食纤维含量为3.3%、金针菇为2.7%、木耳为2.6%、毛豆为4%。膳食纤维含量较高的蔬菜有韭菜、西芹、空心菜、木耳、西蓝花、羽衣甘蓝、紫甘蓝等。在水果中,石榴、蓝莓、金橘、猕猴桃、香蕉和梨等是膳食纤维的良好来源。(表2-12)

一天如何吃够25~30 g的膳食纤维呢?30 g膳食纤维 ≈ 50~150 g全谷杂豆+100 g薯类+500 g蔬菜+200~350 g水果+10 g坚果。在此基础上,加些细粮和豆制品等食物中的膳食纤维,就能达到一天30g膳食纤维的推荐摄入量。

表2-12　30 g膳食纤维食物举例

食物分类	重量/g	组合
全谷类及杂豆类	50~150	50 g玉米+50 g燕麦/荞麦+50 g红小豆/鹰嘴豆/白芸豆
薯类	50~100	100 g红薯/山药

续表

食物分类	重量/g	组合
蔬菜	500	250 g 菠菜＋100 g 紫长茄＋100 g 油菜薹＋50 g 海带/香菇
水果	200～350	150 g 香梨＋150 g 苹果
坚果	10	10 g 核桃/开心果/杏仁/黑芝麻

　　为了帮助大家更方便地选择并搭配富含膳食纤维的食物,我们提供了表 2－13"高膳食纤维食物表"作为参考。这个表格为大家列出了哪些食物是膳食纤维的优质来源,使大家能够更有针对性地进行日常饮食的搭配。

　　综上所述,我们建议大家在减肥过程中增加高膳食纤维食物的摄入量。这样不仅能丰富您的饮食选择,还能帮助您更有效地管理体重,促进身体健康。

表 2－13　高膳食纤维食物表

类别	食物名称	不溶性膳食纤维含量/(g/100 g 可食部分)	类别	食物名称	不溶性膳食纤维含量/(g/100 g 可食部分)
谷薯类及制品	小麦	10.8	谷薯类及制品	荞麦(带皮)	13.3
	麸皮	31.3		燕麦	6.0
	玉米(白,干)	8		藜麦(散装)	6.5
	玉米(黄,干)	6.4		魔芋精粉	74.4
	玉米面(白)	6.2	蔬菜类及制品	甜脆荷兰豆	6.8
	玉米面(强化豆粉)	6.4		玉兰片	11.3
	大麦(元麦)	9.9		黄花菜（鲜）	7.7
	黑大麦	15.2		胡萝卜(脱水)	6.4
	肚里黄	8.0		甜椒(脱水)	8.3
	糜子(带皮)	6.3		葫芦条(干)	18.1
	荞麦	6.5		南瓜粉	11.5

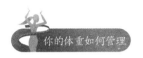

续表

类别	食物名称	不溶性膳食纤维含量/(g/100 g 可食部分)	类别	食物名称	不溶性膳食纤维含量/(g/100 g 可食部分)
蔬菜类及制品	洋葱(紫皮,脱水)	7.5	蔬菜类及制品	松磨(干)	47.8
	白菜(脱水)	9.4		香菇(干)	31.6
	油菜(脱水)	8.6		香杏丁蘑(干,大)	24.9
	菜花(脱水)	13.2		香杏片口蘑(干)	22.6
	菠菜(脱水)	12.7		羊肚菌(干)	12.9
	香菜(脱水)	8.2		银耳(干)	30.4
	白笋(干)	43.2		珍珠白磨(干)	23.3
	鞭笋(鲜)	6.6		榛蘑(半干)	10.4
	黑笋(干)	27.2		干巴菌	6.3
	姜(干)	17.7		竹荪(干)	46.4
	败酱(鲜)	7.5		蛹虫草(干)	16.3
	刺楸(鲜)	8.1		发菜(干)	35
	达乌里胡枝子	6.0		海带	6.1
	豆腐柴(鲜)	7.8		苔菜(干)	9.1
	胡枝子(鲜)	10.5		紫菜(干)	21.6
	掐不齐(鲜)	10.5		裙带菜(干)	31.1
	沙蓬子(鲜)	6.3	干豆类及制品	黄豆	15.5
	紫萼香茶菜	6.9		黑豆(干)	10.2
	蕨菜(脱水)	25.5		青豆(干)	12.6
	大红菇(干)	31.6		黄豆	9
	冬菇(干)	32.3		黄豆粉	7
	黄磨(干)	18.3		绿豆(干)	6.4
	口蘑(白蘑)	17.2		赤小豆(干)	7.7
	木耳(干)	29.9		花豆(干,紫)	7.4
	普中红磨(干)	24.6			

续表

类别	食物名称	不溶性膳食纤维含量/(g/100 g 可食部分)	类别	食物名称	不溶性膳食纤维含量/(g/100 g 可食部分)
干豆类及制品	芸豆（干,白）	9.8	坚果及种子类	核桃(干)	9.5
	芸豆（干,红）	8.3		山核桃（干）	7.4
	芸豆(干,杂,带皮)	10.5		松子(生)	12.4
	蚕豆(带皮)	10.9		松子(炒)	12.4
	马牙大豆（干）	8.4		松子仁	10
	扁豆（干）	6.5		杏仁	8.0
	扁豆（干,白）	13.4		杏仁(大杏仁)	18.5
	眉豆（干）	6.6		杏仁(原味)	11.8
	豇豆（干）	7.1		杏仁(漂白后)	10.4
	豇豆（干,紫）	6.9		榛子(干)	9.6
	豌豆（干）	10.4		腰果(熟)	10.4
	豌豆（花）	6.9		胡麻子	30.2
	鹰嘴豆	11.6		花生(鲜)	7.7
水果类及制品	库尔勒香梨	6.7		花生(炒)	6.3
	软梨	9.1		葵花子(生)	6.1
	红果干	49.7		西瓜子	13.2
	枣（干）	6.2		芝麻子(白)	9.8
	枣(干,大)	9.5		芝麻子(黑)	14
	枣(金丝小枣)	7.0		葵花子(熟,奶油香)	14.6
	密云小枣	7.3		葵花子(熟,原味)	8.2
	黑枣(有核)	9.2		南瓜子(熟)	9.1
	酸枣	10.6		西瓜子(熟)	8.9
	樱桃(野樱桃,白刺)	7.9			
	桑葚(干)	29.3			

注:高或富含膳食纤维或良好来源,指每100 g 可食部含膳食纤维≥6 g。

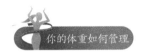

③注意补充生物活性类多糖、寡糖：减肥期间，除控制碳水化合物和脂肪的摄入外，我们也需要注意补充生物活性类多糖和寡糖。减少生物活性类多糖的摄入可能会影响我们的免疫功能，而减少寡糖的摄入则可能不利于肠道益生菌的生长。因此，在减肥时，减少这两类物质的摄入并不是明智之举。

实际上，许多药食同源的食物，如黄精、甘草等中草药，以及香菇、猴头菇等菌菇类，都是生物活性类多糖的优质来源。另一方面，蔬菜、水果和豆类则是寡糖（也称为益生元）的良好来源。这些益生元有助于促进肠道益生菌的生长，维护肠道健康。因此，在减肥期间，我们应该有意识地增加这些富含生物活性类多糖和寡糖食物的摄入。

五、减肥就是要避开高脂肪的食物？区分"好脂肪"和"坏脂肪"

谈及减肥，许多人首先想到的就是避开油脂，倾向于选择水煮食物，似乎要与所有脂肪划清界限。确实，体内脂肪过多与高脂血症、脂肪肝等多种慢性疾病有着紧密的联系。然而，脂肪并不是疾病的罪魁祸首，它同时也是维持身体健康所不可或缺的重要营养素。

首先，脂肪是身体获取能量的重要来源。与其他营养素相比，相同质量的脂肪能够提供的能量是最多的。当身体需要额外的能量时，脂肪会被转化为能量供身体使用。

其次，脂肪在身体中具有多种功能。它不仅起到保护和支撑内脏的作用，还具备保温功能，帮助我们在寒冷环境中维持体温稳定。此外，脂肪还是构成细胞膜的关键成分，特别是磷脂，在神经细胞中占有重要地位。大脑中约有60%的成分由脂肪构成，这足以彰显脂肪对于大脑正常功能的重要性。

再次，脂肪与体内脂溶性维生素的吸收以及必需脂肪酸的代谢和运输息息相关。没有脂肪的辅助,这些维生素和脂肪酸可能无法被身体有效吸收利用,从而影响身体健康。

因此,在减肥过程中,我们的目标并不是完全摒弃脂肪,而是要选择健康的脂肪来源并合理控制摄入量,以确保身体能够获得适量的脂肪来满足其生理需求。

1.认识脂肪

脂肪存在于多种食物中,包括动物性食物和植物性食物。在动物性食物中,畜肉的脂肪含量最高,尤其是猪肥肉,其脂肪含量可高达 90%。相比之下,牛羊瘦肉的脂肪含量较低,在 2%~5%;鱼类的脂肪含量一般不超过10%,其中鱼类的大部分脂肪含量约为 5%。蛋清中脂肪含量较低,98%的脂肪集中在蛋黄中。在植物性食物中,坚果类和种子类食物(如花生、核桃、开心果等)的脂肪含量相对较高,大约占 50%。我们平时烹饪时使用的油,如花生油、大豆油等,都是从这些食物中提取的。

食物中的脂肪可以分为饱和脂肪和不饱和脂肪两种。在不同的油脂中,饱和脂肪酸和不饱和脂肪酸的比例会有所不同。饱和脂肪酸含量越多的油脂,在常温下越容易呈现固态。例如,猪油、牛油、黄油等都属于高饱和度的油脂。虽然饱和脂肪酸是人体所需的,但人体自身可以合成足够的量,因此从营养角度来看,它并不是必需的。研究还发现,饮食中过多的饱和脂肪酸摄入可能会增加心血管疾病的发生风险。

不饱和脂肪酸主要分为单不饱和脂肪酸和多不饱和脂肪酸两类。我们常见的很多植物油,比如橄榄油和茶籽油,都富含单不饱和脂肪酸。而多不饱和脂肪酸中,比较重要的有 n-3 和 n-6 两种。

n-3 系列脂肪酸包括 α-亚麻酸、二十碳五烯酸(EPA)和二十二碳六烯酸(DHA)。想要补充 α-亚麻酸,可以选择亚麻籽油和紫苏油。而 n-6 脂肪酸则主要包含亚油酸和花生四烯酸,这类脂肪酸在玉米油等植物油、鸡鸭肉以及坚果中比较常见。不饱和脂肪酸在室温下通常是液态的。

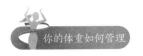

另外,要特别注意的是反式脂肪酸。这种脂肪酸在减肥期间是要严格避免的。研究发现,如果饮食中反式脂肪酸摄入过多,会明显增加心血管疾病的发生风险。反式脂肪酸会提升血浆中甘油三酯和"坏胆固醇"(低密度脂蛋白胆固醇)的含量,同时降低"好胆固醇"(高密度脂蛋白胆固醇)的含量,这样一来,动脉粥样硬化的风险就会增大,而且其影响比饱和脂肪酸还要大。所以,在选择食物时,一定要注意反式脂肪酸的含量。

反式脂肪酸主要来源于加工食品,特别是在植物油氢化的过程中会产生这种物质。在我们的日常饮食中,反式脂肪酸主要来自煎炸食品、氢化植物油和精炼植物油等。一些焙烤和油炸食品如炸鸡、炸薯条、油条等,以及植物奶油、人造奶油、冰激凌、糖果、咖啡伴侣、代可可脂等食品,都可能含有较高的反式脂肪酸,这通常是因为加工过程中使用了部分氢化油脂。

根据《中国居民膳食指南(2022)》的建议,成年人每日的反式脂肪酸摄入量应控制在 2 g 以下。在购买加工食品时,请注意查看配料表,特别警惕含有"氢化植物油""人造黄油""人造奶油""植脂末"等字样的加工食品,因为它们可能含有反式脂肪酸。

中国营养学会推荐健康成年人每天从脂肪中获取的能量应占总能量的 20%～30%。对于有高脂血症、高血压和脂肪肝等相关疾病的人群,建议适当减少脂肪的摄入量。

2.体重管理期间脂肪选择的关键

在体重管理中,控制脂肪的摄入是关键步骤之一。对于减脂人群,脂肪供应的原则如下:

脂类包括脂肪和类脂两大类。在减肥过程中,我们需要重点控制脂肪和胆固醇的摄入量。具体而言,脂肪所提供的能量在全天总能量摄入的比例应控制在 20%～30% 的范围内。同时,每日胆固醇的摄入量不应超过 300 mg。相较于脂肪和胆固醇,类脂(如磷脂)的摄入量则可以适当增加。

根据饱和程度的不同,脂肪酸可分为饱和脂肪酸、单不饱和脂肪酸和多不饱和脂肪酸。为了保持身体健康,我们应适当减少饱和脂肪酸的摄入量。根据中国营养学会的推荐,健康人群的饱和脂肪酸摄入量应该小于总能量的 10%。同时,饱和脂肪酸、单不饱和脂肪酸和多不饱和脂肪酸的比例建议为 1∶1∶1。在选择烹饪用油时,可以优先考虑橄榄油、茶籽油、亚麻籽油等。

必需脂肪酸亚油酸和 α-亚麻酸对于维持我们的健康状态具有至关重要的作用,因此在减脂期间,确保这两种脂肪酸的充足摄入显得尤为重要。根据《中国居民膳食营养素参考摄入量(2023 版)》的建议,成年人每日的亚油酸摄入量应达到总能量摄入的 4%,而 α-亚麻酸的摄入量则应占总能量的 0.6%。以减重期间的每日能量摄入量 1200 kcal 为例,意味着每天应摄入约 5.3 g 的亚油酸和 0.8 g 的 α-亚麻酸。需要注意的是,亚油酸属于 n-6 多不饱和脂肪酸,而 α-亚麻酸则属于 n-3 多不饱和脂肪酸。为了保持健康,这两种脂肪酸的摄入比例应为(1~4)∶1。如果我们的身体缺乏这些必需脂肪酸,就可能会出现皮肤干燥、脱发等问题。

脂肪酸可以根据其结构分为顺式脂肪酸和反式脂肪酸。其中,反式脂肪酸被普遍认为会增加动脉粥样硬化的风险,因此我们应该尽量避免摄入。反式脂肪酸主要存在于一些加工食品中,比如奶油蛋糕、奶茶等。

单不饱和脂肪酸对我们的健康有很多好处。它可以帮助降低总胆固醇和低密度脂蛋白胆固醇的水平,同时还能提高高密度脂蛋白胆固醇的水平。茶籽油和橄榄油就是富含单不饱和脂肪酸的食用油,所以在减脂期间,我们可以多选择这两种油。

减脂期,鼓励每天使用三种类型的食用油:①亚麻籽油或紫苏油(每天摄入量为 6~10 ml);②茶籽油或橄榄油(每天摄入量为 10~12 ml);③其他类型的油(每天摄入量为 5~8 ml)。

3.低脂肪饮食

低脂肪饮食是指通过减少饮食中脂肪的摄入量来控制脂肪供给的饮食

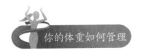
方式。轻度限制脂肪的饮食建议每天从脂肪中摄取的能量不超过总能量的25％，同时，应将每日的脂肪摄入总量控制在 50 g 以内。对于中度限制脂肪的饮食，脂肪提供的能量应占总能量的 20％以下，且每日各类脂肪的总摄入量不应超过 40 g。而更为严格的低脂饮食标准则进一步将每日的脂肪摄入量限制在 20 g 以下。

在实践低脂肪饮食时，我们需要明确减少的是哪些脂肪。首先是避免摄入反式脂肪酸，并严格限制饱和脂肪酸的摄入量。同时，确保亚油酸和 α-亚麻酸等人体必需的脂肪酸得到充分供应。为了改善血脂水平和降低胆固醇含量，我们还应增加富含磷脂和单不饱和脂肪酸的食物的摄入量。肥胖人群在进行体重管理时，往往存在血脂异常的问题，因此，增加这些食物的摄入有利于维护心血管健康，推荐的烹调油有橄榄油和茶籽油。同时，每天食用 1 个鸡蛋黄和适量的豆制品，能够为身体提供必要的磷脂，有助于维护皮肤与毛发的健康状态。

需要注意的是，低脂饮食可能会影响脂溶性维生素的吸收。脂溶性维生素的缺乏可能会导致脱发、皮肤粗糙等问题。因此，在践行低脂饮食的同时，我们必须确保摄入充足的脂溶性维生素，如维生素 A、维生素 D 和维生素 E 等。

六、维生素和矿物质在体重管理中的重要作用

在体重管理中，我们常常会忽视维生素和矿物质的摄入。无论是减肥还是增重，满足每日所需的维生素和矿物质都是饮食控制中不可或缺的部分。要达到这些营养素的推荐摄入量，可以参考《中国居民膳食营养素参考摄入量（2023 版）》，它为我们提供了科学依据，帮助我们合理安排饮食，确保摄入足够的维生素和矿物质，以维持身体的正常功能和健康状态。

1.维生素与体重管理

维生素是维持机体生命活动所必需的一类微量的低分子有机化合物。维生素的种类繁多,每一种都有其独特的化学结构,并在物质和能量代谢过程中发挥着至关重要的作用。

根据维生素的溶解性,可以将其分为脂溶性维生素和水溶性维生素两大类。脂溶性维生素指那些不溶于水而溶于脂肪及有机溶剂的维生素,包括维生素 A、维生素 D、维生素 E 和维生素 K,这些维生素的吸收与肠道的脂质吸收密切相关,大部分会储存在我们的脂肪组织中。水溶性维生素是指可以溶于水的维生素,包括 B 族维生素(维生素 B_1、维生素 B_2、烟酸、维生素 B_6、叶酸、维生素 B_{12}、生物素等)和维生素 C。

肥胖与某些微量营养素的代谢异常相关,尤其是钙、铁、锌、维生素 A、维生素 D 及叶酸的缺乏。肥胖人群常伴有高血压、冠心病、糖尿病、高脂血症等健康问题。因此,补充脂溶性和水溶性维生素尤为重要,特别是确保膳食中 B 族维生素和维生素 C 的充足摄入。除使用补充剂以外,减肥期间,适合食用低能量、高维生素含量的食物,如深绿色蔬菜、水果、藻类及蘑菇等。

很多人的饮食习惯偏向于高能量、低营养密度的食物,这导致维生素和矿物质的缺乏成为一种普遍现象。对于肥胖人群来说,这种现象更为严重。

当维生素 B_1 摄入不足时,机体分解葡萄糖的能力被削弱,多余的碳水化合物转化成脂肪。同时脂肪的分解过程中也需要足够的维生素 B_2 和烟酸。维生素 B_2 在维持蛋白质、脂肪和碳水化合物的正常代谢,以及维护皮肤和黏膜的完整性中发挥重要作用。如果缺乏维生素 B_2,会导致舌炎和皮炎等。

肥胖人群由于体内脂肪量较高,脂肪因子与氧化应激导致的体内炎症增加,增加了体内维生素 C 的消耗量。建议肥胖人群多食用富含维生素 C 的蔬菜和水果,比如猕猴桃、橙子、绿叶菜等。此外,调查显示肥胖人群发生维生素 D 缺乏症的风险远高于体重正常的人群。有研究显示,肥胖人群每

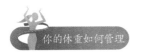

天减少摄入热量500～750 kcal,并每天补充1000 IU维生素D持续一年,可在一年内减轻体重约10%。

2.矿物质与体重管理

矿物质是维持人体正常功能不可或缺的营养素,由于人体无法自行合成,我们必须通过日常饮食来摄入。矿物质在人体中扮演着构建骨骼和参与生化反应的重要角色。人体内矿物质的含量从最多的钙(可达体重的2%)到最少的铬(仅为5～10 mg)不等。

根据在人体内的含量百分比,矿物质可以分为常量元素和微量元素。常量元素是指体内含量大于体重0.01%的矿物质,包括钙、镁、钠、钾、磷、硫和氯这7种元素。微量元素是指体内含量小于体重0.01%的矿物质,包括铁、碘、锌、硒、铜、铬、钴和钼这8种必需元素。在体重管理的过程中,我们要特别关注几种容易缺乏的矿物质,包括钙、锌、铁、硒和铬。

(1)钙

钙是人体中含量最多的矿物质元素,占成人体重的1.5%～2%,其中约99%的钙集中在骨骼和牙齿中。健康成人每天钙的推荐摄入量为800 mg/d,可耐受最高摄入量为2000 mg/d。摄入充足的钙不仅可以提高骨健康水平,还可能对降低血压和降低结直肠癌风险有所助益。最新的研究表明,钙的适量摄入有助于减轻体重和降低体脂率。在控制能量摄入的前提下,以乳制品的形式补钙或联合补充钙和维生素D_3,可以促进减重减脂。

值得注意的是,与单独的钙补充剂相比,从乳制品中获取的钙在控制肥胖方面似乎更为有效。这可能与牛奶中其他生物活性成分的存在有关,例如,血管紧张素转化酶抑制剂,这些成分可能会影响脂肪细胞的代谢,从而对体重管理产生积极的影响。

钙有助于减肥的原因其实相当复杂。钙不仅能减少肠道对脂肪的吸收,帮助身体燃烧脂肪,还有助于控制食欲。钙的缺乏在儿童和肥胖女性中较为普遍,因此,建议女性在减肥期间,每天至少饮用2杯牛奶或食用等量的奶制品。当然,在注重钙摄入的同时,也不能忽视其他矿物质和维生素的补充,以保持身体的营养均衡。常规性补充矿物质和维生素对于减肥也是有益的。营养均衡有利于体重管理,而营养充足有利于控制食欲。那么,如何判断一个人在体重管理期间是否缺乏钙呢? 钙缺乏是一个长期逐渐累积的过程,短期内通常没有明显症状。疲劳、焦虑是钙缺乏可能出现的症状之一,但也可能由其他因素引起。钙缺乏的明确信号包括手脚麻木、抽筋和骨质疏松。儿童缺钙时可能出现夜惊、夜啼、烦躁、盗汗、厌食、方颅、佝偻病、骨骼发育不良、免疫力低下和易感染等症状。如果您或您的孩子出现这些症状,建议及时咨询医生或营养师,了解是否存在钙缺乏的可能性。

我们可以通过调查分析自己的饮食习惯和所摄入的食物种类,特别是那些富含钙的食物,来估算我们每天钙的摄入量。深绿色的蔬菜(如菠菜和小白菜)、乳制品(如牛奶、酸奶和奶酪)以及豆制品(如豆腐和豆浆)都是钙的良好来源。如果日常饮食中缺乏这些食物,可能会导致钙摄入不足的问题。

虽然测量骨质可以直接反映出一个人长期的钙营养状况,但它并不能灵敏地反映出近期的钙缺乏情况,因为骨质的变化具有一定的滞后性。

减肥期间,如果担心自身钙摄入不足或出现相关症状,建议咨询医生或营养师以获取专业评估和建议。他们能够根据个人的具体情况进行全面评估,并提供有针对性的解决方案。

综上所述,通过观察症状、膳食调查、钙摄入量评估和骨质的测量可以判断一个人在体重管理期间是否存在钙缺乏。在减肥期间,应该注意多吃深绿蔬菜、乳制品和豆制品,以保证钙的充足摄入。

(2)锌

锌是人体内不可或缺的微量元素。锌是人体内许多酶的组成部分或激活剂,这些酶参与体内的蛋白质合成、细胞生长和激素代谢等关键过程。锌不仅参与味觉素的合成,还在维持免疫功能、促进溃疡愈合、保护皮肤和骨骼健康等方面有着不可忽视的作用。此外,锌还影响胰岛素的合成和储存,进而调控糖代谢过程。

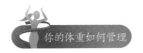

在减脂期,补充锌可以促进蛋白质的合成和肌肉的生长。同时,补充锌还能通过增加体内瘦素的合成、改变瘦素敏感性来降低下丘脑神经肽 Y 的分泌,进而减少食物的摄入量。瘦素(Leptin)是一种由脂肪组织分泌的激素,可以抑制食欲、增加能量消耗、抑制脂肪合成。

部分肥胖人群常常感到饥饿,这背后的原因可能与锌元素的缺乏有关。为了保证锌的充足摄入,我们可以通过食物和补充剂来摄取锌。对于没有慢性疾病的肥胖人群,关于锌补充剂的使用剂量和时间,目前尚无定论,需要进一步的实验和研究来确定。

《中国居民膳食营养素参考摄入量(2023 版)》推荐成年男性膳食锌的摄入量为 12 mg/d,女性为 8.5 mg/d,可耐受最高摄入量为 40 mg/d。保持锌的合理摄入量对于预防和改善肥胖具有重要意义。在日常饮食中,我们推荐通过多样化的饮食选择来确保锌的充足摄入。具体而言,建议摄入富含锌的食物,如贝壳类海产品(如牡蛎和扇贝)、牛肉、豆类以及谷物的胚芽等。

(3)铁

在减肥过程中,由于节食和减少畜禽肉的摄入,我们容易出现铁元素的缺乏。铁在人体中参与肉碱的合成,而肉碱是脂肪代谢的关键。人体合成肉碱需要维生素 C、铁、维生素 B_6 等作为反应中各种酶的辅助因素。铁缺乏可能影响肉碱的生物合成,从而影响脂肪代谢。研究发现,肥胖儿童中存在血清铁偏低的情况。铁缺乏不仅会影响血红蛋白的合成,导致新陈代谢速度下降,还会使人感到疲劳乏力,进而增加肥胖的风险。

《中国居民膳食营养素参考摄入量(2023 版)》推荐成年男性膳食铁的摄入量为 12 mg/d,18～49 岁女性为 18 mg/d,可耐受最高摄入量为 42 mg/d。在减脂期间,我们可以通过合理的饮食来获得充足的铁元素。猪血、鸭血、瘦牛肉、紫菜和黑木耳等食物都是铁元素的优质来源。然而,铁的吸收效率受到多种因素的影响,包括食物中的其他营养成分以及个人的吸收能力差异等。为了提高铁的吸收率,建议在我们的饮食中搭配富含维生素 C 的食物,如柑橘类水果、草莓和柠檬等。维生素 C 的摄入有助于促进铁的吸收,从而增强身体对铁的利用能力。

(4)硒

硒是谷胱甘肽过氧化物酶的组成成分,它在我们体内发挥着重要的抗氧化和免疫调节作用。您知道自由基吗?它们其实是人体代谢过程中的副产品,过多的自由基会导致氧化应激,从而损害我们的健康细胞。而硒作为一种出色的抗氧化剂,可以通过减少自由基的数量来减轻氧化应激。

甲状腺是人体组织中含硒量最高的腺体,因此,当机体缺乏硒元素时,可能会引发甲状腺激素的代谢紊乱。甲状腺激素在人体内发挥着诸多至关重要的作用,包括促进氧的消耗、加速脂肪的分解以及协助调节体温等。研究发现,适量补充富含硒的食物和维生素 B_6 可以显著降低高脂血症患者的血清总胆固醇和低密度脂蛋白胆固醇水平,从而有助于改善血脂代谢状况。

《中国居民膳食营养素参考摄入量(2023 版)》推荐成人膳食硒的摄入量为 $60\mu g/d$,可耐受最高摄入量为 $400\ \mu g/d$。在减脂期间,海产品(如牡蛎和海参)、蘑菇等是硒的良好食物来源。

(5)其他

除上述的四种常见矿物质容易缺乏外,高能量、高脂肪饮食习惯还容易导致镁、铬、钾的缺乏。

镁是细胞新陈代谢的必需营养素,也是许多酶的激活剂,对脂肪和蛋白质的代谢都有影响。如果身体缺乏镁,可能会出现肌肉震颤、手足抽搐等症状,特别是经常腹泻或长期服用利尿剂减肥的人群,更需要注意镁的摄入。富含镁的食物有绿叶蔬菜、荞麦、杏仁和葵花子等。

铬是葡萄糖耐量因子的重要组成成分,它在增强胰岛素功能、优化葡萄糖代谢方面发挥着不可或缺的作用。在葡萄糖代谢过程中,铬会帮助胰岛素打开细胞的大门,促进葡萄糖顺利进入细胞,从而有效改善胰岛素抵抗现象。当体内葡萄糖回到正常水平,血液中的胰岛素也会减少,机体对碳水化合物和糖的渴望会减退,体重也会减轻。铬的缺乏可能引发一系列健康问题,包括疲劳、血糖和胆固醇代谢异常,甚至可能导致动脉粥样硬化等严重

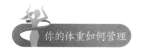

疾病。为了维持体内铬的平衡,建议摄入富含铬的食物,如海产品(牡蛎、海参等)、肉类、全谷类、豆类、坚果以及黑木耳、紫菜等。特别是啤酒酵母和动物肝脏,它们所含的铬具有较高的生物活性和良好的利用率,是补充铬的优质选择。

钾在蛋白质和糖原的合成中起着关键作用,同时也参与三磷酸腺苷(ATP)的生成,对维持细胞内渗透压和体液酸碱平衡也至关重要。钾的缺乏可能影响糖和蛋白质的代谢。根据中国营养学会的建议,成人每天的适宜钾摄入量为 2000 mg/d,而预防慢性非传染性疾病的建议摄入量为 3600 mg/d。豆类、新鲜蔬菜和水果是获得钾的最佳食物来源。

3.减脂期如何摄入足够的维生素及矿物质?

(1)主食优选全谷类和薯类

全谷类食物是指那些没有经过精细加工,仍保留了相对完整谷粒的胚乳、胚芽和麸皮,以及天然营养成分的谷物。它们包括:①直接采用全谷粒,经过必要的清理、除杂及脱壳等处理工艺制成的谷物产品,如糙米、青稞米、燕麦粒、玉米粒、高粱米、薏苡仁等;②采用粉碎、碾磨、压片等物理加工技术制成的谷物产品,这些产品保留了糊粉层、胚乳、胚芽等,如全麦粉、荞麦粉等;③经过发芽、烘烤等特殊工艺处理的全谷粒制品,例如发芽糙米。

全谷物食品是由谷物、水及其他配料共同制成的谷物制品,其中全谷物是除水之外的主要成分,且其在食品总质量(以干基计算)中所占比例应超过 51%。这样的规定确保了全谷物食品的主要成分是全谷物,从而为消费者提供更为健康、营养的选择。

全谷物是碳水化合物、膳食纤维和 B 族维生素的重要来源。这些营养素不仅有助于控制食欲和增强饱腹感,还能缓解便秘。增加全谷物摄入有助于维持正常体重,延缓体重增长,还可降低 2 型糖尿病、心血管疾病、结直肠癌等疾病的发生风险。

在减脂期,通常需要限制精白米面的摄入,而增加全谷类食物的食用,如燕麦、小米、高粱、糙米、荞麦等。同时,杂豆类(如绿豆、红豆、眉豆、芸豆、花豆、豌豆等)也是减肥期间的优质主食。这些全谷类食物和杂豆类可以占主食总量的 1/3。此外,薯类也是一种营养丰富的选择,它们含有丰富的维生素、矿物质和膳食纤维,而且相比米饭和馒头,其能量密度较低。因此,在减脂过程中,适当地用薯类食物替代部分主食,有助于减少热量的摄入。

对于忙碌的上班族来说,早餐应该既方便制作又营养丰富。蒸玉米、蒸红薯是不错的选择,它们简单易做且营养丰富。如果想要更丰富的口感,可以选择杂粮窝窝头,但请注意配料表中全麦粉、荞麦粉或玉米粉等成分应排在首位。另外,提前一晚用电饭煲预约煮一份杂粮粥也是个好办法,这样第二天早上就能享受到美味又健康的早餐了。(表 2 - 14)

表 2 - 14　全谷物的营养成分含量表

谷物	灰分 /(g/100 g)	膳食纤维 /(g/100 g)	维生素 B$_1$ /(mg/100 g)	钾 /(mg/100 g)
糙米	1.1～1.6	≥5.0	≥0.15	≥150
全麦粉	0.7～2.2	≥9.0	≥0.25	≥150
粟(小米)	0.6～1.2	≥1.5	≥0.20	≥110
黍(黄米)	0.8～2.4	≥2.5	≥0.15	≥100
玉米	0.5～1.3	≥3.0	≥0.10	≥140
青稞	1.3～1.9	≥8.5	≥0.20	≥300
大麦	1.5～2.0	≥10.0	≥0.25	≥300
荞麦	1.4～1.9	≥9.0	≥0.25	≥200
燕麦	1.5～2.1	≥6.5	≥0.20	≥300
高粱	0.5～0.7	≥1.5	≥0.20	≥100
薏苡仁	0.5～2.3	≥2.0	≥0.15	≥250
藜麦	1.5～2.3	≥10.0	≥0.25	≥550

(2) 新鲜蔬菜

新鲜蔬菜通常热量较低且富含膳食纤维,这些特点使它们能够有效地增强饱腹感,并为我们提供身体所需的多种维生素和矿物质等微量元素。

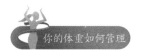

在减脂期间,为了确保维生素和矿物质的摄入,建议新鲜蔬菜每天至少应达到 500 g 的摄入量。优先选择新鲜应季的叶菜类蔬菜,如小油菜、菠菜、莜麦菜、甘蓝、茼蒿等。同时,瓜茄类蔬菜(如黄瓜、冬瓜、番茄、茄子等)也是不错的选择。根茎类蔬菜如土豆、南瓜和藕等,含有较多的淀粉,因此在食用这些蔬菜时,应适当减少主食的摄入量,以防止摄入过多热量,影响减脂效果。

(3)水果

绝大多数水果水分含量高,蛋白质和脂肪含量低,因此其热量主要来自糖分,如葡萄糖、果糖和蔗糖。但榴梿、牛油果和香蕉等所含热量较高,甚至超过土豆,与等质量的熟白米饭相近。这主要是因为这些水果除含有糖分外,还含有淀粉或脂肪。尽管如此,大多数水果的含糖量仍在 10% 以下,适量食用仍是健康的选择。

水果不仅口感鲜甜,还富含人体所需的各种矿物质,如钾、钠、钙、镁、磷、铁、锌及铜等。同时,水果也是维生素 C 和胡萝卜素的良好来源。以苹果为例,100 g 苹果的热量在 50～60 kcal 之间,与等量牛奶的热量相当,比馒头(100 g 约 236 kcal)和加糖烧饼(100 g 约 300 kcal)要低得多。因此,在减肥过程中,用水果替代高热量的食物如烧饼和甜点,是一个明智的选择。

水果提供了更为丰富的钾、镁、维生素 C、果胶和多种抗氧化物质。然而,即使是热量相对较低的水果,如果摄入过量,累积的热量也可能相当可观。因此,在减肥期间,控制水果的总量非常重要,平均每天控制在 200～350 g 为宜。一般来说,一份 200 g 的水果大约相当于 2 个猕猴桃,或 1 个中等大小的苹果或桃子,或 20 颗新鲜的葡萄,等等。如果喜欢吃甜食,又担心水果的糖分含量较高,可以选择葡萄、桑葚、桃子、草莓等水果。对于肥胖人群来说,如果担心摄入过多热量,可以选择用黄瓜、番茄等低热量的蔬菜来替代部分水果的摄入。

(4)奶豆类

奶豆类食物是钙和优质蛋白质等营养素的重要来源,对于维持身体健康至关重要。牛奶、酸奶等奶类产品以及豆腐、豆浆等豆类制品,都含有丰富的钙和磷元素,这些元素对于促进骨骼健康、保持免疫系统正常运转具有不可或缺的作用。

(5)膳食补充剂

在减肥过程中,膳食补充剂确实能发挥一定的作用。特别是当我们的食物摄入量受到限制,或者摄入了过多的膳食纤维,可能会导致某些营养素的缺乏。因此,建议每天补充一片复合维生素矿物质片,以确保身体能够摄取到所需的各种营养素。但需要注意的是,膳食补充剂并不能替代正常的饮食。在使用前,最好先咨询医生或营养师的建议,确保科学合理地补充营养素。(表 2 - 15)

表 2 - 15 减肥期各类食物选择举例

分类	优选食物	限量食物	不宜食物
谷薯类	蒸煮烹饪、粗细搭配的杂米饭、杂粮面等	精白米面类、粉丝、年糕等	高油烹饪及加工的谷薯类,如油条、炸薯条、方便面、干脆面、面制辣条等;添加糖、奶油、黄油的点心,如奶油蛋糕、黄油面包、奶油爆米花等
蔬菜类	叶菜类、瓜茄类、鲜豆类、花芽类、菌藻类等	部分高淀粉含量的蔬菜,如莲藕等	高油、盐、糖烹饪及加工的蔬菜,如炸藕夹、油焖茄子、油炸的果蔬脆等
水果类	绝大部分浆果类、核果类、瓜果类等水果,如柚子、蓝莓、草莓、苹果、樱桃等	含糖量比较高的水果,如冬枣、山楂、榴梿、香蕉、荔枝、甘蔗、龙眼、杧果等	各类高糖分的水果罐头、果脯等
畜禽类	畜类脂肪含量低的部位,如里脊、腱子肉等;禽类少脂部位,如胸脯肉、去皮腿肉等	畜类脂肪含量相对高的部位,如牛排、小排、肩部肉等;带皮禽类;较多油、盐、糖烹饪及加工的畜禽类	畜类脂肪含量高的部位,如肥肉、五花肉、蹄髈、牛腩等;富含油脂的内脏,如大肠、肥鹅肝等;高油、盐、糖烹饪及加工的畜禽类

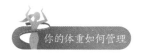
续表

分类	优选食物	限量食物	不宜食物
水产类	绝大部分清蒸或水煮水产类	较多油、盐、糖等烹饪的水产类,如煎带鱼、糖醋鱼等	蟹黄和(或)蟹膏等富含脂肪和胆固醇的水产部位;油炸、腌制的水产类及制品
豆类	大豆和杂豆制品,如豆腐、无糖豆浆等	添加少量糖和(或)油的豆制品等	油、盐、糖含量高的加工豆制品,如兰花豆、油炸豆腐、豆腐乳、豆制辣条
蛋乳类	蒸煮蛋类、脱脂及低脂乳制品,如脱脂牛奶、无糖酸奶	少油煎蛋、含少量添加糖的乳制品	含有大量添加糖的乳制品
坚果类	无油、盐、糖的原味坚果	添加少量油、盐、糖调味的坚果	添加大量油、盐、糖调味的坚果
饮品类	白水、淡茶水等	不加糖的鲜榨果汁	含糖饮料,如加入植脂末或糖的奶茶、果汁

七、多喝水能让你"躺瘦",关键是科学饮水!

水被誉为生命之源,是一种零热量的天然饮品。正确的饮水习惯不仅不会增加体重,反而有助于减肥。有观点认为"喝水都长胖",这可能与个人的基础代谢率有关,或者是因为不当的饮水方式造成的。

1.身体缺水的信号

人体中含量最高的组成成分是水,占人体体重的 $50\%\sim60\%$。在肌肉中,水的含量更是高达 75%。相对而言,脂肪组织则几乎不含水。水不仅是我们身体细胞和体液的组成部分,还参与身体物质代谢和化学反应。

在消化、吸收和排泄过程中,水起到了协助运输营养物质和排泄废物的重要作用。此外,水还存在于关节、胃肠道等部位,与体内的黏性分子结合后,形成了关节润滑液和消化液,起到了润滑、缓冲和保护器官、肌肉及组织的作用。人体的生命活动离不开水,如果体内水分减少了10%,将会导致生理功能严重紊乱。那么,当我们的身体缺水时,会发出哪些信号呢?

当我们的水分摄入不足或水分丢失过多时,身体就会处于脱水状态。虽然可以通过体重变化、血浆渗透压、尿液指标等多种方式来检测身体的水合状态,但最简单直接的方法还是观察自己的口渴感、排尿次数、尿液量和尿液颜色。这些都是判断身体是否缺水的重要信号。

①口渴:当机体下丘脑的渗透压感受器感受到内环境渗透压上升时,会将这个信息传递给大脑皮层,产生口渴的主观感觉。需要注意的是,出现口渴是身体明显缺水的信号。因此,应主动喝水,避免口渴现象。

②排尿次数和尿液量:健康的成年人每天排尿次数为4~8次,每天排尿为500~4000 ml,每次排尿量约为300 ml。排尿次数和排尿量的多少会受到饮水量的影响。当您发现排尿次数减少或者尿液量比平时少时,这可能意味着您摄入的水量不足,身体可能正处于缺水状态。

③尿液颜色:健康成年人的正常尿液颜色是清澈透明的淡黄色。当饮水不足时,人体会分泌抗利尿激素和醛固酮,改变肾脏对水的通透性,增加水分的重吸收,从而减少水分的排出。这个过程使得尿液被浓缩,尿液颜色也会随着缺水程度的增加而加深。我们可以使用尿液比色卡便捷地判断身体的水合状态。尿液比色卡将尿液颜色分成不同的等级,通过将自己的尿液颜色与尿液比色卡进行比对,可以判断尿液颜色所处的等级,进而判断水合状态。当水分摄入充足时,正常的尿液颜色为透明的黄色或淡黄色。当尿液颜色加深为黄色时,可能表示摄入水分较少,存在脱水风险;而较深黄色或深黄色的尿液则提示体内水分不足或缺水状态。

④症状:当你发现自己无缘无故地感到烦躁、焦虑或抑郁,或者经常出现疲倦、消化不良、便秘、头痛以及注意力难以集中等症状时,这些都可能是身体在向你发出缺水的信号。这些症状表明,你的身体可能正处于缺水状

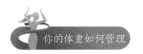

态,需要及时补充水分以维持正常的生理功能。

2.科学饮水的好处

在正常生理状态下,我们每天摄入和排出的水量是大致相等的,这就意味着体内的水分处于一种动态平衡状态。通常,我们每天摄入和排出的水量约为 2500ml。这些水来自哪里呢? 一部分来自我们直接饮用的水,另一部分则来自食物中的水分,还有一小部分是由我们的身体在代谢碳水化合物、蛋白质和脂肪时产生的内生水。具体来说,成年人一般每天通过饮水摄入约 1200 ml 的水,从食物中摄入约 1000 ml 的水,而身体内部代谢产生的水约为 300 ml。同样地,我们每天也会通过排便、排尿、呼吸和出汗等方式排出大约 2500 ml 的水分。

研究表明,保持体内充足的水分有助于减轻体重。在减脂期间,科学饮水有以下三大好处:

①足量饮水有助于减轻假性饥饿感:当身体缺水时,我们往往会感到乏力、能量不足,这种感觉有时与饥饿感相似,因此很多人可能会错误地将口渴当作饥饿。当你感到饥饿时,尝试先喝一杯水,让肠胃向大脑传递一个不需要立即进食的信号。这样做,你的饥饿感可能会减轻。

②饮水能加速新陈代谢:人体长期缺水可能会导致代谢功能异常,减缓新陈代谢,从而导致能量和脂肪的积累,出现肥胖。一项发表在美国《健康健身革命》杂志上的研究显示,早上饮用约 500 ml 的水可以提高新陈代谢速率约 24%。

③减少能量摄入。用白开水代替高热量的甜味饮料,可以有效降低从饮料中摄入热量的比例。

3.减脂期如何科学饮水?

一般来说,成年男性每天总水适宜摄入量为 3000 ml,其中从食物中获得的水为 1300 ml,饮用水的量为 1700 ml。成年女性每天总水适宜摄入量为 2700 ml,其中从食物中获得的水为 1200 ml,饮用水的量为 1500 ml。

此外,我们还可以根据自身体重来计算每日的饮水量,即 30～40 ml/kg。例如,体重为 70 kg 的人,每天的总水摄入量应在 2100～2800 ml 之间,包括饮用水和食物中获取的水。

我们日常所吃的食物也含有一定的水分,其含水量因食物种类而异。新鲜蔬菜的含水量为 65%～95%,大多数新鲜水果的含水量为 85%～90%。例如,新鲜黄瓜的含水量可以达到 95%,这意味着每 100 g 黄瓜中有 95 g 的水分。通常情况下,脂肪含量较高的食物相对含水量较低,例如坚果的含水量只有 20% 左右。每天需要喝多少水可根据平时饮食来计算。如果饮食均衡,摄入足够的蔬菜水果,每天从食物中获得足够的水分,再加上饮用水,就可以满足身体的需求。当然,除了饮食外,生活环境、生活方式和身体活动水平也会影响水的需求量。因此,在减肥期间,我们应该密切关注自己的身体需求,喝够水、喝好水。

想要通过喝水来帮助减肥,有几个关键点需要注意:

①饭前半小时喝水:这样做可以让你在餐前感到"水饱",有助于控制食欲。英国伯明翰大学的一项研究表明,每餐饭前喝 500ml 水,一天可以减少 255 kcal 的热量摄入,几乎相当于慢跑一小时所消耗的热量。如果你能够坚持这个习惯三个月,相比那些饭前不喝水的人,你可以多减去 1～1.5 kg 的体重。

②水温以 10～30℃为宜:喝太凉的水可能会刺激胃肠黏膜,导致毛细血管收缩,引起胃肠不适,甚至腹泻。而过热的水可能会破坏食管黏膜,增加食管癌的发生风险。因此,水的温度既不能太高也不能太低,以 10～30℃为宜。

③注意每天的饮水量:根据《中国居民膳食指南(2022)》的推荐,成人每天的推荐饮水量为 1500～1700 ml。为了控制体重,可以参考中国台湾肥胖医学会提出的"53535"饮水法(表 2-16)。这种喝水方法有助于抑制饥饿感,促进新陈代谢,提高饱腹感,从而有助于控制体重。

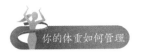

表 2 - 16　"53535"饮水法

时间	饮水量
早餐前	500 ml
早午餐之间	300 ml
午餐前	500 ml
午晚餐之间	300 ml
晚餐前	500 ml

　　④饮水选择白开水为宜：虽然一些饮料声称可以补充水分，并标榜为无糖饮料，但在减脂期间仍需谨慎选择，最好选择白开水。市售的饮料通常含有其他添加成分，需要通过查看配料表和食物成分表来判断这些添加成分是否适合在减肥期间饮用。如果饮料配料表的前三位中有添加糖，那么这款饮料不适合减脂期饮用。

　　虽然代糖不含热量，但长期食用会增加对甜味的耐受度，从而影响身体和大脑的反馈机制，存在一定的健康风险。据估计，如果每天以白开水代替含糖饮料，平均可以减少约 200 kcal 的热量摄入。除了白开水，苏打水、淡茶水和黑咖啡也是推荐的饮品。

　　此外，运动时会消耗大量水分，尤其是儿童，他们的水需求量通常高于成年人。因此，不仅在运动前应该喝水，运动过程中每隔半小时也应该适量补水。补水的原则是少量多次，并适量补充无机盐，以维持身体的水平衡和电解质平衡。

八、肠道菌群与体重管理

　　肠道微生态系统是人体最大的微生态系统。想象一下，成年人的肠道内含有 1～2 kg 的微生物，它们的细胞数量几乎是人体细胞数量的 10 倍，编码的基因数量至少是人体基因数量的 100 倍。肠道内的微生物与人体相互作用，维持机体的代谢和能量平衡。肥胖是能量代谢失衡的结果，而肠道微生物在调节能量代谢和脂肪代谢中扮演着重要的角色。肠道微生物主要附着在肠黏膜表面，参与食物的消化、能量的获取以及肠道细胞的稳态调节。

有趣的是，这些肠道微生物还具有一种特殊的能力，那就是将难以消化的碳水化合物发酵成短链脂肪酸。这些短链脂肪酸具有调节糖代谢、保护肠道屏障和减轻炎症反应等重要功能。

研究发现，与正常体重的人群相比，肥胖人群的肠道微生物群的基因数量和丰富度通常较低，主要表现为产气荚膜梭菌和拟杆菌门细菌的数量显著减少，而厚壁菌门细菌的数量增加。这些菌群的变化导致短链脂肪酸的产生减少，进而降低肠道屏障的完整性，增加氧化应激。与正常体重人群相比，肥胖人群的肠道中产气荚膜梭菌和拟杆菌属的含量也呈减少的趋势。此外，大肠埃希氏菌、乳杆菌属和双歧杆菌属的含量没有显著差异，但有减少的趋势。

肠道微生物能通过发酵产生一些特殊的生物活性化合物。这些化合物可以对肠道黏膜产生多种反应，并影响肝脏和脂肪组织中的细胞代谢。通过这种方式，肠道微生物能够调节我们体内的脂肪和葡萄糖的代谢。不仅如此，肠道菌群还承担着调节肠道屏障和内分泌功能的重要任务，这对营养物质的吸收和转运也有着深远的影响。

因此，调节肠道菌群是改善和管理体重的有效策略之一。在日常生活中，我们可以通过多种方式来调节肠道菌群，包括饮食、运动、补充益生菌以及改变生活方式等。例如，通过摄入高纤维、低脂肪、低热量的饮食，或补充益生元或益生菌，可以帮助我们维持肠道菌群的平衡状态。这样不仅有助于解决肥胖问题，还能预防代谢疾病的发生。

1. 益生菌

益生菌是一种活性的、有益肠道健康的微生物，常常被添加到我们的食

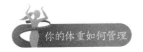
物中或作为膳食补充剂被人们广泛使用。当摄入充足数量的益生菌时,可以对人体产生健康益处。益生菌主要在我们的肠道中工作,不仅影响肠道本身,还能影响身体的其他器官,比如肝脏和大脑。在体重管理领域,乳杆菌和双歧杆菌等益生菌被广泛应用。

乳杆菌主要生活在人体的小肠中,它们通过代谢产生乳酸,有助于抑制有害细菌的繁殖,并且能促进肠道的蠕动。此外,乳杆菌还能通过抑制脂肪的合成与吸收,以及促进胆固醇排出等方式,帮助我们降低血脂,从而达到减轻体重的目的。

双歧杆菌则主要生活在大肠中,它们通过加强肠道的屏障功能发挥有益作用。高脂肪的饮食会减少双歧杆菌的数量,同时促进革兰阴性微生物的定殖,导致肠道内脂多糖积聚,从而引发代谢性内毒素血症,这是肥胖人群常常面临的问题。双歧杆菌通过减少肠道中内毒素的形成和增加紧密连接蛋白的表达来改善肠道屏障功能,在肥胖管理方面发挥作用。目前市售的减肥双歧杆菌包括乳双歧杆菌 B420 和短双歧杆菌 B-3 等。

2.益生元

益生元是指能够选择性地促进人体(宿主)肠道内原有的一种或几种有益菌生长繁殖且不被人体消化的物质。益生元通过促进有益菌的繁殖来抑制有害细菌的生长,从而调整肠道菌群平衡,维护肠道健康。

益生元主要来源于食物的种子、豆类、谷类、菊苣、龙舌兰、洋葱、大蒜等。具体来说,益生元主要包括低聚果糖、低聚半乳糖、菊粉、抗性淀粉、纤维素、树胶和果胶等。益生元对体重的调节作用主要通过降低能量摄入来实现。益生元能增加我们的饱腹感,调节胃肠激素的分泌,还能帮助我们调节血糖和血脂的代谢。

同时,大多数益生元,比如我们常见的低聚果糖和菊粉,都能被双歧杆菌等益生菌所利用。这些益生元就像益生菌的"食物",帮助它们增殖,从而改善我们的肠道菌群结构。这样一来,它们就能发挥调节能量代谢平衡、抑制致病菌繁殖、降低体内炎症、调节脂肪代谢以及抑制脂肪堆积等多重作用,有效地帮助我们管理体重。举个例子,像菊粉和β-葡聚糖这样的益生元,它们还能通过调节肠道微生物来改善人体的血糖耐受性,并让我们感觉更饱,从而减少食物的摄入。

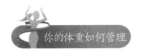

第二章
每天不重样，15 分钟就能做出营养美味体控餐

在了解了减肥期间应该如何挑选食物后，您可能还会关心如何烹饪这些食物，让它们既美味又健康。这一章将为您推荐一些选购食材的小技巧，让您轻松掌握烹饪的诀窍，不再为减肥而感到困惑。

一、人人都能学会的体控饮食指南

《中国居民膳食指南（2022）》为我们实现平衡膳食，维持健康体重，提供了食物选择和搭配的建议。而中国居民平衡膳食餐盘根据平衡膳食原则，更加直观地描述了一个人一餐中膳食的食物组成和大致比例，目的是实现每一餐的平衡。餐盘适用于 2 岁以上人群，是一餐中食物的基本构成。餐盘主要由四部分组成：谷薯类、动物性食物、大豆及制品（这些都是蛋白质的优质来源），以及蔬菜和水果。特别值得一提的是，牛奶也是这个餐盘中不可或缺的一部分，它为我们提供了很多必要的营养。《中国居民膳食指南》为 2 岁以上人群提供了日常食物选择、食物类别和平衡膳食模式的建议，以帮助维持健康体重。一般人群应遵循以下 8 条指导准则：

1. 准则一：食物多样，合理搭配

食物多样性是指我们在一日三餐中摄入的食物种类要全面且多样，这是实现平衡膳食的基础。我们的日常饮食应包括谷薯类、蔬菜水果、畜禽鱼蛋奶、大豆及坚果等。每天尽量吃 12 种不同的食物，每周则要达到 25 种以上，这里所说的食物种类不包括烹调油和调味品。这样可以确保我们获得

全面而均衡的营养。

举个例子,我们可以尝试做一个全麦三明治,里面夹生菜、鸡蛋和西红柿。这样既可以增加食物的多样性,又能为我们提供更多的膳食纤维和各种营养素。再比如,我们可以尝试制作杂粮水饺。通过选用不同种类的杂粮制作饺子皮,并尝试搭配各种馅料组合,我们可以在一餐中摄入更多种类的食物,从而满足身体对各种营养的需求。总体来说,遵循这些指导原则,我们可以更好地管理自己的体重,同时保持身体的健康和活力。(表 2-17)

表 2-17　建议摄入的主要食物种类　　　　　单位:种

食物类别	平均每天摄入的种类数	每周至少摄入的种类数
谷类、薯类、杂豆类	3	5
蔬菜、水果	4	10
畜、禽、鱼、蛋	3	5
奶、大豆、坚果	2	5
合计	12	25

2.准则二: 吃动平衡, 健康体重

无论我们处于哪个年龄段,都应该积极参与身体活动,以维持健康的体重。以下是关于身体活动的建议:

坚持每周至少进行 5 天中等强度的身体活动,累计时间达到 150 分钟。中等强度的活动包括快步走、跑步、游泳、骑自行车等,这些活动能有效提升我们的心肺功能,增强身体素质。

每天尽量达到 6000 步的主动身体活动。这可以通过日常生活中的步行、上下楼梯等方式来实现。

对于超重或肥胖的成年人,运动原则是以中低强度有氧运动为主,以抗阻运动为辅。每周进行 150~300 分钟中等强度的有氧运动,每周 5~7 天,至少隔天运动 1 次;抗阻运动每周 2~3 天,隔天 1 次,每次 10~20 分钟。

鼓励适度进行高强度有氧运动,并加强抗阻力训练。每周进行 2~3 天的训练,可以提高肌肉力量,增强身体耐力。

我们要注意减少久坐时间,每隔 1 小时就起来活动一下身体。这样可以避免长时间保持同一姿势,减少因久坐而带来的健康风险。

3. 准则三:多吃蔬果、奶类、全谷类、大豆

蔬菜水果、全谷物和奶制品在维持健康体重的饮食中占据重要地位。

首先,全谷物是健康饮食的重要部分。建议肥胖人群减少精米白面的摄入,每天摄入全谷物和杂豆 50~150 g,如营养素密度较高的黑米、燕麦等。薯类含有丰富的淀粉、膳食纤维,并含有维生素和矿物质,建议肥胖人群每天摄入薯类 50~100 g。

减肥人群应增加每天新鲜蔬菜的摄入量,建议每天至少摄入 300~500 g(以生重计)的新鲜蔬菜,甚至更多,其中深色蔬菜应占 1/2 以上。深色蔬菜包括绿、红、黄、橙、紫等非浅白色蔬菜,如深绿色的菠菜、橘红色的胡萝卜、紫红色的紫甘蓝等。它们富含 β-胡萝卜素,是膳食维生素 A 的主要来源。在选择蔬菜时,应注重新鲜应季,并尽量多选择不同种类的蔬菜,每天至少达到 3~5 种,以满足身体对各种营养素的需求。在我们每餐的食物中,应保证蔬菜的重量大约占一半,以满足量的需求。如果在食堂就餐,每顿饭的蔬菜应占整体膳食餐盘的 1/2。

水果也是日常饮食中不可或缺的一部分。一般人群建议每天摄入 200~350 g 的新鲜水果,以保证身体获得足够的维生素和矿物质。果汁不能代替鲜果,因此应尽量选择新鲜应季的水果,一般一个三口之家,一周可采购 5.5~7.5 kg 的水果。对于减脂人群,建议每天食用水果 200 g 左右,并减少高糖分水果的摄入,如榴梿、香蕉、荔枝、鲜枣等。

根据《成人肥胖食养指南》的建议,减重期间每天应喝 300~500 ml 的低脂或脱脂牛奶。有乳糖不耐受的肥胖人群可以选择没有添加糖的低脂酸奶或无乳糖产品。如果奶制品摄入不足,注意增加优质蛋白质和钙的摄入。

实际上，每天摄入 300 ml 的液态奶并不是一件难事。比如说，早餐时您可以喝一瓶 250 ml 的脱脂牛奶，然后在午餐和晚餐之间，再加餐一杯约 120 ml 的无糖酸奶，这样就能轻松满足日常身体对奶类的需求。对于儿童来说，早餐时可以食用 2～3 片奶酪，在课间再喝一瓶牛奶或酸奶。

豆类及制品是优质蛋白质、矿物质和维生素的良好来源。在减重期间，我们推荐选择豆腐、不加糖的豆浆和豆腐脑等豆制品。每天建议摄入大豆 15～25 g 或等量的豆制品，同时要避免选择油炸类以及含盐量较高的豆制品。以豆腐为例，一块约 300 g 的豆腐，足够一个三口之家享用。

4. 准则四：适量吃鱼、禽、蛋和瘦肉

鱼、禽、蛋和瘦肉属于动物性食物，富含优质蛋白质、脂类、脂溶性维生素、B 族维生素和矿物质等。这类食物蛋白质的含量普遍比较高，其氨基酸组成更适合人体需要，利用率高。然而，需要注意的是，部分动物性食物中含有较多的饱和脂肪酸和胆固醇，过量摄入可能增加肥胖和心血管疾病的发生风险。

减重期间适合选择高蛋白、低脂肪的肉类和水产品。例如，鱼虾贝类等水产品脂肪含量较低，同时富含多不饱和脂肪酸，有助于预防高脂血症和脑卒中。建议肥胖人群每周至少食用 2 次水产品，总量为 280～525 g，相当于每天 40～75 g。

畜禽肉方面，如猪、牛、羊、鸡等，建议每周不超过 500g，大约每天不超过 70g。猪、牛、羊肉等畜肉应选择纯瘦肉。在减肥期间，不建议完全避免红肉，以防止贫血的发生。鸡蛋营养丰富，建议保留蛋黄，每周食用不超过 7 个鸡蛋。

为了保持营养的均衡和多样性，每天最好摄入不少于 3 种动物性食物，并将这些食物分散在每天的餐食中，避免集中食用。最好每餐都有动物性食物，这样能更好地实现蛋白质的互补作用。在选择肉类时，鱼和畜禽肉、蛋类可以在一周内互换，但不建议完全用猪肉来替代其他肉类，因为不同的

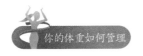

肉类提供的营养成分和营养价值有所不同。

5.准则五：少盐少油，控糖限酒

(1)培养少油少盐的饮食习惯

减脂期间培养清淡的饮食习惯至关重要。我们应该尽量避免高盐和油炸食品的摄入。成年人每天的食盐摄入量不应超过 5 g，烹调油的摄入量应控制在 25～30 g。儿童、青少年、孕妇、哺乳期的女性，以及那些患有慢性疾病的朋友，应避免饮酒。成年人如果选择饮酒，每天摄入的酒精量不应超过 15 g。每克酒精能产生大约 7 kcal 的能量，这比同质量的碳水化合物和蛋白质所产生的能量要高得多。除提供能量之外，酒精几乎不包含其他对人体有益的营养成分。所以，在减重的过程中，我们应该尽量避免饮酒。（表 2 - 18）

表 2 - 18　不同人群食盐、烹调油、添加糖的摄入量和酒精的控制摄入量

单位：g/d

项目	幼儿		儿童			成人	
	2 岁～	4 岁～	7 岁～	11 岁～	14 岁～	18 岁～	65 岁～
食盐	<2	<3	<4	<5	<5	<5	<5
烹调油	15～20	20～25	20～25	25～30		25～30 （轻身体活动水平）	
添加糖	—		<50，最好<25，不喝或少喝含糖饮料				
酒精	0					如饮酒，不超过 15 g	

市面上的限盐勺、度量勺等工具，能帮我们控制烹饪时的用盐量，避免因"手抖"而出现加盐过多的情况。同时，鸡精、味精和蚝油等调味品也含有较多的盐，使用时需要留意。例如，10 ml 酱油含盐 1.6～1.7 g，10 g 豆瓣酱含盐 1.5 g，一袋 15 g 的榨菜约含盐 1.6 g。如果烹饪中已经使用了酱油、豆瓣酱等调味品，可以适当减少或不再另外加盐。

钠是预包装食品营养标签中强制标示的项目,我们应该尽量避免购买钠含量≥800 mg/100 g的高盐食品,尤其是各种零食和膨化食品。减少钠的摄入有助于心血管健康。烹饪时,可以用少许醋调味,或选择花椒、辣椒、葱、姜、蒜等天然调味品。

体重管理期间,需要根据自己的需求选择不同的油脂。如饱和脂肪酸含量高的动物油更适合营养不良、消瘦人群,但饱和脂肪酸的摄入应控制在总能量摄入的10%以内。椰子油、牛油和猪油等食用油耐热性好,适合煎炸食品,使食物有酥脆的口感,但不宜过多。

肥胖人群往往伴随着慢性炎症,这会影响机体的免疫功能。n-3多不饱和脂肪酸在改善炎症和平衡免疫反应中起到了重要作用,主要来源有亚麻籽油、深海鱼类等。大豆油、玉米油、葵花子油等油脂富含n-6多不饱和脂肪酸,不耐高温,经过煎炸或反复受热后易氧化聚合,适合炖、煮、炒类菜肴。

茶籽油和橄榄油富含单不饱和脂肪酸,不适合高温煎炸,容易产生有害物质。橄榄油分为精炼橄榄油和初榨橄榄油两类。精炼橄榄油加工后,性质更稳定,适合炒菜;而初榨橄榄油保留了不耐高温的抗氧化物质,适合凉拌或沙拉调味。

减少用油量的烹饪方法有很多,如蒸、煮、炖、焖、拌等。比如煎鸡蛋时,在不粘锅中加两三滴油,然后放鸡蛋,立即加入少量的水并盖上锅盖,能减少用油量。我们也可以用刻度瓶储存食用油,这样可以更好地控制油的使用量。同时,购买食用油时注意种类多样化,经常更换不同种类的食用油,这样可以提供更多种类的脂肪酸,从而保证膳食均衡和营养全面。

(2)控制添加糖的摄入量,不喝或少喝含糖饮料

在体重管理的过程中,我们建议大家尽量少吃或不吃含有添加糖的食品。添加糖的种类很多,包括蔗糖、果糖、葡萄糖、果葡糖浆和玉米糖浆等。而我们在日常生活中常听说的白砂糖、绵白糖、冰糖和红糖,其实都属于蔗糖的范畴。

为了维持健康的体重,一般人群每天摄入的添加糖应控制在50 g以内,

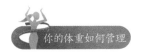

最好在 25 g 以内。添加糖主要来源于蛋糕、饼干、甜品、含糖饮料、糖果等食物。值得注意的是,许多含糖饮料中的糖含量都在 8%～11%,甚至有些高达 13%。比如,现在市面上流行的现制奶茶,其糖含量就在 15%～25%。由于含糖饮料的饮用量通常较大,因此很容易就会摄入过多的糖,从而增加超重和肥胖的风险。

对于已经超重或肥胖的人群来说,应该尽量避免喝含糖饮料,不吃含添加糖的糕点和甜品,更不能用饮料替代日常饮水。在购买食品时,要学会查看食品标签中的营养成分表,选择碳水化合物或糖含量较低的饮料。同时,也要留意酸奶、果脯以及糖醋菜肴(如糖醋排骨、糖醋鱼)中的隐性糖含量。

人类对甜味的喜爱似乎是与生俱来的,这种对甜味的追求可能源于我们的基因。近年来,越来越多的人开始意识到限糖和控糖的重要性。然而,面对甜味的诱惑,控糖往往变得困难且难以坚持。因此,很多人选择使用代糖来满足对甜味的需求。代糖并不是真正的糖,它是一种能够与舌头上的甜味受体发生化学反应的甜味物质,当甜味受体与代糖发生反应后,会向大脑发送信号,使我们感受到甜味。

代糖的种类繁多,一般可分为天然甜味剂和人工合成甜味剂两大类。人工合成甜味剂包括糖精、甜蜜素、安赛蜜、阿斯巴甜、三氯蔗糖、纽甜和爱德万甜等。这些人工合成甜味剂的甜度很高,感官性质与蔗糖相似,但除甜味外,还可能带有苦味和金属味。由于价格低廉、性价比高,市场上大多数代糖食品都是以人工合成甜味剂为主要成分制造的。天然甜味剂则可分为营养型甜味剂和非营养型甜味剂两类。营养型甜味剂包括木糖醇等糖醇类、D-阿洛酮糖、枫糖和龙舌兰等;非营养型甜味剂主要包括甜菊糖苷、罗汉果甜苷和甜味蛋白等。

虽然代糖本身不产生能量,但长期过多摄入代糖可能对人体产生一些不利的影响。首先,代糖可能导致肠道菌群紊乱,从而诱发腹泻或糖不耐受症。肠道菌群对我们的消化、吸收以及机体的代谢、大脑的健康都至关重要。扰乱肠道菌群平衡可能是人工甜味剂增加糖尿病风险的一个重要原因。

　　其次，经常食用代糖会干扰激素分泌，使我们对甜味的感觉变得迟钝。这也会导致大脑摄食中枢的兴奋性增加，从而增加食欲和对其他糖分摄入的需求，最终可能导致肥胖及其相关慢性疾病的发生。

　　代糖虽然不能带给我们绝对的健康，但也无须谈"代糖"色变。对代糖，我们要有科学理性的态度，适度食用。例如，糖尿病患者可以选择一些天然的非营养性代糖，如甜菊糖苷和罗汉果苷等，这些代糖相对较为安全。天然型代糖是从植物或微生物中提取的甜味成分，安全性更高，糖尿病患者也可以适量食用。

　　从管理体重的角度来说，比起远离添加糖、远离代糖，有时我们可能要更加关注"远离甜味"了。目前，人类获得甜味的主要方式除了食物本身，就是添加糖与人工甜味剂。然而，这两者都对健康有一定的负面影响。因此，我们应该更多地尝试去品味食物本身的风味，逐渐远离那些人造的"甜味"。通过循序渐进地降低大脑对甜味的依赖性，让我们的口味逐渐变淡，这才是长久之计。

　　总之，在体重管理期间，我们应该减少糖的摄入，限制使用人工甜味剂，并尽量避免饮用含有人工甜味剂的饮料。经过一段时间后，我们的味觉对甜度的敏感性将重新被唤醒，这样我们就能在享受食物本身的甘甜和美味的同时，获得健康的回报。

6.准则六：规律进餐，足量饮水

　　在体重管理的过程中，一日三餐的安排尤为重要。我们应该做到定时定量、规律进餐，确保不漏餐，并坚持每天吃早餐。这样做可以避免因为过度饥饿导致饱食中枢反应迟缓，进而引发进食过量的情况。晚餐的时间建议安排在17:00～19:00。晚餐后，你可以饮水，但最好避免再进食其他食物。当然，如果你饮水后仍然感到饥饿难耐，或者存在低血糖的风险，可以适当选择吃一些低能量、高膳食纤维的食物来缓解饥饿感。

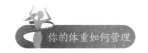

7. 准则七: 会烹会选, 会看标签

制订健康的膳食计划对于减肥至关重要。为此,我们需要学会阅读食品标签,明智地选择包装食品。同时,学习烹饪并传承传统饮食文化,能让我们更好地享受天然食物的美味。在外就餐时,我们同样需要保持适量与平衡的原则,以维持健康的饮食习惯。

(1)掌握烹饪技巧,享受营养与美味的双重盛宴

烹饪不仅仅是让食物变得美味,更重要的是在保证食物美味的同时,使其营养价值最大化。不同的食物用不同的烹饪方式,错误的烹饪方法可能会损害食物中的营养素,即使口感不错。

①精心挑选食材与合理储存:购买食材时,新鲜、无污染是首要考虑的因素。避免一次性购买大量食材,尤其是新鲜蔬菜和水果,因为它们保质期短,储存不当可能导致营养素流失,甚至产生有害物质。例如,可以按一周的食谱采购主食,如燕麦米、黑米、大米按 1∶1∶1 的比例混合,分成一份 50 g 的量,每次蒸煮时取出一份。新鲜的玉米、红薯煮熟或蒸熟后冷冻,每餐取 1 个,既方便又营养。

绿叶蔬菜不仅能量密度低,富含各种微量元素,而且饱腹感强,是减脂期间的首选。如羽衣甘蓝、菠菜、油菜、韭菜、茼蒿、莜麦菜、小白菜、西蓝花等。采摘后的蔬菜,为了维持生命活动,会消耗自身储备的营养,导致维生素 C 等营养素流失。因此,绿叶蔬菜即便是在冰箱里保存,最好在 3 天之内吃完;番茄、青椒、茄子、黄瓜之类的蔬菜可以冷藏储存 4～5 天;胡萝卜、洋葱、萝卜等则可存放更长时间。建议减肥期间至少每 3 天购买一次蔬菜,如果条件允许,可以每天按需按量采购。

②掌握合理烹饪技巧,营养美味两不误:日常生活中,我们常用的烹调方法有蒸、煮、炖、煎、炒、烤、炸等。其中,蒸、煮和微波加热是更为推荐的烹饪方式。适当的蒸煮可以促使蛋白质更易消化、纤维软化,从而提升菜品的口感。特别是蒸,这种隔水加热的方式更有利于食物中营养素的保留。

值得注意的是,蔬菜富含维生素 C,但这种水溶性维生素对热敏感。煮菜时,维生素 C 的损失率在 15.3%～19%;若是将青菜切断后用油炒 5～10 分钟,损失率更是高达 36%。因此,对于蔬菜,建议采用急火快炒的方式,这样可以将维生素 C 的损失率控制在 10%～30%。此外,蔬菜的切配方式也会影响维生素的保留程度。例如,炒白菜时切成段状炒比切成丝状炒能保留更多的维生素 C。

在烹饪肉制品时,我们应将烹饪温度控制在 100℃左右,并确保食物中心温度达到 75℃,这样既能杀灭细菌,又能最大化地保留食物的营养。对于鱼肉来说,建议使用清蒸的方式进行烹饪。相比炖、烤、糖醋、水煮等需要长时间加热的烹饪方式,清蒸的加热时间较短,且油、盐、糖的使用量都相对较少,更能保留鱼肉的原汁原味和营养成分。

总之,在烹饪方式上,我们推荐使用煮、蒸、炖、焯、拌等低温烹调方法来减少用油量,同时应避免使用油炸、油煎等高温烹调方式。热拌或凉拌是将可生食或焯熟的蔬菜与醋、不饱和油脂等调味品混合拌匀后食用的方式。例如凉拌三丝(胡萝卜丝、青笋丝、黑木耳丝)就是一道营养丰富的凉拌菜。由于胡萝卜富含脂溶性维生素 A,因此,在凉拌时可以加入亚麻籽油或橄榄油来增加维生素 A 的吸收率并保持食物脆爽的口感。

(2)外卖点餐小窍门,帮你轻松管理体重

在控制体重的过程中,学会点外卖也能吃得健康又营养。

①选择低热量的菜品:尽量选择凉拌、清蒸、白灼、煮或炖的菜品,它们通常比油炸或炒制的更健康。另外,多点蔬菜、鱼类和瘦肉,尽量避免高糖、高脂肪的食物。

②控制食物的量:小份或半份的菜品是更好的选择,这样能减少热量的摄入。如果外卖食物的分量较大,不妨将部分食物保存下来,避免一次性摄入过多。

③搭配要均衡:一份好的外卖应该包含蛋白质类食物、蔬菜和碳水化合物。比如,选一份有鱼肉、蔬菜和杂粮饭的套餐,营养就更全面了。

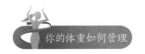

④注意调味品和添加剂：外卖食物中常常含有较多的添加剂和调味品，尽量选择那些少调料、无添加剂的菜品。可以在下单时，备注少盐、少油或少糖。

⑤控制主食摄入：米饭、面条等主食含有较多碳水化合物，需要减少这类食物的分量，同时优先选择杂粮饭、玉米等主食。

⑥饮料选择要谨慎：避免添加糖和咖啡因含量高的饮料，白开水、茶或无糖饮料是更好的选择。

总之，在体重管理期间点外卖时，要选择健康、营养均衡的菜品，控制食物的分量和添加剂的摄入，以保持健康的饮食习惯。

8.准则八：公筷分餐，杜绝浪费

选择新鲜且卫生的食材，避免食用野生动物。在烹饪过程中，务必确保生熟食材分开处理，以防止交叉污染。当需要二次加热熟食时，应确保食物热透，避免潜在细菌导致的食品安全问题。倡导分餐制并使用公筷，这不仅是卫生的体现，也是尊重他人、减少疾病传播风险的重要方式。珍惜食物，按需准备餐食，提倡分餐制以减少浪费。合理规划食物的数量，避免过量制作，从而减少食物浪费。

总之，遵循《中国居民膳食指南（2022）》的八条准则，普通人也能轻松保持健康。这八条准则涵盖了饮食的各个方面，从选择食物的多样性到保持适量的运动，都为我们提供了科学的指导。只要我们坚持实践这些准则，就能保持健康的体重，享受美好的生活。

二、读懂食品标签，避免包装食品的坑

在体重管理的过程中，如何挑选到适合、安全且满足营养需求的包装食品呢？这时，读懂食品标签就显得尤为关键。预包装食品，即那些预先包装好的定量食品，如超市中的牛奶、饮料、饼干、坚果等，它们的身份信息都隐藏在食品标签中。

　　根据我国《食品安全国家标准 预包装食品标签通则》(GB 7718－2011)中的定义，食品标签是指"食品包装上的文字、图形、符号及一切说明物"。

　　食品标签就像食品的"身份证"，包含了食品的重要信息。这些内容涵盖了食品名称、配料、净含量、适用人群、食用方法、生产日期、保质期、营养成分表及相关营养信息、贮存条件、生产者和(或)经销者的名称、地址和联系方式、食品生产许可证编号、产品标准代号以及其他需要标示的内容。

　　营养标签是食品标签的一部分，它向消费者提供了食品的营养信息和特性的说明。营养标签通常包括营养成分表、营养声称和营养成分功能声称。营养成分表列出了食品中的营养成分名称、含量以及占营养素参考值(NRV)的百分比。营养素参考值是用于比较食品营养成分含量的参考值。

　　因此，购买食物时，营养标签是科学选择食物的好帮手。通过查看营养成分表，我们可以了解食品中各类营养素的含量，从而选择适合自己的食品。

1.如何根据食品标签选购食物呢？

　　(1)看食品名称和配料表

　　食品名称是清晰地标示并反映食品真实属性的专用名称，比如乳制品中的巴氏杀菌乳、超高温灭菌乳、风味酸乳等。通过产品的名称，我们可以辨别不同类型的食品。比如常温的某品牌250 ml一盒的纯牛奶，一般为超高温灭菌乳；而酸酸乳是一种乳饮料，是以乳或乳制品为原料，加入水及适量辅料如白砂糖或者甜味剂等，经配制或发酵而成的饮料制品，其标签上产品名称有"饮料、饮品"或类似字样，所以不是纯牛奶。

　　配料表是了解食品的主要原料、鉴别食品组成的最重要途径。通过配料表，我们可以了解这个食品是由哪些原料制成的，我们食用的是什么物质。各种配料按生产或加工食品时加入量递减的原则，一一列出食品原料、辅料、食品添加剂等，加入量不超过2%的配料可以不按递减顺序排列。换句话说，食品配料表中的成分排列顺序代表了它们的含量高低。排在越前面，配料的含量通常越高。

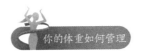

通过营养标签,我们可以更好地了解食品的成分和特性。这样能帮助我们选择合适的食品满足体重管理期间的营养需求,并避免对特定成分过敏的风险。体重管理期间,选择配料越少、越简单的食品越好。在挑选食品时,应倾向选择天然健康的食材和制作工艺。除去食品原料和少量辅料,配料表中剩下的多数是食品添加剂。尽管规范使用食品添加剂,并不会给人体健康带来危害,但长期大量摄入食品添加剂会增加身体的代谢负担。

此外,我们还需要避免选购含有添加糖(如白砂糖、果葡糖浆、麦芽糖浆)的食品,也应尽量少买含有部分氢化植物油、起酥油、奶精、植脂末、人造奶油等成分的包装食品。它们可能给身体带来不必要的负担。

(2)看营养成分表

营养成分表是营养标签的核心部分,是一个包含有食品营养成分名称、含量和占营养素参考值(NRV)百分比的规范性表格。它采用三列表格的形式,清晰展示了每100 g(或每100ml)食品中提供的能量、蛋白质、脂肪、碳水化合物、钠及钙等营养成分的含量值及其占营养素参考值的百分比。

根据规定,所有预包装食品营养标签都必须强制标示能量和四种核心营养素的含量及其占营养素参考值的百分比,这就是我们常说的"1＋4"原则。这里的"1"指的是能量,"4"则是指蛋白质、脂肪、碳水化合物和钠这四种核心营养素。蛋白质、脂肪和碳水化合物是维持人体正常生理功能所必需的重要营养素。如果摄入不足,可能会导致营养不良;而摄入过量则可能增加肥胖和各种慢性病的风险。另外,高钠饮食与高血压病和心脑血管疾病的发生密切相关。

此外,如果食品进行了营养声称或营养成分功能声称,以及营养强化,那么营养成分表中都应列出相应的营养成分及其含量,并且含量必须满足声称的条件。如果预包装食品的配料中含有或生产过程中使用了氢化和(或)部分氢化油脂时,在营养成分表中还应标示出反式脂肪或脂肪酸的含量。对于其他营养成分,如维生素、矿物质,企业可自愿选择是否标示。比如,我们经常在奶制品上看到标注的钙含量,或者在粗粮制品上看到标注的膳食纤维含量。这些都是企业根据产品的营养特点和消费者的需求自主选择是否进行标示的。我们以表2-19"某品牌液态奶营养成分表"为例，来详细解读它的营养成分表。

表 2-19　某品牌液态奶营养成分表

项目	每 100ml	NRV%
能量	309 kJ	4%
蛋白质	3.6 g	6%
脂肪	4.4 g	7%
碳水化合物	5 g	2%
钠	58 mg	3%
钙	120 mg	15%

第一列列出了食品中的主要营养成分。按照国家规定，这一列必须包含能量以及蛋白质、脂肪、碳水化合物和钠这四种核心营养成分。除此之外，食品生产厂家还可以自愿标示其他营养成分，比如上述牛奶就标示了钙的含量。

第二列标示的是能量和各营养成分的含量。在营养成分表里，能量和营养成分含量是以每100 g、100 ml或每份食物中可食部分中的具体数值来标示的，它是通过实验室检测，或者根据食品原料及其配料比计算得来的。通过这个表格，我们可以清楚地知道每100 ml的这种牛奶含有309 kJ的能量，蛋白质、脂肪、碳水化合物、钠和钙的含量分别为3.6 g、4.4 g、5 g、58 mg和120 mg。

第三列标示的是"NRV%"，是指该单位重量食物中的能量或标示的营养成分占营养素参考值（NRV）的百分数。以钙为例，它的营养素参考值为800 mg，上述牛奶每100ml含120 mg的钙，相当于钙的营养素参考值的15%（120÷800＝15%）。通过NRV%，我们可以了解上述牛奶在提供我们日常所需营养方面的贡献。

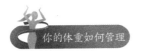

我们购买包装食品时,需要看营养成分表每 100 g(或每 100ml)食品提供的碳水化合物、脂肪、蛋白质、钠和能量的含量。在两种质量相同的食品中,建议优先选择蛋白质含量比较高、钠含量比较低的食品。同时还要注意的是营养素参考值。这个百分比相当于我们每一天所需营养素的百分比,比如上述牛奶每 100 ml 含钙是 120 mg,营养素参考值(NRV)的百分比为 15%,也就是喝 100ml 的牛奶,大约能满足我们一天所需钙的 15%。

营养素参考值是以日能量摄入量为 2000 kcal(8400 kJ)的成年人作为标准人制定的。上述牛奶的能量营养素参考值为 4%,也就是喝 100 ml 的这种牛奶,就能提供标准成年人 4% 的每日能量摄入量。因为每个人所需的能量不同,所以这个数值是一个参考。

(3)看营养声称

营养声称是对食品营养特性的描述和声明,如能量水平、蛋白质含量水平。营养声称包括含量声称和比较声称。含量声称是描述食品中能量或营养成分含量水平的声称,如高钙、低脂、无糖声称。比较声称是与我们熟知的同类食品的营养成分含量或能量值进行比较以后的声称,比如增加了膳食纤维或减少了盐用量等。

此外,营养成分功能声称是某营养成分可以维持人体正常生长、发育和正常生理功能等作用的声称。如膳食纤维有助于维持正常的肠道功能、钙有助于骨骼和牙齿的发育。

对于减肥人群来说,建议选择低脂、低钠、高膳食纤维、高蛋白质的食品或者饮品,谨慎购买无糖食品。

低脂是指每 100 g 固体食品中,脂肪含量≤3 g,如低脂饼干;每 100 ml 液体食品中,脂肪含量≤1.5 g,如低脂牛奶。

低钠是指钠含量≤120 mg/100 g 的固体食品或≤120 mg/100 ml 的液体食品。如每 100 ml 酱油中钠含量≤ 120 mg 的才能称为低盐酱油,在挑选酱油时,不要被包装上的轻盐或淡盐等字样所迷惑,关键还是要看食品标签上的钠含量数据。这样,我们才能作出更健康的选择。

　　高膳食纤维是指膳食纤维总量(或可溶性膳食纤维、不溶性膳食纤维或单体成分)≥6 g/100 g(固体)或≥3 g/100 ml(液体)或≥3 g/420 kJ 的食品。

　　高蛋白是指每 100 g 固体食品中蛋白质含量≥12 g 或每 100 ml 液体食品中蛋白质含量≥6 g。如某品牌的低脂高蛋白鸡胸肉肠,每 100 g 中含蛋白质 21.6 g、脂肪 1.5 g,蛋白质、脂肪的 NRV‰ 分别为 36‰、3‰,因此,它可以在标签上标注为低脂、高蛋白鸡胸肉肠。

　　无糖食品是指那些每 100 g 或 100 ml 食品中糖的含量不超过 0.5g 的食品。通俗地说,只要食品中的葡萄糖、果糖、蔗糖、乳糖、麦芽糖的总量不超过 0.5 g/100 g,就可称为无糖食品。但请注意,这并不意味着食品中完全没有糖。很多我们觉得甜但宣传无糖的食品,其实是添加了代糖。

　　如某品牌的无糖可乐,配料主要包括水以及一系列食品添加剂,如二氧化碳、焦糖色、磷酸、苯甲酸钠、阿斯巴甜(含苯丙氨酸)、安赛蜜、枸橼酸钠、咖啡因和蔗糖素,此外还有食用香精来增加口感。从这款可乐的配料表可以看出,它的主要成分是水和食品添加剂。因此,在进行体重管理时,也需要控制无糖可乐的摄入量。(图 2 - 2)

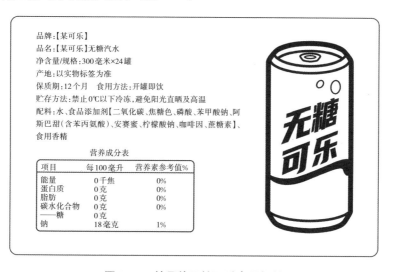

图 2 - 2　某品牌无糖可乐食品标签

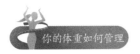

对于肥胖人群来说,在超市选购食品时,可以参考表 2-20 中的定性定量标准来挑选低脂、低钠、高膳食纤维和高蛋白质的食品或饮品。这些标准有助于我们选择更健康、更适合体重管理的食品。

表 2-20 常见食物定性和定量描述

项目	含量声称方式	含量要求①
能量	无能量	≤4.07 kcal(17 kJ)/100 g(固体)或 100 ml(液体)（限制性条件:其中脂肪提供的能量≤总能量的 50%）
	低能量	≤40.67 kcal(170 kJ)/100 g 固体 ≤19.14 kcal(80 kJ)/100 ml 液体 （限制条件:其中脂肪提供的能量≤总能量的 50%）
	高能量	> 400 kcal(1672 kJ)/100g 以上能量的食物
蛋白质	低蛋白质	来自蛋白质的能量 ≤总能量的 5 % 总能量指每 100 g/ml 或每份
	高或富含蛋白质	每 100 g 的含量≥20 % NRV(12 g) 每 100 ml 的含量 ≥10 % NRV (6 g) 或者每 100.48 kcal(420 kJ)的含量 ≥10 % NRV(6 g)
脂肪	无或不含脂肪	≤0.5 g/100 g(固体)或 100 ml(液体)
	脱脂 (仅指乳品类)	液态奶和酸奶:脂肪含量≤0.5 % 乳粉:脂肪含量≤1.5 %
	低脂肪	≤3 g/100 g 固体;≤1.5 g/100 ml 液体
	瘦	脂肪含量≤10 %(仅指畜肉类和禽肉类)
	高油/高脂	脂肪含量≥20g/100g 的食品,尤指零食和膨化食品
碳水化合物(糖)	无或不含糖	≤0.5 g/100 g(固体)或 100 ml(液体)
	低糖	≤5 g/100 g(固体)或 100 ml(液体)
	高糖	饮料糖含量≥11.5 g/100 ml,固体饮料按冲调后液体中糖含量计

续表

项目	含量声称方式	含量要求^①
钠（盐）	低盐	满足《预包装食品营养标签通则》中"低盐"的要求，钠含量≤120 mg/100 g（固体）或 100 ml（液体）食品
	高盐	通常指钠含量≥800 mg/100g 的食品，尤指零食和膨化食品类

①用"份"作为食品计量单位时，也应符合 100 g(ml)的含量要求才可以进行声称。

（4）查看生产日期、保质期和贮存条件

在购买食品时，为确保其新鲜和安全，我们应该仔细检查食品的生产日期、保质期以及贮存条件。挑选那些离生产日期较近且在保质期内的食品，这样的食品往往更加新鲜。保质期指的是在食品标签上标明的贮存条件下食品能够保持其品质的期限。同时，贮存条件也不容忽视，购买时请留意食品是否按照标示的条件存放。只有满足规定的贮存条件，食品才能保持良好的品质和口感。因此，在选购食品时，请务必关注这些重要信息，以确保您的饮食健康和安全。

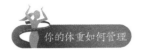

第三章
体重出现平台期如何维持减肥效果？

为了适应食物供应不稳定的恶劣环境,在人类漫长的进化历程中,体重或体脂的减少被视为一种危险信号,可能会威胁到我们的生存和繁殖能力。因此,人体通过保持一定的体重和脂肪含量,来降低死亡风险。

在尝试通过调整生活方式来减肥时,我们发现并不是简单地制造能量负平衡就能有效地减少体脂。在减肥的初期,增加能量消耗或减少热量摄入都会导致体脂下降。然而,当身体逐渐适应这些变化后,体脂含量就很难再下降了,这个阶段被称为减脂平台期。减脂平台期,也叫作减脂停滞期,每个人的体质不同,平台期出现的时间和持续时间也会有所不同。平台期的存在可能是人体长期处于能量负平衡状态的一种保护机制。长期低热量饮食,身体会误以为在度过"饥荒时期",从而提高食欲和食物消化吸收率,以储存更多能量。

平台期的出现会动摇肥胖人群减肥的信心,甚至放弃,最终可能导致体重反弹或减肥失败。在减肥过程中,除脂肪减少外,还会伴随蛋白质和水分的流失。同时随着体重的下降,在相同体力水平下消耗的能量也会减少。当身体的某些指标(如肌肉、水分含量等)超出了机体稳定平衡的范围时,身体开始运行"自我修复程序"。身体会通过神经和激素调节来恢复平衡,这可能导致减重停滞或反弹。

因此,平台期的出现既标志着减肥取得了阶段性的胜利,也是防止体重反弹的关键时期。在这个阶段,我们需要更加有耐心,同时适当调整减肥策略,以克服平台期,实现健康有效的体重管理。

一、构建新的适应性生活方式，突破平台期

当你的体重或体脂率停滞不前不再下降时，则意味着你需要对你的减肥计划进行重新评估和调整。可能是因为你的身体已经适应了当前的减肥计划，进入了减脂平台期。在这个阶段，尽管你的减肥计划执行得很好，体重却已经一个月甚至两个月没有明显下降。此时，你需要考虑制订一份新的减肥计划。这个计划应该包括运动调整、饮食控制和作息安排三个方面。

1.运动调整

（1）调整运动频率

将每天一次的运动改为每天两次，每隔12小时进行一次。例如，早上进行15分钟的力量训练，如俯卧撑、深蹲，然后进行50分钟的有氧运动，如跑步或快走。晚上再进行一次力量训练和有氧运动。这样的安排可以提高新陈代谢，加速身体因保护机制而减缓的新陈代谢。

（2）调整有氧运动的方式

人体会逐渐适应某种特定的运动方式，所以，时不时地改变一下运动方式能够给身体带来新的挑战，从而产生更好的锻炼效果。例如，如果你在跑步机上跑步，可以尝试提高速度；如果你使用单车进行有氧训练，可以调整阻力。另外，还可以尝试坡道行走或负重慢跑等不同的运动形式。

然而，需要注意的是，在进行这些训练时，要根据自身的身体状况和运动能力适度调整运动强度。如果出现任何不适或疼痛感，应立即停止运动并咨询医生或专业教练的建议。

（3）调整运动时间

运动量与前期一致，调整运动的时间，例如，原来是有氧运动在周一、周三、周五，力量训练在周二、周四、周六，现在可以调整为有氧运动在周二、周四、周六，力量训练在周一、周三、周五。

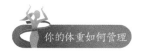

(4)尝试循环低强度抗阻力训练

循环低强度抗阻力训练是一种组合了多种抗阻训练动作的高效锻炼方式,这些动作能够锻炼到你全身的各大肌群。这种训练方法不仅有助于增加运动后的能量消耗,还能提高你的基础代谢率,从而更有效地帮助你减脂。

研究发现,循环低强度抗阻力训练可以提高运动后能耗水平,从而有助于运动减脂。抗阻力训练还可通过增加肌肉体积,提高基础代谢率以及提升运动后能耗水平,从而有助于你更好地应对减肥过程中的平台期。

在进行循环训练时,通常遵循以下顺序:先进行全身训练,然后分别是上半身、下半身、核心肌群和躯干肌的训练,最后再次进行全身训练。这样可以确保你全身的肌肉都能得到充分锻炼。在开始训练之前,记得先进行热身活动,训练结束后也别忘了进行适当的放松。

举个例子,您可以将平板运动、俯卧撑、蹲跳、仰卧起坐、俯卧撑向上纵跳和长凳屈臂支撑等动作组合起来,形成一套循环低强度抗阻力训练。每个动作进行 20~30 秒,或者 8~10 次。训练频率为每周 2~3 次,平均分配,建议两次训练之间休息 48 小时以上。

2. 饮食控制

(1)预防低血糖

血糖是大脑的主要能量来源。当血糖水平下降时,大脑可能会感到能量不足,从而激发人体的生存保护机制。当下丘脑外侧的葡萄糖敏感性神经元感知血糖下降时,会激发食欲,让我们想要进食。如果我们长期处于节食状态,发生了低血糖时,意志力会明显下降,非常容易出现暴饮暴食的行为,进而影响减脂效果。

避免低血糖的最好方法是全天均匀地摄入复合碳水化合物。复合碳水化合物的食物选择有全麦面包、荞麦、豆类、燕麦片、糙米饭、红薯、玉米等。

(2)增加膳食纤维

膳食纤维有助于润滑肠道,并提高食物中营养成分的吸利用收率。当身体长时间处于热量摄入减少、消耗增加的状态时,自我保护机制会促使身体提高对食物的热量吸收率,减少排泄物中的热量。因此,适量增加富含膳食纤维的食物如燕麦饭，有助于减脂。

（3）选择低 GI 食物，稳定血糖水平

选择低 GI（血糖指数）食物是一种有效的减脂策略。低 GI 食物能减缓血糖上升速度，减少胰岛素分泌，进而减少脂肪形成。建议减脂期间避免高 GI 的食物，如白面包、饼干、甜饮料等，选择低 GI 食物，如全麦面包、蔬菜等，以保持血糖平稳，促进减脂。

（4）调整三餐供能比

在减脂期间，保持每日饮食热量不变的情况下，可以调整三餐的能量摄入比例。例如，短时间内将三餐的能量摄入比例由 3∶4∶3 调整为 2∶5∶3。利用人体在 6∶00～9∶00 新陈代谢旺盛的时间，减少热量摄入，提高脂肪分解效率。此外，避免睡前进食，如感到饥饿，可选择食用水煮青菜、西红柿、黄瓜或脱脂牛奶。

3.调整作息

研究发现，睡眠问题如睡眠节律紊乱、睡眠不足或睡眠质量差等，都可能会增加肥胖的风险。当睡眠不足时，人体内的饥饿素分泌增加，这种物质会增加进食欲望，导致过量进食，从而难以控制体重。另外，睡眠不足还会导致疲劳，身体活动减少。因此，养成良好的睡眠习惯有助于控制体重。

减肥期间的睡眠时间应与日常保持一致，每天睡眠时长保证在 7～9 小时之间。在减脂平台期，建议 23∶00 前入睡。如果无法保证科学规律的睡眠，将很难突破减脂平台期。充足的睡眠有助于消除疲劳，促进新陈代谢及组织修复，尤其是肌肉的修复和生长。睡眠对于生长激素的分泌是非常必要的，生长激素可促进肌肉组织蛋白质的合成。

此外，树立正确的健康认知，忽视体重秤上的数字对突破减肥平台期也是有帮助的。体重是自我健康认知的一部分，平台期频繁地称体重，会让减肥者感觉到挫败，很难做出正确的判断。健康并不会像体重秤上的数字每日波动，养成记饮食日记、运动日记、睡眠日记、避免暴饮暴食的好习惯。即使进入平台期，也要为了健康而坚持运动、科学饮食，随时随地激励自己，坚定减脂的信心和决心。

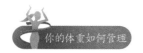

第四章
体重管理期间的食谱搭配

　　食谱是体重管理中营养实践的集中体现。在营养篇第一章中分别从能量、脂肪、蛋白质、碳水化合物、维生素、矿物质等多个角度分析了体重管理期间营养的关键原则,本章将重点讲述体重管理期间的营养餐如何搭配。

一、如何搭配一天的减肥食谱

　　营养配餐的核心是能量。减重期营养配餐的核心目标是制造能量缺口。为了实现这一目标,我们可以采用限能量膳食模式(calorie restricted diet,CRD)。这种膳食模式的特点是在限制热量摄入的同时,能确保身体获得足够的蛋白质、矿物质和维生素等营养素。通过合理搭配食物,使能量摄入处于"负平衡"状态。这样,身体就会开始消耗存储的脂肪,体重也会逐渐降低,直至接近或达到标准体重。简单来说,CRD 就是在保证身体所需营养的基础上减少热量摄入。

　　你知道吗? 1 kg 的人体脂肪大约含有 7000 kcal 的热量。所以,如果你每天能减少热量摄入 500~700 kcal,实现减掉 1 kg 脂肪的目标需要 10~14 天。对于不同体力活动水平的人来说,他们的能量摄入需求是不同的。比如,轻体力活动的超重或肥胖人群,能量摄入为 20~25 kcal/kg,中体力活动者为 30 kcal/kg,重体力活动者为 35 kcal/kg。通常,为了减重,总能量的摄入范围为每天 1000~1500 kcal。

　　减肥期间食谱搭配的步骤:

　　(1)第一步评估体重(表 2-21)

表 2 - 21　体重判断流程表

评价项目	名称	公式/测量	评价
评价 1	体质指数(BMI)	体重 kg/(身高 m)^2 (kg/m^2)	<18.5,体重过低(消瘦) 18.5~23.9,体重正常 24.0~27.9,超重 ≥28.0,肥胖
评价 2	腰围	测量(cm)	80≤腰围<85,女性中心型肥胖前期 85≤腰围<90,男性中心型肥胖前期 ≥85,女性中心型肥胖 ≥90,男性中心型肥胖
评价 3	腰臀比	腰围(cm)/臀围(cm)	男性≥0.90,中心型肥胖 女性≥0.85,中心型肥胖
结论	判断		消瘦 正常 超重 肥胖

(2)第二步确定目标能量

全日能量供给量(kcal)＝标准体重(kg)×单位标准体重能量需要量(kcal/kg)

标准体重(kg)＝身高(cm)－105

查询表 2-4"不同体力劳动强度每日所需能量",计算减重期每日所需要的能量。如张某,男,25 岁,办公室文员,身高 170 cm,体重 85 kg,BMI 29.4 kg/m^2,属于肥胖,喜食肉类和主食。张某减肥期间每天的能量摄入为多少?

先计算张某的标准体重:

标准体重(kg)＝身高(cm)－105＝65 kg;

张某的活动属于轻体力水平,其一天能量摄入＝65×(20~25)＝1300~1625 kcal。

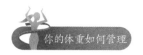

(3)根据能量目标搭配一日减肥食谱

限能量膳食模式的原理是限制总热量的摄入,保证摄入的热量小于消耗热量,同时配合合理的运动,以达到减肥的目的。限能量膳食的能量摄入,男性为1200～1400 kcal/d,女性为1000～1200 kcal/d。如果在减肥过程中感到饥饿,可以适量增加一些高纤维的蔬菜,如芹菜等,这些食物不仅热量低,还能增加饱腹感,有助于控制体重。

表2-22中,我们列出了减肥期间5种不同热量的限制能量膳食方案,这些方案可以作为参考,帮助大家制定个性化的食谱。可以根据自己的身体状况和减肥需求,合理选择搭配。

表 2-22　1200～1600 kcal 限能量膳食方案

1. 能量摄入：1200 kcal/d	
早餐	谷类 40 g＋蔬菜 150 g＋鸡蛋 1 个＋无糖豆浆 200 g＋烹调油 4 g
加餐	无糖酸奶 65 g
午餐	谷类 50 g＋蔬菜 200 g＋鸡肉/牛肉 50 g＋烹调油 8 g
加餐	脱脂纯牛奶 250 g
晚餐	谷类 30 g＋蔬菜 150 g＋虾仁/鱼肉 80 g＋烹调油 3 g＋水果 100 g
2. 能量摄入：1300 kcal/d	
早餐	谷类 35 g＋蔬菜 150 g＋鸡蛋 1 个＋烹调油 5 g＋脱脂纯牛奶 200 g
加餐	水果 100 g
午餐	谷类 50 g＋蔬菜 200 g＋鸡肉/牛肉 50 g＋豆制品(如北豆腐)100 g＋烹调油 5 g
加餐	水果 100 g
晚餐	谷类 40 g＋蔬菜 150 g＋虾仁/鱼肉 80 g＋烹调油 5 g＋脱脂纯牛奶 100 g
3. 能量摄入：1400 kcal/d	
早餐	谷类 50 g＋蔬菜 150 g＋鸡蛋 1 个＋烹调油 6 g
加餐	脱脂纯牛奶 150 g
午餐	谷类 50 g＋蔬菜 200 g＋鸡肉/牛肉 50 g＋豆制品(如北豆腐)100 g＋烹调油 8 g
加餐	水果 200 g
晚餐	谷类 50 g＋蔬菜 150 g＋虾仁/鱼肉 80 g＋烹调油 6 g＋脱脂纯牛奶 150 g

续表

4.能量摄入:1500 kcal/d	
早餐	谷类 50 g＋蔬菜 150 g＋鸡蛋 1 个＋烹调油 5 g
加餐	脱脂纯牛奶 250 g
午餐	谷类 50 g＋蔬菜 200 g＋鸡肉/牛肉 50 g＋豆制品(如北豆腐)100 g＋烹调油 8 g
加餐	水果 200 g
晚餐	谷类 50 g＋蔬菜 200 g＋虾仁/鱼肉 80 g＋烹调油 7 g＋无糖酸奶 110 g
5.能量摄入:1600 kcal/d	
早餐	谷类 50 g＋蔬菜 100 g＋鸡蛋 1 个＋烹调油 5 g
加餐	脱脂纯牛奶 250 g
午餐	谷类 75 g＋蔬菜 200 g＋鸡肉/牛肉 75 g＋豆制品(如北豆腐)100 g＋烹调油 7 g
加餐	水果 100 g
晚餐	谷类 50 g＋蔬菜 200 g＋虾仁/鱼肉 80 g＋脱脂纯牛奶 200 g＋烹调油 7 g

注:1.以上食物重量均为可食部生重,纯牛奶为脱脂纯牛奶,酸奶为无糖酸奶。

2.蔬菜从表 2-23"能量＜90 kcal/500 g 蔬菜"中选择。

表 2-23　能量＜90 kcal/500 g 蔬菜

食物名称	能量	食物名称	能量
白萝卜(鲜)	16	乌塌菜	13
红皮萝卜	18	油菜	14
白萝卜(圆)	16	油菜心	15
樱桃萝卜	12	芥菜(鲜,大叶)	16
奶柿子	14	芥菜(茎用,鲜)	13
茄子	18	结球甘蓝(绿)	17
番茄	15	盖菜	13
甜椒	18	萝卜缨(白)	17
白瓜	12	莴笋(鲜)	15
方瓜	14	新西兰菠菜	15
佛手瓜	18	樱桃萝卜缨	14

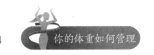

续表

食物名称	能量	食物名称	能量
葫芦	16	白凤菜	16
黄瓜(鲜)	16	紫背天葵	18
节瓜	14	芹菜(茎)	13
金瓜	15	西芹	17
蛇瓜	18	生菜	12
笋瓜	13	筱麦菜	12
面西胡瓜	10	叶甜菜(白梗)	13
冬瓜	10	莴笋叶	15
飞碟瓜	18	球茎茴香	17
黄金西葫芦	17	结球菊苣(红)	17
迷你黄瓜	14	软化白菊苣	17
秋黄瓜	14	穿心莲	17
大白菜	16	南瓜藤	17
瓢儿白	18	蒲菜(鲜)	14
油菜	12	水芹菜	13
绿豆芽	16	食用大黄(鲜)	9
荠菜(鲜)	13	酸模(鲜)	17
酸白菜	10	香茅	17
小白菜	14	珍珠花菜	17
娃娃菜	13	紫萼香茶菜	17

(4)一日减肥食谱举例。

以上述张某为例,其1400 kcal/d 的能量摄入的参考食谱见表2-24。

表 2 - 24　张某一日食谱示例

食谱（总能量约 1400 kcal）	
早餐	全麦面包 2 片（全麦面粉 50 g）
	橄榄油蔬菜沙拉（甘蓝、生菜等共 150 g，橄榄油 6 g）
	水煮蛋 1 个
加餐	脱脂纯牛奶 1 杯（150 ml）
午餐	燕麦饭（大米 25 g、燕麦 25 g）
	青菜豆腐汤（小油菜 100 g、北豆腐 100 g，亚麻籽油 4 g）
	白萝卜炖牛肉（瘦牛肉 50 g、白萝卜 100 g，大豆油 4 g）
加餐	橙子 1 个（200 g）
晚餐	芹菜炒虾仁（芹菜 100 g、虾仁 80 g、甜椒 50 g，橄榄油 6 g）
	杂粮粥（白扁豆 25 g、小米 25 g）
加餐	脱脂纯牛奶 1 杯（150 ml）

（5）体重管理期间常见饮食问题处理

减肥期间如果进入平台期，应综合采取控制饮食和增加运动量的方法。在控制饮食的同时，可以调整食物的种类。例如，增加有利于减脂的芹菜、油菜、韭菜、圆白菜、扁豆、茄子、青椒以及黑木耳等的摄入。

如果在减肥过程中出现了特定营养素缺乏的症状，我们可以通过食物交换的方式来补充。例如，如果缺乏维生素 C，可以增加摄入富含维生素 C 的新鲜蔬菜和水果，如辣椒、番茄、油菜、卷心菜、猕猴桃、柑橘、草莓、沙棘等。这样既能满足身体对营养的需求，又能保持饮食的多样性。当然，在某些情况下，我们也可以考虑使用适当的膳食补充剂来补充所需营养素。（表 2 - 25）

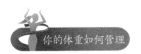

表 2 - 25　症状、体征与营养素缺乏的关系

部位	症状、体征	缺乏的营养素
全身	消瘦、发育不良	能量,蛋白质,维生素,锌
	贫血	蛋白质,铁,叶酸,维生素 B_{12}
		维生素 B_6,维生素 C
皮肤	毛囊角化症	维生素 A
	皮炎(红斑摩擦疹)	维生素 PP,其他
	脂溢性皮炎	维生素 B_6
	出血	维生素 C,维生素 K
眼	角膜干燥、夜盲	维生素 A
	角膜边缘充血	维生素 B_2
	睑缘炎、畏光	维生素 B_2,维生素 A
唇	口唇炎、口角炎、口角裂	维生素 B_2,维生素 PP
口腔	舌炎、舌猩红	维生素 PP,维生素 B_2,维生素 B_{12}
	舌肉红、地图舌、舌水肿	维生素 B_2,维生素 PP
	口内炎	维生素 PP,维生素 B_2,维生素 B_{12}
	牙龈炎、出血	维生素 C
骨	鸡胸、串珠胸	维生素 D,维生素 C
	O 形腿、X 形腿、骨软化症	
神经	多发性神经炎、球后视神经炎	维生素 B_2
	精神病	维生素 B_1,维生素 PP
	中枢神经系统失调	维生素 B_{12},维生素 B_6
循环	水肿	维生素 B_1,蛋白质
	右心肥大、舒张压下降	维生素 B_1
甲状腺	甲状腺肿	碘
其他	肥胖症	各种营养素失调
	糖尿病	
	血脂异常	

（6）食物选择中的其他注意事项。

①选择低 GI 食物：低 GI 食物有助于稳定血糖水平，减少脂肪堆积。请参考附录4"低血糖生成指数（低 GI）食物表"，选择适合你的食物。

②增加膳食纤维摄入：膳食纤维有助于增加饱腹感，减少能量的摄入。在减肥期间，你可以通过使用魔芋粉或参考表 2－13"高膳食纤维食物表"来增加膳食纤维的摄入，替换部分食物。

③补充益生元：益生元有助于促进肠道健康，改善消化。你可以选择直接食用益生元产品，或增加摄入富含寡糖和膳食纤维的食物。（表 2－26）

表 2－26　常见食物中低聚果糖的含量　单位：mg/100g 可食部

食物	含量	食物	含量
菊芋/洋姜	5840	白洋葱	310
洋葱粉	4500	黄洋葱	260
大葱	850	朝鲜蓟	240
菊苣根（熟）	420	花生壳	220
小麦胚芽	420	熟香蕉	200
菊苣根（生）	390	大麦	170
大蒜	390	大蒜粉	160
黑麦	380	红洋葱	140
小麦麸皮	350	香蕉	140

④选择健康的烹调方式：蒸、烩、焯、凉拌等烹调方法能保留食物的原汁原味，可减少热量摄入。尽量避免使用糖、油炸和勾芡等高热量的烹调方式。

⑤限制高嘌呤食物：高嘌呤食物（如动物内脏等）可能增加肝肾代谢负担，诱发痛风。减肥期间应限制这类食物的摄入。（表 2－27）

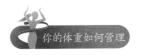

表 2－27　常见食物按嘌呤含量分类　　　　单位：mg/100 g

嘌呤含量	分类①	食物举例
150～1000	第一类(高嘌呤)	肝、肾;海苔、紫菜(干);鲭鱼、贻贝、生蚝、海兔、鱿鱼等
75～150	第二类(较高嘌呤)	牛肉、猪肉、羊肉;兔、鸭、鹅;鲤鱼、比目鱼、草鱼等
30～75	第三类(较低嘌呤)	大米、燕麦、荞麦;豆角、菜花;香菇(鲜)、金针菇(鲜)、口蘑(鲜)等
＜30	第四类(低嘌呤)	马铃薯、甘薯;胡萝卜、油菜、生菜、竹笋;水果类;奶及奶制品等

①分类依据《中国营养科学全书》第 2 版。

⑥控制盐和调味品的使用:盐摄入过多可能导致血压波动和食欲增加。建议每天盐的摄入量控制在 3～5 g。

⑦保持充足的水分摄入:多喝水有助于新陈代谢,每天饮水 2000 ml以上。

⑧适量饮茶:绿茶、红茶、乌龙茶等富含生物碱,具有提高基础代谢和利尿作用。减肥期间,你可以适量饮用这些茶饮。

二、消瘦人群食谱搭配原则

消瘦人群同样需要关注体重管理,增重的关键在于提高能量摄入。消瘦一般用体质指数(BMI)来判断,当 BMI＜18.5 kg/m^2 时为消瘦。以下是增肌食谱的搭配原则:

(1)保证营养平衡和合理搭配

各营养素之间的比例要适宜,食物的搭配和膳食制度要合理。

(2)摄入足够的热能

每周额外摄入 3500 kcal 能量,大约可增重 0.5 kg。建议将这些额外的能量均匀分配到每天,即每天比平时增加约 500 kcal 的能量摄入,逐步达到或略高于适合自己年龄段的能量推荐摄入量。

（3）调整能量来源

在增重的过程中,要确保三种主要能量来源蛋白质、脂肪和碳水化合物的比例合适。一般来说,蛋白质提供的能量应占总能量的 10％～20％,脂肪占 20％～30％,碳水化合物占 50％～65％。增重时,应多选择高蛋白、高热量但低脂肪的食物,同时提高优质蛋白质的摄入比例,蛋白质供能比控制在 20％以内。为满足肌肉生长的需要,蛋白质的摄入量可以增加到 1.3～2 g/kg 体重。在日常饮食中,可以选择脂肪含量较低的肉类和乳制品,例如鸡胸肉、瘦牛肉、鱼肉,以及鸡蛋和牛奶。

（4）选择优质的碳水化合物

为了保持血糖稳定并降低肥胖和糖尿病的风险,增重期间建议适量搭配全谷类食物和薯类,如红薯、山药、杂粮馒头、小米粥等。

（5）合理加餐,助力增重

消瘦的朋友们想要健康增重,加餐是个不错的选择。选择营养密度高、易消化的食物是关键,比如坚果、酸奶和能量棒等,它们都能为你的身体提供额外的能量。另外,不妨试试在菜肴中加入奶酪,像奶酪海鲜炒饭这样的美食,既美味又营养。每天安排 2～3 餐的加餐,比如早午餐、下午茶,都是增重的好帮手。

（6）明智选择脂肪,为增重加分

健康的脂肪来源,如橄榄油、鱼油、坚果和鳄梨等,不仅能为你的身体提供额外的热量,还有丰富的营养价值。在增重的过程中,这些健康脂肪都是不错的选择。

（7）适量运动,增重必备

增重不仅仅是饮食,运动同样重要。适量进行力量训练和肌肉锻炼,有助于促进肌肉生长和体重增加。制订一个合适的运动计划,结合健康的饮食,让你的增重之路更加顺畅。

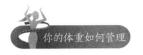

(8)规律进食,确保充足的睡眠

保持规律的饮食时间和进食频率,避免长时间空腹有助于增重。良好的睡眠有助于身体恢复和肌肉生长,对增肌也是很重要的。

总之,对于消瘦人群来说,增重的关键在于提高能量摄入并合理搭配三餐食物。

第五章
中医体质辨识、食疗与体重管理

中医体质学认为,体质现象作为人类生命活动的一种重要表现形式,与健康和疾病密切相关。体质决定了我们的健康,决定了我们对某些疾病的易感性。例如,调查发现气虚质、痰湿质、湿热质是超重/肥胖人群常见体质类型,但不同性别、年龄以及地域的体质分布也有较大差异。

一、体质分类

中华中医药学会在 2009 年颁布的《中医体质分类与判定》标准指出:根据人体形态结构、生理功能、心理特点及反应状态,将中医体质分为平和质、气虚质、阳虚质、阴虚质、痰湿质、湿热质、血瘀质、气郁质、特禀质 9 个类型,平和质之外的 8 种体质类型均为偏颇体质。具体体质分类如下:

1.平和质（A型）

【总体特征】阴阳气血调和,以体态适中、面色红润、精力充沛等为主特征。

【形体特征】体型匀称健壮。

【常见表现】面色、肤色润泽,头发稠密有光泽,目光有神,鼻色明润,嗅觉通利,唇色红润,不易疲劳,精力充沛,耐受寒热,睡眠良好,胃纳佳(食欲良好),二便正常,舌色淡红,苔薄白,脉和缓有力。

【发病倾向】平时患病较少;即使患病,症状也较轻,恢复较快。

【心理特征】性格随和开朗。

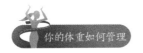

【对外界环境适应能力】对自然环境和社会环境适应能力较强。

2.气虚型（B型）

【总体特征】元气不足，以疲乏、气短、自汗等气虚表现为主要特征。

【形体特征】肌肉松软不实。

【常见表现】平素语音低弱，气短懒言，容易疲乏，精神不振，易出汗，舌淡红，舌边有齿痕，脉弱。

【发病倾向】平素体质虚弱，易患感冒；或病后抗病能力弱，病后康复缓慢；或易患内脏下垂、虚劳等病。

【心理特征】性格内向，不喜冒险。

【对外界环境适应能力】不耐受风、寒、暑、湿邪。

3.阳虚质（C型）

【总体特征】阳气不足，以畏寒怕冷、手足不温等虚寒表现为主要特征。

【形体特征】肌肉松软不实。

【常见表现】平素畏冷，手足不温，喜热饮食，精神不振，舌淡胖嫩，脉沉迟。

【发病倾向】易患痰饮、肿胀、泄泻等病，感邪易从寒化。

【心理特征】性格多沉静、内向。

【对外界环境适应能力】耐夏不耐冬，易感风、寒、湿邪。

4.阴虚质（D型）

【总体特征】阴液亏少，以口燥咽干、手足心热等虚热表现为主要特征。

【形体特征】体形偏瘦。

【常见表现】手足心热，口燥咽干，鼻微干，喜冷饮，大便干燥，舌红少津，脉细数。

【发病倾向】易患虚劳、失精、不寐等病，感邪易从热化。

【心理特征】性情急躁,外向好动,活泼。

【对外界环境适应能力】耐冬不耐夏,不耐受暑、热、燥邪。

5.痰湿质（E型）

【总体特征】痰湿凝聚,以形体肥胖、腹部肥满、口黏苦腻等痰湿表现为主要特征。

【形体特征】体形肥胖,腹部肥满松软。

【常见表现】面部皮肤油脂较多,多汗且黏,胸闷,痰多,口黏腻或甜,喜食肥甘甜黏,苔腻,脉滑。

【发病倾向】易患消渴、中风、胸痹等病。

【心理特征】性格温和、稳重,善于忍耐。

【对外界环境适应能力】对梅雨季节及潮湿环境适应能力差。

6.湿热质（F型）

【总体特征】湿热内蕴,以面垢油光、口苦、苔黄腻等湿热表现为主要特征。

【形体特征】形体中等或偏瘦。

【常见表现】面垢油光,易生痤疮,口苦口干,身重困倦,大便黏滞不畅或燥结,小便短黄,男性易阴囊潮湿,女性易白带增多,舌质偏红,苔黄腻,脉滑数。

【发病倾向】易患疮疖、黄疸、热淋等病。

【心理特征】容易心烦急躁。

【对外界环境适应能力】对夏末秋初湿热气候的潮湿或环境气温偏高较难适应。

7.血瘀质（G型）

【总体特征】血行不畅,以肤色晦暗、舌质紫黯等血瘀表现为主要特征。

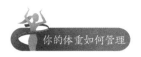

【形体特征】胖瘦均见。

【常见表现】肤色晦暗,色素沉着,容易出现瘀斑,口唇黯淡,舌黯或有瘀点,舌下络脉紫黯或增粗,脉涩。

【发病倾向】易患癥瘕及痛证、血证等。

【心理特征】易烦,健忘。

【对外界环境适应能力】不耐受寒邪。

8.气郁质（H型）

【总体特征】气机郁滞,以神情抑郁、忧虑脆弱等气郁表现为主要特征。

【形体特征】以形体瘦者居多。

【常见表现】神情抑郁,情感脆弱,烦闷不乐,舌淡红,苔薄白,脉弦。

【发病倾向】易患脏躁、梅核气、百合病和郁证等。

【心理特征】性格内向不稳定,敏感多虑。

【对外界环境适应能力】对精神刺激适应能力较差,不适应阴雨天气。

9.特禀质（I型）

【总体特征】先天失常,以生理缺陷、过敏反应等为主要特征。

【形体特征】过敏体质者一般无特殊形体特征,先天禀赋异常者或有畸形,或有生理缺陷。

【常见表现】过敏体质者常见哮喘、风团、咽痒、鼻塞、喷嚏等,患遗传性疾病者有垂直遗传、先天性、家族性特征,患胎传性疾病者具有母体影响胎儿个体生长发育及相关疾病特征。

【发病倾向】过敏体质者易患哮喘、荨麻疹、花粉症及药物过敏等,遗传性疾病如血友病、先天愚型等,胎传性疾病如五迟(立迟、行迟、发迟、齿迟和语迟)、五软(头软、项软、手足软、肌肉软和口软)、解颅、胎惊等。

【心理特征】随禀质不同,情况各异。

【对外界环境适应能力】适应能力差,如过敏体质者对易致过敏季节适应能力差,易引发宿疾。

二、肥胖的辨证食疗

中医学将肥胖归属于"脂人""膏人""肥人"的范畴,记载最早见于《黄帝内经》,将人的肥瘦分为"有肥、有膏、有肉"。肥胖的成因多与饮食不节、年龄增长、体质先天禀赋、缺乏运动等因素有关。肥胖人群的新陈代谢速度较慢,这与他们的体质有一定的联系。例如,有些人的体质可能偏向气虚、阳虚或痰湿,这些因素都可能导致新陈代谢减缓。

在 2024 年国家卫生健康委办公厅发布的《成人肥胖食养指南(2024 年版)》中,将单纯性肥胖症分为五个证型,包括胃热火郁证、痰湿内盛证、气郁血瘀证、脾虚不运证及脾肾阳虚证。每种证型的常见表现及食物推荐见表 2 - 28。

表 2 - 28　成人肥胖不同证型食药物质推荐

中医证型	常见表现	食药物质推荐	备注
胃热火郁证	肥胖多食,消谷善饥,大便不爽,甚或干结,尿黄,或有口干口苦,喜饮水,舌质红,苔黄,脉数	铁皮石斛、麦芽、鲜芦根、荷叶	1. 在限定使用范围和剂量内作为食药物质; 2. 食用方法请咨询医生、营养指导人员等专业人员; 3. ＊仅作为香辛料和调味品使用
痰湿内盛证	形体肥胖,身体沉重,肢体困倦,脘痞胸满,可伴头晕,口干而不欲饮,大便黏滞不爽,嗜食肥甘醇酒,喜卧懒动,舌质淡胖或大,苔白腻或白滑,脉滑	砂仁、芡实、党参、白扁豆、茯苓、山药、莲子、薏苡仁	
气郁血瘀证	肥胖懒动,喜太息,胸闷胁满,面晦唇暗,肢端色泽不鲜,甚或青紫,可伴便干,失眠,男子性欲下降甚至阳痿,女子月经不调、量少甚或闭经、经血色暗或有血块,舌质暗或有瘀斑、瘀点,脉苔薄,脉弦或涩	当归＊、桃仁、佛手、砂仁、山楂	

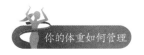

续表

中医证型	常见表现	食药物质推荐	备注
脾虚不运证	肥胖臃肿,神疲乏力,身体困重,脘腹痞闷,或有四肢轻度浮肿,晨轻暮重,劳则尤甚,饮食如常或偏少,既往多有暴饮暴食史,小便不利,大便溏或便秘,舌质淡胖,边有齿印,苔薄白或白腻,脉濡细	山药、莲子、白扁豆、黄芪、麦芽、砂仁、茯苓、木瓜、大枣	
脾肾阳虚证	形体肥胖,易于疲劳,四肢不温,甚或四肢厥冷,喜食热饮,小便清长,舌淡胖,舌苔薄白,脉沉细	山药、黄芪、肉桂、干姜	

每种证型成人肥胖的食养方推荐如下:

1. 胃热火郁证

(1)三豆饮

【主要材料】赤小豆 15 g、黑豆 15 g、绿豆 15 g、生甘草 5 g。

【制作方法】所有食材洗干净,加水适量,煮至豆熟烂即可。

【用法用量】可代替部分主食,温热食用,吃豆喝汤。每日 2 次,连续食用 5～7 天。

【功效】三豆饮来源于春秋战国时期的著名医家扁鹊的处方,记载于《世医得效方》《证治准绳》和《本草纲目》等书中。三豆皆味甘性平,有清热解毒、消肿、健脾补肾的功效,常用于痤疮、疱疹、黄褐斑、肥胖、小儿高热、饮食或药物中毒。

(2)芦根汤

【主要材料】鲜芦根 100 g 或干品 50 g。

【制作方法】芦根洗干净,煮水 10～15 分钟(干品可煮 20 分钟)。

【用法用量】代茶饮,频服,每日 2 次,连续饮用 5～7 天。

【功效】芦根味甘性寒,具有清热泻火、生津止渴、除烦、止呕、利尿的功效。常用于热病烦渴,肺热咳嗽,肺痈吐脓,胃热呕哕,热淋涩痛。

(3)铁皮石斛玉竹煲瘦肉

【主要材料】猪瘦肉 60 g,铁皮石斛 10 g,玉竹 10 g。

【制作方法】将所有食材洗干净后放进瓦煲内,加入清水,大火煲沸后,改为小火煲 1 小时,放入精盐适量。

【用法用量】可佐餐温热食用。酌情每日或隔日食用 1 次。

【功效】铁皮石斛,味甘性微寒,具有益胃生津、滋阴清热的功效。玉竹,味甘而微寒,能养阴润燥、生津止渴、补中益气,润心肺。铁皮石斛玉竹煲瘦肉有清热生津、养阴润燥、补中益胃的功效,常用于口干烦渴,胃阴不足,燥热咳嗽,内热消渴。

2.痰湿内盛证

(1)薏苡仁冬瓜汤

【主要材料】冬瓜 300 g、薏苡仁 20 g。

【制作方法】将冬瓜去皮去瓤,切 1cm 厚、4 cm 长冬瓜片备用。生姜切片,葱切段备用。将薏苡仁洗净,置于炖锅内,加水适量,大火煮开,小火继续煮 30 分钟。加入冬瓜片、葱、姜,转大火煮开,小火继续煮约 15 分钟,加盐少量调味即可(不加盐为宜)。

【用法用量】餐前食用或佐餐食用。

【功效】冬瓜味甘、淡,性微寒,具有清热生津、利尿、解毒的功效。薏苡仁味甘、淡,性凉,具有利水渗湿、健脾止泻、除痹、排脓、解毒散结的功能。常用于水肿,脚气,小便不利,脾虚泄泻,湿痹拘挛,肺痈,肠痈,赘疣,癌肿。薏苡仁冬瓜汤能利水消肿,健脾祛湿,适合痰湿体质的肥胖人群。

【注意】建议孕期女性遵医嘱食用。

(2)橘枣茶

【主要材料】大枣 3 枚、橘皮 3 g。

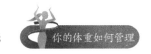

【制作方法】大枣去核,炒焦,橘皮洗净,一起用沸水冲泡10分钟。

【用法用量】代茶饮,温热频服,可以食用大枣。

【功效】大枣味甘、性温,归脾、胃经,有补中益气、养血安神的功效,常用于脾虚食少、乏力便溏等。橘皮性温,味苦、辛,有理气健脾、燥湿化痰的功效。大枣和橘皮联用有健脾和胃、燥湿化痰的功效。

(3)柚子皮茯苓炖牛尾骨

【主要材料】牛尾骨(约100 g),柚子皮50 g,白萝卜100 g,茯苓5 g,生姜1～2片。

【制作方法】将所有食材洗净,白萝卜削皮后与柚子皮均切成小块。将牛尾骨切段,放入冷水中浸泡,再放入沸水中焯水,将上述食材放入锅中,加入清水,大火煮沸后改为小火煮1小时,放入适量精盐调味。

【用法用量】可佐餐温热食用。每日1次。

【功效】柚子皮性温,味辛、甘、苦,有宽中理气、消食、化痰、止咳平喘的功效,常用于胸闷气郁、食积、咳喘、脘腹冷痛。茯苓味甘、淡,性平,归心、肺、脾、肾经,具有利水渗湿、健脾、宁心的功效,常用于水肿尿少,痰饮眩悸,脾虚食少,便溏泄泻,心神不安,惊悸失眠。柚子皮茯苓炖牛尾骨可化痰理气,温中健脾。

3.气郁血瘀证

(1)佛手橘皮山楂粥

【主要材料】佛手10 g,橘皮5 g,山楂5 g,粳米50 g。

【制作方法】将所有食材洗净,将佛手、橘皮、山楂用纱布包起,与粳米一起放入锅中,加适量清水,大火煮沸后改为小火煲30分钟。

【用法用量】可作为主食食用。每周3～5次。

【功效】佛手性温,味辛、苦、酸,归肝、脾、胃、肺经,具有疏肝理气、和胃止痛、燥湿化痰的功效。常用于肝胃气滞,胸胁胀痛,胃脘痞满,食少呕吐,咳嗽痰多。山楂味酸、甘,性微温,归脾、胃、肝经。山楂具有消食健胃、行气散瘀、化浊降脂的功效,常用于肉食积滞,胃脘胀满,泻痢腹痛,瘀血经闭,产后瘀阻,心腹刺痛,胸痹心痛,疝气疼痛,高脂血症等。佛手橘皮山楂粥具有理气化痰、降脂的作用。

【注意】建议孕期女性遵医嘱,谨慎食用。

（2）山楂内金粥

【主要材料】粳米 50 g、山楂 10 g、炒鸡内金粉 10 g。

【制作方法】将粳米淘洗干净,将山楂洗净,备用。将粳米和山楂置于砂锅内,加清水,煮粥。待粳米煮至熟烂,加入鸡内金粉,熬煮片刻即可。

【用法用量】可作为主食食用。每周 3～5 次。

【功效】鸡内金味甘,性平,归脾、胃、小肠、膀胱经,具有健胃消食、涩精止遗、通淋化石的功效。鸡内金常用于食积不消,呕吐泻痢,小儿疳积,遗尿,遗精,石淋涩痛,胆胀胁痛。山楂内金粥可健胃消食、行气散瘀、化浊降脂。

【注意】建议孕期女性遵医嘱,谨慎食用。

（3）山楂橘皮茶

【主要材料】山楂 10 g、橘皮 3 g。

【制作方法】将山楂、橘皮洗干净,置于杯中,沸水冲泡 10 分钟。

【用法用量】代茶饮,温热频服。

【功效】消食化积、健脾养胃。

【注意】建议孕期女性遵医嘱,谨慎食用。

4.脾虚不运证

（1）黄芪橘皮饮

【主要材料】黄芪 10 g、橘皮 5 g。

【制作方法】将黄芪、橘皮洗干净,一起放入炖盅中,加入清水,大火烧开后转小火 30 分钟左右。

【用法用量】代茶饮,温热频服。

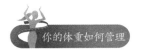

【功效】黄芪味甘，性微温，归肺、脾经。黄芪具有补气升阳、固表止汗、利水消肿、生津养血的功效。黄芪常用于气虚乏力，食少便溏，中气下陷，久泻脱肛，便血崩漏，表虚自汗，气虚水肿，内热消渴，血虚萎黄。黄芪橘皮饮具有理气健脾、固表止汗的作用。

（2）扁豆山药粥

【主要材料】白扁豆 30 g、鲜山药 100 g、粳米 30 g。

【制作方法】将鲜山药去皮、洗净，切片备用。将白扁豆洗干净，清水浸泡 2 小时。将粳米洗净，加入鲜山药、白扁豆，一同煮粥，煮至米、豆熟烂即可。

【用法用量】作为主食食用。每周食用 3～5 次。

【功效】白扁豆味甘，性微温，归脾、胃经，能健脾化湿，和中消暑。白扁豆常用于脾胃虚弱，食欲不振，大便溏泻，白带过多，胸闷腹胀。山药味甘，性平，归脾、肺、肾经，具有补脾养胃、生津益肺、补肾涩精的作用。山药常用于脾虚食少，久泻不止，肺虚喘咳，肾虚遗精，带下，尿频，虚热消渴。扁豆山药粥具有补益脾胃、调中固肠的作用，适合乏力倦怠、气短懒言、大便溏软的人群食用。

（3）荷叶减肥茶

【主要材料】山楂 6 g、薏苡仁 6 g、橘皮 3 g、荷叶 9 g。

【制作方法】将材料放到纱布包或药袋内，扎紧，沸水冲泡 10 分钟，煮开效果更佳。

【用法用量】代茶饮，温热频服。

【功效】荷叶性平、味苦，具有清暑化湿、升发清阳、凉血止血的作用，常用于暑热烦渴，暑湿泄泻，脾虚泄泻，血热吐衄，便血崩漏。荷叶减肥茶具有健脾化湿、化浊降脂的功效。

【注意】孕期女性遵医嘱食用。

5.脾肾阳虚证

（1）山药黄芪炖鸭肉汤

【主要材料】鲜山药 100 g、黄芪 10 g、生姜 3～4 片、鸭肉 300 g、板栗 100 g。

【制作方法】鸭肉切成小块,放入沸水中焯水;板栗加适量清水煮熟,凉后剥皮壳备用;将鲜山药去皮、洗净,切厚片备用。上述食材一同放入瓦煲内,加入清水,大火烧沸后,再用小火煲 1 小时,放入少许精盐调味后即可。

【用法用量】可佐餐温热食用。每周食用 3～5 次。

【功效】板栗性平,味甘、咸,归脾、肾经,具有益气健脾、补肾强筋、活血止血的作用。板栗常用于脾虚泄泻、反复呕吐,脚膝酸软,跌打肿痛。山药黄芪炖鸭肉汤有健脾益气、补肾的作用。

（2）人参核桃汤

【主要材料】核桃仁 3 个、人参(人工种植≤5 年)3 g、生姜 5 片。

【制作方法】将核桃仁捣碎备用。将人参放入砂锅中,加水煮 20 分钟后,加入核桃仁、生姜,继续煮 20 分钟即可。

【用法用量】喝汤吃核桃仁。每日 1 次,连续食用 7～10 天,之后可每周 3～5 次。

【功效】人参味甘、性微苦,微温,归脾、肺、心、肾经。人参具有大补元气、复脉固脱、补脾益肺、生津养血、安神益智功效。人参常用于体虚欲脱,肢冷脉微,脾虚食少,肺虚喘咳,津伤口渴,内热消渴,气血亏虚,久病虚羸,惊悸失眠,阳痿宫冷等。人参核桃汤具有补气温肾、安神宁心的功效。

【注意】孕期女性遵医嘱食用。

（3）姜桂茶

【主要材料】干姜 3 g、肉桂 3 g。

【制作方法】将干姜、肉桂沸水冲泡 10 分钟。

【用法用量】代茶饮,温热频服。

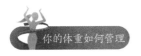

【功效】生姜味辛,性微温,归肺、脾、胃经,具有解表散寒、温中止呕、化痰止咳的作用。生姜常用于风寒感冒,胃寒呕吐,寒痰咳嗽,鱼蟹中毒。肉桂味辛、甘,性大热,归肾、脾、心、肝经,具有补火助阳、引火归元、散寒止痛、温通经脉的作用。肉桂常用于阳痿宫冷,腰膝冷痛,肾虚作喘,虚阳上浮,眩晕目赤,心腹冷痛,虚寒吐泻,寒疝腹痛,痛经经闭。生姜肉桂茶具有散寒止痛、温中补阳的功效。

我们使用食疗药膳来管理体重时,有几个重要的点需要牢记。首先,我们必须辨明自己的体质后选择适合的药膳。其次,在日常饮食中食用如芡实、大枣、薏苡仁、山药、白扁豆、板栗等食材时,需要将这些食材的热量计入每日膳食的总能量中。这样可以帮助我们更好地控制总热量摄入,从而达到管理体重的目的。再次,随着体质的变化,我们需要调整药膳中食材的种类和用量。这是因为我们的体质会随着时间、环境、生活习惯等因素的改变而发生变化。因此,当我们的体质发生变化时,及时调整药膳才能更有效地管理我们的体重。一般来说,食疗药膳是一种有益的体重管理工具,我们需要科学、合理地使用它,才能达到最佳效果。

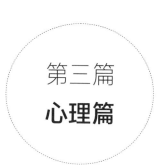

第三篇

心理篇

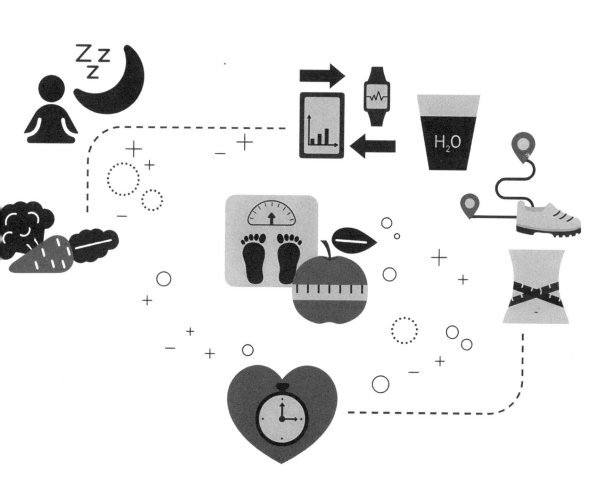

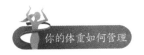

第一章
食欲对体重管理的影响

体重异常增加的原因通常与食欲旺盛、饮食量增加和运动不足有关。那么,为什么有时人的食欲会突然变得旺盛呢?

实际上,食欲的增加与我们的情绪状态密切相关。当我们面临情绪失控或巨大的压力时,可能会出现行为失控的现象。例如,有些女性在失恋后,受情绪的影响,可能会导致食欲增加,进而出现暴饮暴食的情况,这种现象常被称为"化悲愤为食欲"。这里提到的"悲",实际上是指低落、伤心、抑郁等不良情绪,而这些情绪的触发往往与感情问题密切相关。当我们的情感出现问题、情绪陷入抑郁或低落状态时,食欲可能会随之增强。

为了维持心理平衡,我们的潜意识会寻找一种方式来释放这些负面能量,使能量达到动态平衡的状态,从而实现心理平和。而其中常见的一种释放方式就是通过增加进食来宣泄这些负面能量。在进食的过程中,我们的潜意识可能会告诉我们:"为了抵御这些负面能量,我需要积攒能量来进行防御和消除它们。"因此,我们吃的不仅是食物,更是在摄入能量。

在潜意识的驱使下,我们往往会在不经意间选择通过增加进食来排解负面情绪。当问及那些体重增加的人时,他们可能只是说"不清楚""吃东西让我感觉快乐"或者"我就是想吃"等。虽然进食能够短暂地带来内心的平静,但随后往往会伴随着负罪感和对自己行为的后悔与自责。为了摆脱这些负面情绪,许多人可能会选择运动或节食减肥。

从心理角度来看,进食后的内心平静可能被视为达到了"治愈"的目标,然而从生理角度来看,能量过多的摄入会导致体重显著增加和大量脂肪的堆积。当个体解决了心理问题后,首要的挑战是控制食欲和饮食。然而,很多人往往在这一阶段难以坚持。因此,如何在心理上控制食欲并实现自我管理成为首要解决的问题。

人们常说,减肥的关键在于"管住嘴,迈开腿",但实际操作中,我们常常面临"管不住嘴,迈不开腿"的困境,或者难以长期坚持。这些挑战实际上与我们的心理状态密切相关。那么,如何在心理上有效控制食欲并持续努力呢?我们可以从心理学的角度,采取以下三个步骤来应对。

第一步:分析原因。要找到问题的根源并采取有针对性的措施,我们需要首先分析导致食欲增加或难以控制的具体原因。常见的原因可能包括情感问题,如失恋、夫妻关系紧张、工作压力大,以及人际关系不佳等。在了解这些原因时,我们需要全面考虑事件的起因、发展、结果,以及减肥者对事件的看法、评价和认知。此外,了解减肥者的性格特点和气质类型也是非常重要的。为了更深入地分析,我们可以利用专业的心理测量工具,来帮助我们形成全面而详细的原因分析报告,为后续的行动提供坚实的基础。

第二步:解释性支持。完成原因分析后,接下来要向减肥者详细分析和解释我们所得出的结论。这样做不仅有助于解答他们对于自己食欲增加原因的疑惑,使他们认识到真正的原因,而且还能促使他们配合。当减肥者明白问题的症结所在,并意识到自己在体重增加方面负有主要责任时,他们更可能全力配合后续的行动。

第三步:共同制订个性化的食欲控制计划。在前两步的基础上,我们需要与减肥者共同商定一个个性化的食欲控制计划。这一步骤的核心在于"共同制订",意味着计划将充分考虑减肥者的实际情况和需求,确保其实用性和可行性。制订食欲控制计划的具体步骤如下。

①设定明确的目标:我们需要设定一个明确且可量化的目标,例如完成食欲控制后,我的食欲和饮食量减少至原来的50%或者完全地恢复正常,这个程度需要根据每个人具体的食欲情况和人格特点等因素进行调整。我们设定目标的原则是可达成的、可实现的、可量化的,并且能进行具体的监测和评估。

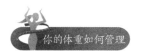

②设定阶段目标:我们需要将目标分解为若干个小目标或阶段性目标。例如,每个月减少进食量10%或逐步减少每餐进食的量。这样做有助于保持动力并监控进度。每个阶段的目标应该具体、明确,并且是可实现的。

③制订详细计划:根据阶段目标,我们将制订具体的行动计划。这包括每餐的食物种类、分量及摄入时间等。例如每餐主食不超过100 g,全天主食不超过300 g。具体的数量将根据减肥者的身体状况和体重管理的原则进行个性化调整。

④记减肥日记:这个任务需要减肥者每天记录今天的饮食情况、目标和任务完成情况。如果任务目标没有完成,也需要进行记录和分析。减肥者还可以记录自己的感悟和体会。我们可以定期对减肥日记进行分析和讨论。

⑤效果评估:效果评估是整个过程中的重要环节。我们应定期评估减肥者的食欲控制计划执行情况和效果,主要衡量标准是是否达到了预定的目标。如果没有达到,需要进一步分析原因并重新制订更合理、科学的目标和计划。

通过这些步骤,我们将确保食欲控制计划的执行和效果,并为减肥者提供有效的反馈和指导。

第二章
心理暗示对体重控制的作用

　　心理暗示与催眠之间有着密切的联系。催眠作为一种技术，是建立在人的暗示性基础上的，并运用个体的暗示性最大限度地激发人的内在潜能。在减肥和体重控制方面，暗示起着至关重要的作用。

　　心理暗示是我们在生活中常见的心理现象之一。我们在对外界或他人的愿望、观念、情绪、判断、态度等进行接受的心理过程，就是所谓的心理暗示，它包括他人暗示和自我暗示两种形式。但值得注意的是，催眠状态并非真正的睡眠，而是一种心理防御机制相对减弱的状态，此时外界信息能更直接地触及个体的潜意识。

　　催眠的过程其实与电脑编程类似。在编程时，程序员会提前编写好一组指令，然后电脑在执行时就会按照这些指令一步步来。同样地，在催眠过程中，催眠师会先设定一系列指令或建议，然后通过催眠的方式将这些指令传达给被催眠者。当被催眠者进入催眠状态时，他们会按照这些预先设定的指令来行动。

　　通常来说，通过催眠让个体做的事情都是比较简单的，且不会对被催眠者造成伤害。这是因为催眠并不是一种强制性的控制手段，被催眠者仍然保留有自己的意识和选择权。同时，催眠师也会确保所给的指令或建议是安全、合适的，不会对被催眠者造成任何不良影响。

　　所以，催眠可以被看作是一种在特定条件下，通过特定的指令或建议来引导个体行为的方法。但需要注意的是，它并不是一种可以随意控制他人行为的手段，而是需要在合适的情况下，由专业的催眠师来谨慎使用的。

　　那么，我们能否运用催眠来帮助人们控制体重呢？

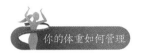

答案是肯定的,但实用性有限,难以大规模推广。首先,催眠对催眠师的技术要求很高,不是所有催眠师都能成功地催眠他人。其次,不是每个人都能够被催眠,这种技术对减肥者的暗示性要求非常高。再次,利用催眠进行减肥或体控的经济成本较高,这些因素限制了其广泛应用。

尽管催眠有其局限性,但我们可以充分利用心理暗示进行体重管理。特别是在减肥过程中,当面临困难或想要放弃时,心理暗示的作用尤为显著。那么,如何将心理暗示有效应用于体重管理中呢?以下是一些具体的建议:

①明确目标,输入暗示:比如,你希望减轻 10 kg 的体重。首先将"我要减重 10 kg"的信息深深植入你的潜意识中,不断自我暗示,每天早晚对着镜子,注视自己的眼睛,重复这个信息 10～30 次。

②寻找榜样:选择一张你喜欢的偶像照片,将自己的照片与偶像的照片合成一张照片,然后放在你经常能看到的地方,比如冰箱、床头、钱包或书桌。每次看到这张照片,都会坚定你坚持减肥的信心,同时通过榜样的作用来激励自己的斗志和减肥的决心。

③通过具体的日常实践来强化你的心理暗示:早晨起床后,打开窗户,坐在椅子上,双手放在膝盖上,背挺直。进行"瘦身深呼吸":用鼻子缓慢而深地呼吸,吸气至无法再吸为止,然后闭气 3～5 秒钟,最后缓慢地将气呼出,保持连续呼气直至完全。

在练习过程中,可以配合想象。当用鼻腔吸气时,可以想象自己吸入一股白色能量。闭气时,想象这股白色能量会传遍身体各个部位,清理了引发肥胖的因素,并对体内脂肪进行消耗。吐气时,想象一股黑色气流从口腔中排出,同时将体内的代谢废物和引发肥胖的因素排出体外。

练习结束后,你会感到全身充满能量,心情愉快、头脑清醒。此时,你可以用大约 1 分钟的时间想象自己瘦身后的样子,以巩固心理暗示的"成果"。但需要注意的是,想象的时间不宜过长,以免逐渐消耗你的斗志、决心和热情,最终导致无法付诸行动,将计划停留在思想层面上。

在完成"瘦身深呼吸"练习后,可以站在镜子前,用微笑的表情看着镜子中的自己,心中默念:"我要减肥 10 kg,我会完全配合饮食计划。"或者是其他你想实现的目标,重复约 3 分钟。随后,想象自己瘦下来的样子,想象大约 1 分钟。整个过程不超过 10 分钟。

只要条件允许,就不断在心里默念你想实现的目标,例如"我要减肥 10 kg,我会完全配合饮食计划"。同时想象自己瘦下来后穿上喜欢的衣服,受到大家羡慕的情景等。可以利用乘车上班及做家务的时间进行默念。

睡觉前,再次重复步骤一和步骤二,然后躺在床上,将双脚双手分开,呈"大"字形,放松自己。同时幻想自己瘦身后的魅力与自信。

在进行减肥运动前,用 3 分钟的时间通过想象来调动自己的斗志和激情,对比运动后的理想体态与不运动的现实,激发内心的减肥热情。

只要你坚持每天进行这些练习,并结合合理的饮食计划,相信你一定能够成功瘦身并养成良好的体重管理习惯。心理暗示之所以有效,是因为它能够改变我们的潜意识,调动我们内在的强大心理能量来支持我们的减肥行动。

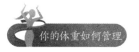

第三章
瑜伽对减肥的心理影响

　　瑜伽是一个通过提升意识,帮助人体充分发挥潜能的综合体系。瑜伽通过应用古老而易于掌握的技巧,以科学严谨的方式改善人们的生理、心理、情感和精神状态,旨在实现身体、心灵与精神的和谐统一。瑜伽包括调身的体位法、调息的呼吸法、调心的冥想法等多种练习方法,以促进身心的统一。瑜伽是怎样对人的心理产生影响,并使人们享受其中、精力充沛的呢? 我们需要理解其工作原理。

　　实际上,瑜伽主要是将人置于特定的情境中,即瑜伽场景,通过人体和环境的相互作用对人的心理产生影响。瑜伽练习的心理效应并非简单的生理反应,而是涉及复杂的神经生物学和心理学机制。

　　瑜伽练习中的体位法、呼吸法和冥想法对心理产生的影响可以解释如下:首先,瑜伽体位法的运动和静止状态相结合,有助于增强身体的力量和灵活性,改善身体感知和控制姿势的能力。这种身体的自我调节和控制能力增强,进而影响了个体的情绪状态和心理稳定性。其次,调息的呼吸法在瑜伽中起着重要作用,通过调节呼吸节律和深度,可以调控神经系统的活动,并对情绪和压力产生调节作用。再次,冥想法有助于集中注意力,提高自我意识和自我觉察,减轻压力和焦虑,增强内心幸福感。

　　不同的瑜伽体系对应着不同的理念,因此产生的心理影响也会有所不同。通过研究和理解这些理念以及相关的心理机制,我们能更全面地认识瑜伽的内涵,并为实践者在实现身心健康、内心平衡方面提供科学的指导。

　　减肥是否可以通过追求内心的平和来实现呢?

　　显然,这个观点是不准确的。体重管理的关键在于,如何在减肥的过程中找到一种让自己感到内心平静、愉悦,并愿意持续进行的方法。这才是真正需要关注的问题。

　　减肥是一个涉及身心健康的过程,它需要科学地指导和合理地规划。例如,通过均衡的饮食、适当的运动以及良好的生活习惯,可以有效地达到减肥的目标。同时,保持心理的平衡和积极的心态也是减肥过程中不可或缺的一部分。每个人的减肥方法都可能不同,因为每个人的身体状况、个人喜好和目标都是独一无二的。因此,选择适合自己的减肥方式至关重要。这可能包括与专业的医生、营养师或健身教练进行合作,以确保减肥过程既安全又有效。

　　在减肥过程中,如何找到让自己感到快乐的方法呢? 以下是一些建议,希望能帮助你实现这一目标。

　　步骤一:选择适合自己的减肥方式。

　　每个人的身体状况、兴趣和偏好都不同,因此没有一种通用的减肥方法适合所有人。例如,如果你对瑜伽感兴趣,可以尝试通过练习瑜伽来减肥。瑜伽不仅可以帮助你塑造健美的身材,还能提升内心的幸福感。另外,如果你喜欢思考和探索,可以深入了解智瑜伽体系,它强调培养知识理念和内在精神活动,有助于你更好地认识自己并实现身心和谐。如果你是一个注重行动和执行力的人,业瑜伽体系可能更适合你,它注重通过实际行动来净化心灵和消除欲望。

　　选择减肥方式的关键是根据自己的特点和喜好来定制减肥方案,使自己能够以愉悦的心情享受减肥的过程。

　　步骤二:寻找激励因素。

　　在减肥过程中,我们难免会遇到困难和挑战,这时候就需要一些激励来保持动力和积极性。例如,在跑步等减肥运动中,你可以尝试转移注意力、播放喜欢的音乐、选择户外跑步等方式来让运动变得更加有趣和愉悦。

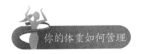

　　此外,与他人一起运动也是一个很好的激励方式。你可以邀请朋友或家人一起参加运动,互相鼓励和支持,让减肥过程变得更加有趣。当然,我们还需要注意一些问题。例如,选择合适的陪同对象非常重要。如果同伴意志坚定、斗志昂扬,那么一般规模维持在 2 人左右就足够了。但如果同伴意志不坚定,就需要扩大团体规模,一般维持在 3～5 人。这是因为人数较多时更容易产生竞赛心理,从而让慢跑或长跑等运动变得具有挑战性,也更容易坚持下去。

　　我们已经了解了室外长跑的注意事项和要点,下面谈谈室内运动该如何进行?

　　室内运动主要分两种情况:一种是在健身房进行,另一种是在家中独自进行。在健身房跑步时,你可以寻找身材相近的人作为潜在的竞争对手,同时寻找那些已经成功塑形的人作为榜样。特别是那些曾经肥胖但现在已经成功减肥的人,他们的故事和成就将给予你巨大的动力和鼓舞。

　　在家中进行独自运动时,有几点需要注意。首先,确保你有一个足够大的空间进行运动。空间太小可能会让你感到局促不安,影响运动效果。一般来说,大约 20 m^2 的空间就足够了,这足够你放置跑步机、动感单车等运动设备。其次,室内运动设备的数量以 2～3 种为宜。过多的器材可能会让你感到杂乱无章,甚至产生抵触心理,从而分散你的注意力,难以保持持续的运动。

　　如果你没有一个独立的运动空间,那么确保运动器材周围至少有 30 cm 的空间干净整洁是非常重要的。不要在器材周围堆放杂物,这样可以避免你在运动时因为顾忌到这些杂物而影响动作的流畅性和效果,同时也能减少意外发生的可能性。

　　在室内进行运动时,可以观看运动教学视频或相关配套视频,这样能够更好地提高运动效果。然而,需要注意的是,在室内运动时不要过多使用手机以免分散注意力,因为这容易导致意外发生,并且可能降低你的运动强度。

　　总之,对于室内运动,无论是在健身房还是在家中,我们需要根据环境和条件进行相应的安排。寻找激励因素、保持足够的空间,适量地摆放器材,并确保周围环境的整洁,这些都是营造良好的运动氛围和提高运动效果的重要因素。

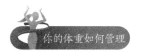

第四章
如何构建心理体系以杜绝"心理饥饿"

在日常生活中，我们有时会有这样的体验：明明肚子不饿，却还是想吃点什么；或者明明已经吃饱了，却还是觉得应该吃完盘子里剩下的食物。这种情况，我们通常称之为心理饥饿，但从科学的角度来看，更准确的说法应该是习得性饥饿。

习得性饥饿源于习得性无助。心理学家在研究中发现，人们的无助和绝望感常常是通过学习和强化过去的经历而来的。这种学习和强化过程会影响我们面对各种情况和挑战时的应对方式。举个例子，有些人在遇到困难时可能会选择逃避，直到无法回避时才会去面对，这往往是因为他们在过去的经历中遭遇过失败或不良感受，所以当再次遇到类似的情况或相关事物时，这些"痛苦"的记忆就会被激活。这意味着，很多时候，我们并不是真的无法胜任某项任务，而是我们"认为"自己无法胜任。

类似的，当我们面对食物时，由于过去饥饿带来的不良体验，我们可能会下意识地认为自己现在很饿，或者即将感到饥饿。即使已经吃饱，我们还是会不停地吃，以避免再次体验到饥饿带来的不愉快感觉。这种行为并不是因为我们饿，而是因为我们想要避免再次感受到饥饿的痛苦。

此外，还有一个有趣的现象叫作"南米北面"，它指在南方地区，人们的主食通常是大米。由于从小养成的饮食习惯，很多人会把米饭的摄入量作为是否吃饱的衡量标准。如果在三餐中没有吃到米饭，即使已经吃了很多其他食物，他们仍然会有一种"没吃饱"的感觉，继续进食。同样的情况也发生在北方地区，那里的人们更习惯以面食为主食。这种现象，我们可以称之为"强化性饥饿"。

在"长期吃主食才等于吃饱"的观念结合下,我们形成了一种心理反应:不吃主食就感觉饿,吃了主食就很快感觉到饱。这不仅仅是生理上的需求,心理因素也起到了关键作用。为了应对这种心理饥饿现象,我们可以尝试以下策略:

步骤一:认知改变。

首先,我们需要认识到习得性饥饿的存在。只有意识到问题,我们才能主动地去改变。你可以回想一下,是不是有时候明明已经吃饱了却仍然继续进食的情况?这时,你可能会找各种理由来解释自己的行为,这其实是一种很常见的心理现象。当我们正视并承认自己存在这种心理饥饿时,通过深入了解它的成因和条件,我们就能够找到更有效的方法来应对它。

步骤二:行为分析和制订计划。

这一步主要是根据每个人具体的情况来制定具体的控制和预防方案。对于自控能力相对较弱的人,尽管他们可能已经通过第一步的认知改变意识到并非真的饥饿,但仍难以自我调控。对于这种情况,我们可以运用"行为渐隐技术"。

①初步执行计划:在刚开始实施控制计划时,为了迅速帮助这些人建立自我调控体系和行为习惯,我们可以采用一些带有强制性的约束措施。这些措施可能是罚款、增加体力劳动或身体活动等,它们的作用是为减肥者建立一个可以自我约束的行为框架。

②逐步减少约束:在执行控制计划一段时间后,我们需要逐步减少对强制性约束的依赖。这样,即使在没有外部要求的情况下,减肥者也能够进行自我调控和约束。这种策略特别适合那些自控能力较弱的人。

对于那些依赖型人格的人,他们可能需要更长时间的外部指导和支持。因此,我们可能需要持续采用命令式的计划,并鼓励他们与同伴一起进行自我控制。这是因为依赖型人格的人通常自控力较差,并且这种特征在短期内难以改变。

要确定每个人的心理特征和人格特征,可以使用专业的心理测验工具,

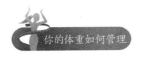

如 16PF、EPQ 等。具体步骤如下：

①分析个人特征：使用专业的心理测验对减肥者进行分类，尤其是人格方面，包括自律性、自控能力等。

②分析不良行为：搜集和分析减肥者的饮食行为数据，深入了解其行为背后的原因和可能的影响因素。

③制订计划：根据减肥者的具体情况，制订具体的行动计划。例如，如果减肥者有吃饱后继续大量食用零食的习惯，可以设定量化目标，如每次主食≤100 g，零食≤100 g，并逐步减少零食摄入量，直至达到不吃零食。这个阶段需要分成若干个子目标，来一步一步地达到最终目标。有的时候，我们也会降低子目标的要求，看似是降低了标准，但是实际上是为了更好地去完成最终目标。

④效果评估：定期评估计划的执行情况和减肥者的感受，确保计划的有效性和可持续性。效果评估的第一个指标是子目标的完成情况，设定的目标值和实际的数值越接近越好；第二个指标是减肥者的主观感受，在每个阶段，减肥者是否感知有所改变，是否能保持减肥的信心、动力和斗志；第三个指标就是减肥者的体重和身体健康状况是否产生预期的变化。

⑤日记和心得分享：这个步骤最重要的是减肥者进行自我强化，把每个阶段的效果进行自我巩固，内化成为他的潜意识内容，形成我们所谓的"肌肉记忆"，即行为习惯的固化。将每天的感受、计划完成的情况进行记录，完成的感受、没完成的原因等都写进日记里面。

第五章
体重控制过程中的心理干预

体重的异常增加通常与不良的心理状态紧密相关。当我们面临压力时,自控力和意志力往往会大幅下降,这可能导致我们情绪不稳定,变得暴躁、抑郁或悲伤。在这种状态下,我们可能会减少社交活动,变得懒散,不愿意与人交往或参与社交活动。同时,面对这些负面情绪,我们的食欲可能会大增,容易暴饮暴食,甚至发展为贪食症。此外,由于我们不愿意进行运动锻炼,甚至最基本的日常活动也变得困难。这种心理和行为的双重作用,最终往往导致体重的增加。

我们难以自控,往往是因为外界压力和生活事件消耗了我们的心理资源。那么,如何迅速恢复这些资源,并避免这种情况的发生呢?

首先,针对已经出现体重异常的人群,我们需要做三件事:

第一,分析与报告。凡是涉及心理因素相关的问题,无论是肥胖还是焦虑等,我们都要进行原因的分析。

①资料搜集:这一步我们需要对减肥者的健康信息进行全面收集,包括性别、年龄、个人疾病史、家族疾病史、家庭成员、童年生活经历、父母教育方式、兄弟姐妹及相处情况、近期生活状况、近期生活事件、对导致自己发生变化事件的认知、对未来生活的规划等。同时借助心理学评估量表评估减肥者的人格类型、气质类型。最终形成一份全面的评估报告,作为后续制定方案的依据。

②原因分析与解释:在进行大量的数据收集之后,我们会形成一个初步的报告,并且要与减肥者进行分析、解释。例如,如果一名高中生因为高考压力而选择通过进食来缓解压力,导致体重激增了 15 kg,学习成绩也下降

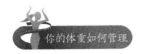

了,为此感到痛苦、烦恼和绝望。

针对这种情况,我们可以按照上述方法资料收集,通过分析他的性格是否内向、父母教养是否严格、是否对别人的评价敏感等因素,帮助他理解这些现象背后的原因。

第二,商定计划方案并执行。在明确了问题所在后,我们需要与减肥者共同制订一个具体的计划,明确需要改变的行为,并设定量化的目标。这些目标可能涉及行为方式、人际关系等多个方面。

第三,固化新的行为认知模式。目的是将所获得的知识、观点、技能和行为习惯等进行固化,从而避免行为反复的情况。最简单的方式是继续遵循既定的任务,比如坚持写日记、做自我分析、运用新技能和思维模式等。

针对还未出现问题的人群,我们有哪些心理学方法进行预防?

首先,我们可以使用 SAS、SDS、16PF、EPQ、LES、SCL‑90 等心理测试,了解我们的心理状态和特点。其次,我们要培养正确的思维模式、构建良好的人际关系,比如情绪 ABC 理论中就明确地提出"我们的苦恼不是因为事情的好坏,而是取决于我们的信念、看法",换句话来说"塞翁失马,焉知非福?"可以通过日记分析等方法辅助我们培养这种思维模式。

将我们所有感受到痛苦的、愉快的事情记录在日记里面,然后找出所有的 ABC,即找出事件本身、行为结果和我们的看法、信念。此外,寻求家人和朋友的支持也是非常重要的。他们可以提供理解、鼓励和支持,帮助我们更好地应对生活中的挑战。

最后,保持心态平和、处变不惊是解决问题的关键。一个平和的心态可以帮助我们更好地应对生活中的挑战和困难,减少心理问题的出现。通过积极心态和冷静思考,我们可以更好地找到解决问题的方法,并走向更加健康、积极的生活。

第四篇

运动篇

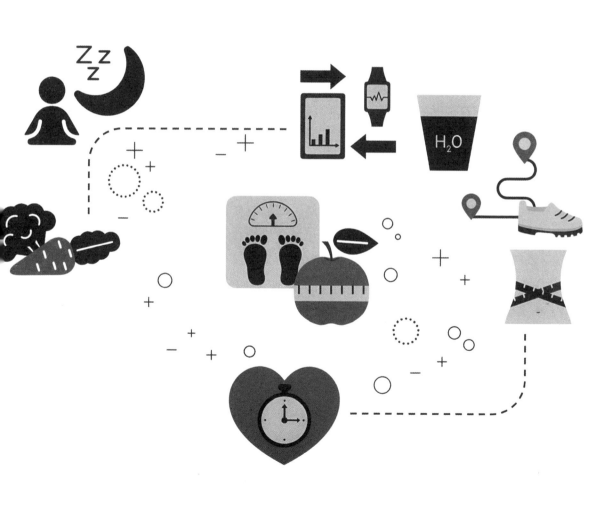

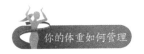

第一章
体重管理中运动的基本要素

　　说到体重管理,运动是不可或缺的一部分。中国营养学会也一直强调"吃动平衡"的理念,这足以说明运动在体重管理乃至整体健康方面的重要性。就像营养篇中提到的,要降低体重,消耗的能量必须大于摄入的总能量。而运动正是一个消耗能量的过程,它对于塑造健美的身材起着关键作用。没有运动的配合,很难达到理想的身材。简单来说,运动是减肥过程中增加能量消耗的主要方式,也是增肌塑形的重要手段。更重要的是,它是保持健康生活方式中不可或缺的一环。所以,想要有效管理体重,运动是必不可少的。

　　科技的发展使我们的生活变得更为便捷,许多日常的体力劳动如今已被机械和电脑所替代。但这种生活方式的改变也带来了一些问题,身体活动不足便是其中之一。这种不足已经成为导致超重、肥胖和心血管疾病等慢性非传染性疾病的风险因素。

　　世界卫生组织在其发布的《关于身体活动和久坐行为的指南》中明确指出:"无论年龄和能力如何,每个人都应该进行身体活动,因为每种活动方式都有其益处。"这意味着,无论你选择何种方式,只要能动起来,都有益于健康和体重管理。

　　日常生活,身体活动通常习惯称为运动,但是身体活动是一个更加严谨的概念,是指任何由骨骼肌收缩引起的高于基础代谢水平,导致能量消耗的身体移动。日常生活中的很多行为都属于身体活动,例如拖地、逛公园、散步、骑自行车等,只要身体动起来,就发生了身体活动。此外,还有我们常说的体育运动。这些是为了提高运动技能、让身体更健康而进行的有计划、有组织的体育锻炼，它们也都属于身体活动。身体活动包括频率（Frequency）、强度（Intensity）、时间（Timing）和类型（Type）四个基本要素（即 FITT），以及身体活动量（Volume）和进度（Progress）两个要素。其中运动是有计划、有组织、可重复的身体活动。

一、运动的类型

运动生理学根据运动中机体的氧气供应情况和能量代谢方式，将运动分类为有氧代谢运动和无氧代谢运动。如何区分有氧运动和无氧运动，是运动锻炼必须了解的常识。和空气中含有丰富氧气不一样，体内氧气含量很少，只能"现吸现用"，而体外的氧气想要被利用，需要经过呼吸道、肺、血液以及血液和组织之间交换等一系列运输和转换途径，才能运输到组织细胞中。这一系列的运输和转换过程，决定了氧气能否被高效利用和能量能否充分释放。在日常活动中，如散步、伏案工作或做家务等，我们的身体消耗的能量并不多，现有的氧气运输系统足以应对，因此我们通常不会感到疲劳。然而，当进行更高强度的活动时，如跑步、骑自行车、游泳或上楼梯，氧气运输系统可能会接近其极限。

当运动强度继续增加，如举重、短跑、打篮球或格斗等，身体对能量和氧气的需求会急剧上升。此时，现有的氧气运输系统可能无法满足需求。为了应对这种短时间内对能量的巨大需求，身体会启动另一种能量供应方式——无氧代谢。与有氧代谢相比，无氧代谢不需要氧气参与，不受氧气运输系统的限制。它能在短时间内迅速提供大量能量，但消耗较大，并会产生乳酸这种代谢产物。乳酸会导致肌肉酸胀，降低肌肉收缩力度，使我们难以长时间维持高强度运动。

了解有氧运动和无氧运动的区别，有助于我们更好地安排运动强度和方式，以达到最佳的锻炼效果。

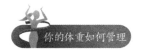
（一）有氧运动

"有氧运动"这一概念最初是由美国空军运动研究室的库柏博士提出的，他的著作《有氧代谢运动——通向全面身心健康之路》在运动与健康关系方面产生了深远的影响。库柏博士通过大量的实验研究和数据分析得出结论：人在 20 岁到 60 岁这一年龄段，如果缺乏有氧运动，人体的内脏器官和运动器官系统的功能，以及身体的抵抗力，可能会下降 30%。

说到运动减肥，很多人首先想到的就是有氧运动。有氧运动主要是依靠大肌肉群，如躯干和四肢，参与的、有节奏感的、持续时间较长的运动，它能够保持在一个相对稳定的状态，并且以有氧代谢作为主要的能量供应方式。这样的运动也被称为耐力运动。举个例子，每小时走 4 km 或每小时骑 12 km 的自行车都属于有氧运动。

有氧运动不仅可以帮助减少脂肪细胞的体积，还能通过增加能量消耗、抑制食欲、减少脂肪摄入和提高能量代谢率来抑制体脂的积累，从而达到降脂和减肥的效果。肥胖人群体内的脂肪组织，特别是白色脂肪组织被巨噬细胞浸润增加，合成并释放多种促炎因子，使肥胖人群处于低度慢性炎症状态。当身体处于超重或肥胖时，脂肪组织分泌的多种脂肪因子可以引发、介导或参与炎症反应。有氧运动可以明显改善脂肪堆积状况及胰岛素抵抗，提高胰岛素敏感性，同时具有良好的抗炎效应。

1.有氧运动的特点

一般来说，为了达到更好的减脂效果，有氧运动的持续时间都会比较长，而且为了运动时能得到充足的氧气，其强度需要低于最大摄氧量以满足全身大部分大肌肉群的运动活动。虽然很多人认为只要有运动就行，但心率这一指标其实非常重要，掌握合适的心率范围可以让运动效果倍增。

中等强度的目标心率计算公式为：（220－年龄－安静心率）×（40%～59%）＋安静心率。通过这个公式，你可以更准确地了解自己的心率范围，从而更好地控制运动强度。

有氧运动的强度通常分为低、中、高三个层次。低强度的有氧运动主要以有氧代谢为主,如步行等;中等强度的有氧运动同样以有氧代谢为主,如慢跑、快走等;而高强度的有氧运动如快速跑步,则同时涉及有氧和无氧代谢,会让你感觉呼吸急促。

从减脂的角度来看,我们更需要消耗脂肪和总热量。然而,在运动时,参与供能的碳水化合物和脂肪的比例会因运动强度而改变。如果运动强度低于中等强度,虽然脂肪供能的比例较高,但总热量消耗较少,不利于减肥。如果运动强度高于中等强度,虽然总能量消耗增加,但机体主要以糖原供能为主,脂肪参与供能的比例会相应减少,而且过高的强度也不易长期坚持。因此,在没有一定的运动基础和安全保障的情况下,中等强度是比较适宜的减脂运动强度,也是大众运动减肥的最佳强度选择。

2.有氧运动的作用

有氧运动对心脏、血液和心肺等身体机能的提升具有显著益处,同时对塑造健美体型、减少脂肪积累以及促进身心健康也发挥着重要作用。通过适当的身体活动和呼吸调节,有氧运动能够增强身体各项机能,缓解疲劳,改善情绪,帮助我们在紧张与放松之间找到平衡,实现身心的全面锻炼。

（1）提高心肺功能

有氧运动能有效提高心肺功能。心脏是体内输送氧气的关键器官,通过不断跳动和挤压,推动氧气在体内的输送。有氧运动能增强心脏的收缩力,使每次心跳输出的血量增加,从而改善全身的血液供应,降低患心血管疾病的风险。同时,有氧运动还能显著增加肺活量,提高肺部对氧气的摄取和供应能力,使我们在进行各种活动时都能保持充足的氧气供应。与那些稍作运动就气喘吁吁的人相比,心肺功能良好的人能够进行更长时间、更高强度的运动,从而消耗更多的能量,促进体重管理和健康。此外,有氧运动有助于增加体内血红蛋白的数量,提高机体的免疫功能和抗衰老能力。

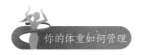

（2）促进新陈代谢，降低慢性病风险

有氧运动能够有效促进新陈代谢，对于肥胖人群，如果科学的有氧运动配合均衡的饮食，减肥效果会尤为明显。这是因为有氧运动主要依赖消耗脂肪来供能，从而减少了脂肪的合成，使脂肪的数量和体积得以降低。同时，有氧运动能够降低能量转化为脂肪的比例，从而达到减脂的效果。长期坚持有氧运动还能促进人体肾上腺素、胰高血糖素和儿茶酚胺的分泌，这些激素能够提高脂肪水解过程中限速酶的活性，进一步加速脂肪消耗，减少脂肪堆积。

（3）改善心理状态，缓解压力

在现代社会中，人们面临着巨大的竞争压力，常常感到情绪压抑、疲劳和记忆力下降。而定期参与有氧运动能够有效改善这些消极状态，缓解焦虑、压力和抑郁情绪。有氧运动能促进大脑内啡肽等愉悦激素的释放，使你的精神焕发，对生活充满热情，从而提高整体幸福感。

（4）提高睡眠质量

在有氧运动过程中，大脑的皮层运动区会高度兴奋，以协调和控制身体的各个肢体和器官完成动作。同时，由于有氧运动的强度适中，大脑皮层运动区以外的其他区域会相对抑制，这有助于调节大脑，使其休息，提高中枢神经系统的活力。长期坚持有氧运动可以显著提高人体神经系统的灵活性，缩短入睡时间，并提升睡眠质量。

（二）无氧运动

无氧运动和有氧运动在效果上有所不同，部分女性可能担心无氧运动会增加肌肉量。但实际上，对于减脂来说，无氧运动是一个不可或缺的好帮手。当你了解无氧运动的作用时，可能会对其有新的认识。

1.重塑体型，改善姿态

生活和工作方式的改变导致我们长时间在电脑前学习或工作，加上不正确的坐姿,容易导致圆肩驼背、骨盆前倾等不良体态的形成。然而,无氧运动可以有效改善不良姿势引起的体态变化,并达到塑形的效果。当你站立或行走时,抬头挺胸、收腹可以使你的姿态更加优美。许多人认为身体的曲线是通过减肥达到的,但实际上,这些曲线是由肌肉增长产生的。减肥只是减少了包裹在肌肉上的脂肪,只有肌肉紧致有弹性才能展现出好身材。如果肌肉量不足,无论多瘦,都难以拥有理想的身材,甚至可能会出现皮肤松弛的问题。

2.增加骨密度,减少骨质疏松以及其他相关疾病,延缓衰老

许多中老年人,尤其是女性,容易患上骨质疏松症。如果从青年时期就开始进行力量训练,就可以有效预防这一问题。在没有无氧运动习惯的成人中,每10年会平均减少2.5 kg的肌肉组织,体能也会随之下降。肌肉力量的下降会导致我们行动变得迟缓、步速降低,以及迈步子的幅度逐渐减小。然而,力量训练可以有效地减缓肌肉力量下降的速度,从而达到延缓衰老的目的。

3.消耗热量,减少脂肪含量

肥胖问题往往与新陈代谢缓慢、运动不足和饮食不合理等因素有关。随着年龄增长,人体的基础代谢率会逐渐下降。无氧运动通过两种途径增强了安静状态下的基础代谢率。

首先,肌肉是一种需要维护的组织,需要持续消耗能量来维持其功能和状态。肌肉数量越多,维护成本就越高,同时热量消耗也越多。据统计,每增加1 kg的肌肉组织,每天可以额外燃烧10~15 kcal的热量。虽然这个数字看起来不大,但长期积累下来,其热量消耗是非常可观的。

其次,力量训练会导致肌肉组织出现微小损伤,而修复和重塑这些组织同样需要消耗大量能量。这个过程甚至在锻炼结束后的72小时内仍在持续。因此,定期进行无氧运动,可以使我们在静息状态下的能量消耗每天增

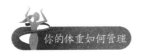

加 100 kcal 或更多,进而提升基础代谢率。无氧运动对于预防和纠正肥胖问题具有显著效果。因此,对于希望减脂塑形的人来说,在制订减脂计划时,务必将无氧运动作为重要的一部分加以考虑。

此外,根据生理功能和运动目的,运动可以分为不同类型。例如,柔韧性运动如瑜伽和太极拳等,主要注重身体的柔韧性和平衡能力;强壮肌肉的运动如举哑铃、俯卧撑等,则主要目的是增强肌肉力量和耐力;而高强度间歇运动则是一种高强度运动和间歇休息交替进行的运动方式。这些不同类型的运动各有其特点和益处,可以根据个人的需求和目标来选择合适的运动方式。

二、身体活动的强度

在日常生活中,我们可以通过观察自身的生理反应来判断运动的强度是否适中。其中主观性疲劳感和客观心率水平,是判断运动相对强度常用的参考指标。

(一)最大心率百分比法

最大心率(HRmax)百分比法是一种根据个体最大心率来估算适宜运动强度的方法。通常认为达到最大心率的 60%~80% 为中等强度,达到 80% 以上则为剧烈强度。

那么,如何估算自己的最大心率呢? 有一个常用的公式可以帮助我们:HRmax = 220 − 年龄(岁)。如一名 30 岁的女性,HRmax = 220−30 = 190 次/分,其中等强度的心率为 114~152 次/分。运动中的心率可以通过颈动脉或四肢动脉触摸直接测量,测量时间通常为 10 秒。当然,要准确地了解自己的心率,最好的方法是使用专业的仪器设备进行监测。

（二）Borg 量表法

常用的 6～20 级表根据主观疲劳程度进行分级，其中，中等强度通常在 11～14 的区间内。具体的测量方法如下：将主观的疲劳程度"6"作为最低水平（即最大程度的轻松感，无任何负荷感），而"20"则代表最高水平（即极度疲劳感）。根据所进行的具体活动（例如跑步），我们可以主观评估身体活动的疲劳级别。值得注意的是，不同的人对同一活动的感觉可能存在明显差异。例如，对于经常进行规律运动的人来说，慢跑可能感到非常轻松，评级可能为"7"或"8"，而对于很少参与锻炼的人来说，可能会感到相对疲劳，评级可能为"14"。

在日常的运动指导中，我们可以通过自我感知来判断运动的强度是否适中。中等强度活动的自我感觉表现为心跳和呼吸加快，用力但不感到过度吃力，运动中可以随着呼吸的节奏连续说话，但不能放声唱歌，且第二天起床时你也不会感到过度疲劳。

对于健康成人来说，我们还可以通过监测运动时的心率来感知和调控强度。然而，对于老年人和体质较弱的人来说，还需要结合自己的身体状况和感受来确定适合的运动强度。例如，如果一名 60 岁的老人在运动时仍然能够轻松地唱歌，那么这可能意味着运动强度相对较低。相反，如果他在运动时感到难以说话，或者说话断断续续，那么运动强度可能过高，需要适当调整。（表 4 - 1）

表 4 - 1　自觉运动强度（RPE）分级与最大心率对比表

等级	主观运动感觉	运动强度分类	最大心率百分比/%
6	安静、不费力	静息	—
7	极其轻松	低	＜57
8			

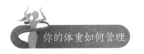
续表

等级	主观运动感觉	运动强度分类	最大心率百分比/%
9	轻松	较低	57～63
10			
11			
12	有点吃力	中等强度	64～76
13			
14	吃力	较大	77～95
15			
16			
17			
18	≥很吃力	次大到最大	≥96
19			
20			

注:HRmax 为最大心率。

三、运动安全性评估

(一)运动前的风险评估

运动前的风险评估包括心肺功能评估和运动损伤风险评估。流行病学调查表明,与静息状态相比,进行较大强度的运动会增加心血管事件发生的风险。但对于健康人来说,心血管事件的绝对风险较低。但当年龄偏大、有基础性疾病、选择了不适合自己的运动项目、在不合适的时间点运动或者进行了较高强度、较长时间运动时,发生心肌梗死、心源性猝死的风险显著增加。因此,每次运动前进行心血管危险分层评估是预防心源性猝死发生的有效手段。(表4-2、表4-3)

表 4 - 2　运动相关心血管健康风险分层

运动相关心血管风险分层	定义	判断
低风险状态	运动者与同龄、同性别的健康人群具有相同运动相关心血管事件风险的状态	不存在核心变量且至多存在 1 项非核心变量即为低风险状态
高风险状态	由于合并有高龄、明确的心血管疾病、2 型糖尿病或肾脏疾病等多种危险因素或将参与极具挑战的运动（如极限登山、高山滑雪、铁人三项等），导致运动者发生运动相关心血管事件的绝对风险显著高于同龄、同性别的健康人群的状态	存在有至少 1 项核心变量或 2 项以上非核心变量即为高风险状态

表 4 - 3　运动相关危险分层主要依据的变量

项目	运动相关的心血管风险
核心变量	年龄（男性＞50 岁、女性＞60 岁）
	合并明确的心血管疾病、2 型糖尿病或肾脏疾病
	有早发（男性＜55 岁，女性＜65 岁）冠心病或其他先天性、遗传性心脏病家族史
	参加或准备参加高危极限运动
非核心变量	缺乏规律的运动习惯
	存在提示有心血管疾病可能的胸闷、胸痛、呼吸困难等临床症状
	男性＞40 岁，女性绝经后
	吸烟
	高血压
	高胆固醇血症
	肥胖

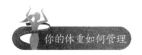

运动相关心血管风险评估是指在参与运动的人群中或运动过程中，为了筛查已存在的心血管疾病或心血管事件的风险，避免发生运动相关的心血管事件，所进行的主要针对心血管疾病风险的评估。运动人群心血管风险评估主要从结构、冠状动脉供血、心律失常及心功能四个方面进行。对于高风险人群，由于心血管疾病风险增加，美国心脏病协会和美国心脏协会推荐在进行中等或较大强度运动前进行运动测试。对于低风险人群来说，运动测试也有助于制订安全有效的运动计划。

运动损伤风险筛查需了解个人运动系统病史、慢性运动系统疾病和疼痛情况，通过功能检查和测试评估关节活动度及力量，以选择适宜运动并避免损伤。

运动前风险自我筛查可以通过 PAR－Q 问卷等工具完成。PAR－Q 问卷适用于 15～69 岁运动者，主要内容包括以下几个方面：

①医生是否曾经告诉过你患有心脏病，并只能参加医生推荐的体力活动？

②当您参加体力活动时，是否感觉胸痛？

③自上个月以来，您是否在没有参加体力活动时发生过胸痛？

④您是否曾因头晕跌倒或曾失去知觉？

⑤您是否有因体力活动变化而加重的骨或关节疾病（如腰背痛、膝关节或髋部疼痛）？

⑥最近医生是否因为您的血压或心脏问题给您开药？

⑦您是否知道一些您不能进行体力活动的其他原因？

如果其中有一个问题回答为"是"，则需要在开始运动计划前向医生或运动健康指导师咨询。如果所有问题回答全部为"否"，则可以开始执行运动计划，但也应缓慢并循序渐进地进行，开始运动阶段要缓和并逐渐增加强度，这是最为安全简单的方法。

如果出现以下情况，避免增加运动量或提高运动频率：

①因生病(如感冒、发烧)而感到不适时,需要等康复后再运动。

②如果你已经怀孕或可能怀孕,则需要咨询医生,得到允许后方可增加运动量或运动频率。

(二)运动中的风险预防

在运动中,当出现以下症状或表现时,应立即停止运动:

①出现心绞痛或心绞痛样症状。

②运动负荷增加时,收缩压下降≥10 mmHg,或收缩压低于基线血压。

③血压过度升高:收缩压>250 mmHg 和/或舒张压>115 mmHg。

④呼吸困难、哮鸣音、下肢痉挛或跛行。

⑤低灌注体征:轻度头疼、意识不清、共济失调、脸色苍白、发绀、恶心或皮肤湿冷。

⑥心率不随着运动强度增加而增加。

⑦身体表现出极度疲劳。

⑧运动设备故障等。

运动锻炼有助于促进健康、预防疾病,但安排不当会有发生意外伤害的风险。有益健康的身体活动应该适度。适度的含义包括身体活动的形式、时间、强度、频度、总量等。为避免身体活动伤害,我们在锻炼中应注意:

①量力而行、循序渐进并采取必要的保护措施。

②学会观察,自我监测运动中的不适症状。

③掌握发生意外时的应急处理技能。

④平常活动较少的人、中老年人、疾病患者和有潜在疾病的人,在开始锻炼和增加活动量前应进行必要的健康筛查和运动能力评估。

⑤较大强度身体活动对心肺功能有更好的改善作用,但也易引起运动伤害,因此更应量力而行,合理安排运动量。

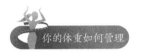

四、运动中能量的代谢

减肥的本质其实是消耗掉体内多余的脂肪。那么,您有没有想过,当我们减肥成功时,那些被减掉的脂肪到底去了哪里呢? 据外媒报道,澳大利亚新南威尔士大学的两位科学家曾就此问题访问了 150 名医生、营养师及私人教练,但令人惊讶的是,只有 3 名受访者(仅占 2%)能准确回答这个问题:在减肥过程中,脂肪会被转化成二氧化碳和水,并通过我们的呼吸和排泄系统排出体外。

研究人员发现,有的人认为脂肪会直接转化为能量,有的人则认为脂肪会变成肌肉,甚至还有人认为脂肪是通过大肠排泄掉的。但实际上,当我们减肥时,体内的脂肪会被分解成二氧化碳和水。其中,大部分二氧化碳会通过我们的呼吸排出体外,而水则会融入血液循环系统,最终通过尿液或汗水排出体外。举个例子,如果你成功减掉了 10 kg 的脂肪,那么其中大约有 8.4 kg 是以二氧化碳的形式通过你的肺部呼吸排出体外的,而剩下的 1.6 kg 则会转化成水排出体外。这就是减肥过程中脂肪的去向。

汽车需要燃油才能开动,同样地,我们的身体在运动时也需要能量。这种能量来源于我们体内的三大供能系统:磷酸肌酸分解、糖酵解和有氧氧化。就像汽车里的燃油一样,我们身体里的葡萄糖、蛋白质和脂肪都是储存能量的物质,它们通过代谢释放能量来支持我们的日常活动。

运动是消耗这些能量的一种方式。很多人希望一开始运动就能立即燃烧脂肪,但事实上,我们的身体在运动初期并不会立即使用脂肪作为能量来源。特别是在进行高强度、短时间的运动时,比如 100 m 冲刺或 200 m 快跑,身体需要快速提供能量,这时主要依赖的是葡萄糖而非脂肪。

在静息状态下,我们的身体会同时利用葡萄糖和脂肪酸来产生能量。但由于葡萄糖代谢所需的氧气比脂肪酸少,所以当运动强度增加、氧气供应不足时,身体会更多地依赖葡萄糖而非脂肪。因此,随着运动强度的增大,脂肪供能的比例会降低,而葡萄糖供能的比例则会增加。简而言之,运动强度决定了是葡萄糖还是脂肪为主要供能物质。

　　一般来说,运动强度相对低,运动时间越长,肌肉利用脂肪供能的比例就越大。但这并不意味着低强度运动就是减肥的最佳选择,因为从总能量消耗的角度来看,低强度运动的能量消耗量实际上低于中高强度运动。所以,想要有效减肥,不仅要控制饮食,还要了解营养和运动的科学原理,选择适合自己的运动方式。

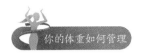

第二章
科学运动，让减肥事半功倍

减肥前制订一个合适的运动计划至关重要，特别是对于刚开始健身的朋友来说。一个好的运动计划不仅能减少运动损伤的风险，还能让你的运动效果事半功倍！那么，如何制订一个科学的运动计划呢？

运动计划的制订包括频率、强度、时间和类型四个基本要素。其中，运动时间和运动强度对减肥效果的影响尤为关键。确定合适的运动强度不仅有助于提高减肥效果，还能确保运动的安全性。同时，合理控制运动时间也是实现良好运动效果的重要因素。

在制订运动计划时，我们可以参考《中国人群身体活动指南（2021）》的建议。该指南强调"动则有益、多动更好、适度量力、贵在坚持"的原则，鼓励我们在日常生活中减少久坐行为，增加体力活动。无论是体力活动的强度、形式还是持续时间，即使是短时间、低强度活动，积累起来也能带来诸多健康益处。

针对不同年龄段的人群，该指南也给出了具体的身体活动建议。

（1）2 岁及以下儿童

①每天与看护人进行各种形式的互动式玩耍。②能独立行走的幼儿每天进行至少 180 分钟（3 小时）的身体活动。③受限时间（如被抱着）每次不超过 1 小时。④不建议看各种电子屏幕。

（2）3～5 岁儿童

①每天进行至少 180 分钟身体活动，其中包括 60 分钟活动玩耍，鼓励多做户外活动。②每次静态行动不超过 1 小时。③每天视屏时间累计少于 1

小时。

(3)6～17 岁儿童青少年

①每天进行至少 60 分钟中等强度到高强度的身体活动，且鼓励以户外活动为主。②每周至少 3 天肌肉力量练习和强健骨骼练习。③减少静态行为。每次静态行为持续不超过 1 小时；每天视屏时间累计少于 2 小时。

(4)18～64 岁成年人

①每周进行 150～300 分钟中等强度或 75～150 分钟高强度有氧活动，或等量的中等强度和高强度有氧活动组合。②每周至少进行 2 天肌肉力量练习。③保持日常身体活动，并增加活动量。中等强度的运动推荐如慢跑、快走、游泳、打乒乓球等；高强度一般认为心率达到最高心率的 80％以上，包括冲刺跑、快速游泳、力量训练和搬重物等。

(5)65 岁及以上老年人

老年阶段，身体各项机能下降，运动更加困难。如果身体不允许每周进行 150 分钟中等强度身体活动，应尽可能地增加各种力所能及的身体活动。活动能力较差的老年人每周至少应有 3 天进行增强平衡能力和预防跌倒的活动，比如跳舞、八段锦等，另外再增加至少 2 天的肌肉力量练习。

需要明确的是，静态行为，也称为久坐行为，指的是在清醒状态下长时间保持坐姿、斜躺或卧姿，且能量消耗较低（≤1.5 MET）的行为。例如，工作时长时间坐在电脑前，或下班后长时间看电视、玩手机等。关于久坐，许多人存在一个误区，认为只有超过 1～2 小时才算久坐。实际上，久坐更强调的是一种状态，而非具体时间长度。久坐对健康的不利影响是随着时间持续而逐渐累积的。

为了降低这种不利影响，我们应该有意识地将工作之余的休闲时间转变为运动时间。每隔 20～30 分钟，站起来活动一下身体，即使是去接杯水也好。重要的是要避免长时间保持同一姿势，比如从电脑转移到手机。

在体重管理期间，除进行常规的身体活动外，肥胖人群还可以根据自己

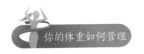

的情况,从运动持续时间和运动强度等方面选择适合自己的运动方式和组合。

一、运动时间

关于运动时间的规划,主要涉及两个方面:一是每次运动的持续时间,二是选择何时进行运动。

运动时间的长短应根据运动方式和强度来决定。通常,有氧运动的时间会相对较长,而无氧运动时间则较短。进行中低强度运动时,持续时间往往比高强度运动要长。

根据《中国人群身体活动指南》的建议,每周进行 150 分钟中等强度或 75 分钟高强度的身体活动就能带来显著的健康效益。如果每周运动时间增加到 300 分钟中等强度或 150 分钟高强度,可以获得更多的健康收益。此外,每次运动时,我们都需要进行热身和整理活动,这是预防运动损伤的必要步骤。

体重管理期间,通过运动消耗的能量占比多少合适呢？一般来说,每天的身体活动消耗量应该占总能量消耗的 15％以上。以一名从事轻度体力劳动的办公室白领女性为例,她每天摄入的能量大约是 1700 kcal。如果按照 15％的身体活动能量支出来计算,她每天需要通过身体活动消耗至少 255 kcal 的能量,这样才能避免身体囤积多余的热量,防止它们转化为脂肪。通常,成人每天的日常家务和职业活动等步行步数为 2000～2500 步,按标准人体重计算的消耗能量为 60～80 kcal。因此,对于这位白领女性来说,她还需要通过其他自发性的活动来消耗剩下的 200 kcal 能量,比如快走、慢跑、做健身操等,其中快走大约 6000 步就可以达到这个目标。(表 4-4)

表 4-4　成人每天身体活动相当于快走 6000 步的活动时间

活动名称	时间/min
太极拳	50
快走、骑自行车、乒乓球、跳舞	40
健身操、高尔夫球	30～35
网球、篮球、羽毛球	30
慢跑、游泳	25

对于减肥人群来说，运动消耗的能量取决于摄入能量的多少。制订完整的运动计划，需要有氧运动与无氧运动结合，同时配合科学的饮食管理。多项研究结果表明，仅仅依靠普通的运动强度，而不控制饮食，很难实现减肥目标。例如，2013 年有一项针对 141 名超重或肥胖患者的随机对照试验。在这项研究中，参与者们保持了他们的日常饮食习惯，同时每周进行 5 次运动，每次运动消耗 400～600 kcal 的能量。这样的运动强度大致相当于一个体重为 65 kg 的男性进行 30～45 分钟的高强度慢跑。然而，他们坚持了 10 个月后，平均体重仅降低了 5%（约减少 4.5 kg）。这意味着平均每个月减重不到 0.5 kg。

需要提醒的是，体重管理期间不宜盲目地增加运动强度和时间。对于单次运动来说，并不是运动时间越长、强度越大越好。合理分配运动的时间有助于维持正常体重、提高机体的生理机能。

运动减肥应该分阶段逐步进行。我们可以设定短期目标和长期目标。短期目标可以是减重 5%～15%，长期目标是达到理想体重。每个目标阶段时间为 2～6 个月。分阶段循序渐进，一方面可避免营养及能量摄入减少造成营养不良，另一方面避免减脂速度过快引起的不适症状。所以，在进行体重管理时，我们一定要有耐心，不能急于求成。

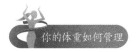

二、运动时间带

一天中进行运动的时间段叫作运动时间带。为了让运动效果事半功倍,我们需要确保运动时间带与人体的生物周期相互契合。那么,究竟什么时候是一天中的最佳锻炼时间呢?

研究发现,不同时间段进行运动对改善我们的生理功能和帮助减重确实会有不同的效果,而且这种效果在男性和女性之间也存在差异。例如,2021 年 Trine Moholdt 等人对超重或肥胖的男性进行了一项随机对照试验。他们发现,无论是早上 6∶30 还是晚上 6∶30 运动,这些男性的心肺功能都得到了相似的改善。但是,只有在晚上进行锻炼时,他们才观察到了血糖控制的明显改善,甚至部分逆转了由高脂肪饮食引起的代谢变化。

此外,2022 年发表在《生理学前沿》期刊上的一项由斯基德莫尔学院进行的为期 12 周的研究表明,对于女性来说,早晨运动有助于减少腹部脂肪;而晚上运动则能增强上半身肌肉的力量、爆发力和耐力,并改善整体情绪。对于男性而言,与早晨锻炼相比,晚上锻炼不仅可以降低血压和心脏病风险,减轻疲劳感,还能燃烧更多的脂肪。

这项研究招募了 27 名女性和 20 名男性参与者,他们年龄在 25～55 岁之间,不吸烟,身体健康,体质指数(BMI)小于 25 kg/m²,体脂率低于 30%,且每周至少有 4 天进行超过 30 分钟的规律锻炼。参与者们接受了名为"RISE"的锻炼计划,该计划要求他们每周四天进行 60 分钟的运动训练,训练内容包括阻力训练、冲刺间隔、伸展和耐力训练等。不同之处在于,参与者的锻炼时间被分为上午 6∶30—8∶30 和下午 6∶00—8∶00 两个时间段。

在试验开始和结束后,研究人员对参与者的各项健康指标进行了比较,包括血压、动脉僵硬度、呼吸交换率、体脂分布等,并进行了关于情绪和食物饱腹感的问卷调查。结果显示,无论男女,通过锻炼,全身的脂肪和腹部的脂肪都有所降低,但不同时间段的锻炼效果存在差异。对于女性而言,早上运动更有利于减少腹部脂肪。而对于男性来说，无论早上还是晚上锻炼都可以减少全身和腹部的脂肪。但只有在晚上锻炼时，才能明显看到胆固醇、收缩压、呼吸交换率等方面的改善。这表明锻炼的最佳时间因人而异，但最重要的是能否坚持按时进行运动。因此，根据不同时间段对男女性运动效果的影响，我们可以提出以下运动建议：

①7：00—8：00：刚醒来时，我们的体能还未完全恢复，因此不建议进行剧烈运动。您可以选择中低强度的有氧运动，如快走、慢跑或太极拳，持续30~60分钟。但请注意，低血糖患者、心血管疾病患者、呼吸系统疾病患者、中老年人以及孕妇应避免早上空腹运动。

②14：00—16：00：这个时段的肌肉承受能力相对较强，适合进行无氧运动来增强肌肉力量。例如，俯卧撑能有效锻炼上半身肌肉，包括胸肌和肱三头肌，同时也有助于提升腹肌和腰腿肌肉的力量。因为完成标准的俯卧撑需要全身的协调和稳定。此外，您还可以选择引体向上、深蹲等无氧训练动作。

③17：00—19：00：此时人体的体能和氧气摄入达到高峰，血压和心率上升，身体内部的激素和酶调节状态良好。这是进行高强度训练的最佳时机之一，如高强度间歇训练（HIIT）或快跑等。运动结束后，建议等待1小时再进餐，并注意摄取优质蛋白，可以选择乳清蛋白等进行补充。

④20：00—22：00：适合一些低强度的柔韧性运动如瑜伽。但请注意的是运动时间不宜过长，强度适中，以免影响睡眠。

总体来说，无论您选择早上还是晚上运动，都有助于体重管理。最重要的是保持运动的习惯。

三、运动强度

运动强度是运动处方的核心部分，需要根据每个人的不同情况进行适当监测和调整。性别、年龄、肥胖程度、心肺功能、健康水平、运动能力以及环境因素等都会影响运动强度的制定，因此，运动计划需要因人而异。

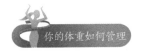

（一）影响运动强度的因素

对于肥胖人群来说，他们在生理结构上与健康人群有所不同。在制定运动方案时，我们既要确保运动能够有效地消耗能量，又要考虑到运动过程中的安全性。影响运动强度的几个主要因素包括：

1. 性别

男女在脂肪储量和运动中脂肪利用的能力上存在差异。这与男女体内某些调节能量代谢的激素水平有关。例如，女性在安静和运动时的胰岛素浓度通常高于男性，而肾上腺素浓度则低于男性。因此，男性在运动后的恢复期可以额外消耗更多的能量，而女性在运动后却难以达到这一效果。为了达到相同的减肥效果，女性可能需要参加更长时间的运动。此外，女性的能量储存效率也高于男性。但好消息是，女性在选择运动强度时可以稍低于男性，并通过延长运动持续时间来达到相同的减肥效果。

2. 年龄

①儿童：对于儿童青少年来说，有规律地科学运动对身体健康和生长发育至关重要，能有效预防和控制某些慢性疾病，并形成良好的运动习惯。儿童青少年在运动方式的选择上，以全身有氧运动为主，如跑步、游泳、足球等。这些运动可以融入家庭、学校和社区的各种活动中，如玩耍、游戏和体育课等。然而，应避免那些运动强度大、对抗性强或能量消耗过大的运动，以及需要长时间屏气的运动。

对于儿童青少年，应谨慎进行无氧运动。鼓励儿童青少年每天累计进行至少60分钟与其年龄和发育相适应的中等强度身体活动。运动频率建议每周至少3天，最好每天都能进行适量的运动。重要的是要让运动变得有趣和多样化，以激发他们的兴趣并促使他们持续参与。例如与家人一起散步、参加学校的体育课、参加社区的活动等，让运动成为他们生活的一部分。

由于儿童青少年正处于身体发育的特殊阶段，因此在选择体育锻炼项目和运动负荷时，必须考虑他们的生理发育特点和年龄特征。例如，他们的骨骼对压力和肌肉拉力的耐受能力低于成年人，骨骼容易发生弯曲和变形。因此，在日常学习和生活中要注意保持正确的身体姿势，发现身体姿势不正确或发育缺陷应及时纠正。

儿童青少年在参与运动时，应注重全身各个部位的均衡锻炼。当参加非对称性项目，如乒乓球、羽毛球、跳高、跳远等时，要特别留意加强对侧肢体的锻炼，以确保身体各部分匀称发展。此外，由于儿童青少年的脊柱生理弯曲相对较小，缓冲能力较弱，因此不建议长时间在坚硬地面上进行跑跳练习。这样是为了避免对下肢骨的骨化点造成过大且频繁的刺激，防止出现过早骨化或骺软骨损伤，从而保护骨骼的正常生长发育。同时应避免过多地进行从高处向下跳的练习以防止骨盆发育变形。

②成年人：随着年龄的增长，人体的各项生理机能逐渐衰退。长期坚持健身锻炼，有助于延缓衰老的进程。成年人建议每周进行 3～5 次中等强度的有氧运动，每次运动时间为 20～30 分钟，同时保持每周 2～3 次的无氧运动。成人推荐的运动项目如有氧健身操、慢跑、游泳、瑜伽等。

③老年人：心率（或脉率）是确定运动强度的一种简易方法。老年人的运动强度常用适宜心率评估法进行评估。一般来说，老年人合适的运动强度可以用最高心率的 60％ 来表示。简便的计算方法是：180（或 170）减去运动者的年龄。

老年人推荐的运动方式之一为慢走。适应慢走后，再逐渐调整为慢跑或走跑交替。开始时跑速要慢，距离要短，经过 1～2 周的适应后，再增加运动量和锻炼时间。需要强调的是，老年人坚持经常运动，才能获得应有的效果。一旦间断运动，心肺功能、体力和运动能力也会随之下降。因此，老年人应该养成定期运动的习惯，并根据自身情况适当调整运动强度和方式。

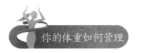

3.肥胖程度对运动强度的影响

肥胖不仅仅是体重的问题,它还会悄悄影响我们的身体机能。当脂肪堆积过多,加上长期缺乏运动,我们的身体就像被拖累的机器,活动起来不再那么灵活。这时候,你可能会发现关节负荷增加了,行动变得有点迟缓,甚至呼吸也可能感觉有点困难。

除了心肺功能受到影响,肥胖还会让我们的运动系统"加班加点"。想象一下,身上多出来的脂肪就像额外的负担,让关节活动范围变小,内脏器官也承受更大的压力。这些都会让我们的运动能力大打折扣。所以,在减肥的时候,我们得讲究运动方法。一直重复同一个动作可不是个好主意,这样容易让关节受累。相反,我们应该选择那些能锻炼到全身又富有变化的运动方式。这样,关节的压力就能得到分散,运动起来也更加安全。

对于肥胖程度较高的朋友来说,建议从较小强度的运动开始,以保证充分动员脂肪提供能量,从而获得更好的减肥效果。同时,为了避免运动对重度肥胖人群下肢关节产生的不利影响,建议选择游泳、慢走等下肢关节负荷较小的运动。当然,运动前后 15 分钟的准备活动和 5~10 分钟的整理运动,是防止运动损伤和减轻运动疲劳的重要方式。

随着运动能力和身体功能的逐渐提升,我们可以尝试增加一些有趣的运动项目。比如加入体育游戏,让运动变得更加有趣和富有创意。这样,减肥的过程也会变得更加轻松愉快!

4.疲劳恢复速度对运动强度的影响

在减肥运动过程中,由于肌肉持续活动,当氧气供应不足以满足能量代谢的需求时,乳酸就会在肌肉和血液中积聚起来。乳酸的积累会妨碍一些参与能量转换的酶的正常工作,从而导致我们感到疲劳。这种因运动而产生的疲劳会降低我们身体各组织器官的运作效率。但好消息是,通过休息和调整,我们的身体可以逐渐从疲劳中恢复过来。不过要注意的是,随着年龄的增长,我们的身体恢复能力会逐渐减弱,所需的恢复时间也会相应延长。因此，对于老年人来说，选择中等或较低强度的运动方式可能更为合适，例如散步、打太极拳、游泳以及跳广场舞等。

除年龄因素之外，运动环境也是我们在设定运动强度时需要考虑的一个重要因素。这包括环境温度、湿度等条件。在炎热的夏季，我们最好选择慢跑、快走、游泳、划船、骑自行车、跳舞或做健身操等运动方式，并且尽量在上午 9：00 之前或傍晚时分进行。这样可以有效避免高温环境给运动带来的不适感。

总之，在选择适合自己的运动强度时，我们应该注意以下要点：

①在开始运动之前，最好先进行一次全面的体检，以了解自己的心脏健康状况以及是否存在心血管方面的风险。

②对于那些平时没有运动习惯的减肥者来说，建议采取逐步增加运动强度的方式来进行锻炼。比如在 7～10 天的时间内，慢慢提升到目标强度水平。

③如果在运动过程中出现发热、运动系统损伤或其他不适情况，应立即停止运动，并及时寻求专业医疗帮助。

④合理饮食，科学补充能量。运动减肥期间，合理的饮食控制同样重要。运动前 1 小时，可以适当补充一些优质蛋白质和碳水化合物，为身体提供能量。比如，吃 1 个鸡蛋、喝 1 杯豆浆，再配上 1 袋高纤维饼干等，都是不错的选择。这样做可以减轻运动后的疲劳感和饥饿感。同时，运动过程中会消耗大量能量和水分，所以运动后及时补充水分也非常关键。建议选择温开水，以小口慢饮的方式饮用，这样既能有效补充水分，又不会给身体带来过大负担。

四、运动方式的选择

在传统的减肥观念中，普遍认为有氧运动是最佳的减肥方式。有氧运动可以促进热量消耗，增强心肺功能，提高基础代谢率，帮助减脂。然而，抗阻运动在减肥方面被认为帮助有限，因为它很难动用身体的脂肪储存。如

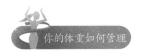
果你也持有这种观点,那可能会让你失望。单纯的有氧运动确实是消耗热量的一种有效方式,但通常需要较长的运动时间,这对于许多减肥者来说是一项挑战。此外,肥胖人群在进行有氧运动时,由于上肢较重,可能会对下肢造成较大压力,增加运动损伤的风险。不科学的健身方式还可能导致肌肉流失,进而降低基础代谢率,减弱训练效果。

相比之下,无氧训练(抗阻运动)在增加身体肌肉含量、提高肌肉韧性和收缩能力方面具有显著优势,从而有助于保护机体并预防运动损伤。因此,在制订减肥运动计划时,我们应该将有氧运动和无氧运动结合起来。这样的组合可以帮助我们更有效地达到减肥目标,同时提升身体的整体健康水平。

(一)合理安排无氧运动和有氧运动

研究表明,仅仅通过节食减重导致体脂减少的同时会失去一部分肌肉,导致皮肤松弛下垂。而仅仅进行无氧运动,虽然可以增加肌肉含量,但热量消耗不足,减脂效果也不明显。因此,最佳的方法是结合无氧运动、有氧运动和饮食管理来实现安全有效的减脂。

事实上,有氧和无氧运动并没有严格的界限,脂肪供能和糖原供能很少单独出现,也不会突然从一种代谢状态转换到另一种状态,更多时候是相互重叠的。只是有时有氧代谢占主导地位,有时无氧代谢占主导地位。在低强度运动,例如静息状态或者走路时,糖原供能所占比例非常小,随着运动强度增加,糖原供能比例增加,脂肪供能比例随之减少。因此,通过合理安排运动强度和顺序,可以最大限度地利用脂肪供能并减少肌肉流失。

对于初学者来说,在充分热身后,可以考虑先进行无氧运动,然后再进行有氧运动的方案。无氧代谢主要消耗糖原,糖原的消耗会加速有氧代谢,从而动用脂肪供能。此外,相对于有氧运动,无氧运动需要更多的注意事项和技巧。在运动初期,身体的力量水平和糖原储备等各项指标都处于较高水平。因此,先进行无氧运动可以更好地保证动作的准确性,对肌肉的刺激程度等进行调整。如果在有氧运动之后再进行无氧运动,疲劳的身体一定会对接下来的运动表现产生负面影响。更糟糕的是，如果精力不足，还可能导致身体受伤。

大多数女性进行无氧锻炼的主要目的是减脂和塑形，以展现女性的魅力。在每次训练中，最好先进行一些无氧运动，尤其是想要增加马甲线等线条美的女性。推荐的无氧运动包括上斜卧推、卷腹和深蹲。上斜卧推可以有效提高胸肌整体的维度，提升胸部位置。卷腹可以增加腰腹部的力量，减少腰腹脂肪。深蹲可以使大腿线条更加圆润，臀部更加上翘，增加整体美感。无氧运动后再进行有氧运动，以最大限度地消耗体内脂肪，达到减肥的效果。有氧运动可以选择如慢跑、游泳、骑自行车等低强度、长时间的运动方式来加速代谢、提高心肺功能。

科学的力量训练配合有氧运动可以帮助减脂和塑形。然而，减脂并非一蹴而就的过程。我们需要给自己设定明确的锻炼目标，并不断调整锻炼的强度、时间和频率等，来找到适合自己的运动方法。只要坚持循序渐进、持之以恒的锻炼原则，采用无氧运动和有氧运动结合的锻炼方法，就一定能达到减脂和强身健体的效果。

（二）规范进行无氧运动

在进行无氧运动时，我们不能只满足于简单模仿动作，否则可能因练习不规范而受伤。以卷腹为例，正确的练习应该使腹部明显感受到收缩；如果在练习后感到颈椎酸痛，那可能是因为动作执行不标准，或者是因为腹部肌肉力量太弱，导致颈部肌肉过度用力来补偿。因此，在运动的时候，我们必须始终牢记，安全才是第一位的。确保动作规范、逐步提升肌肉力量，才能有效避免运动伤害。

无氧运动可以选择抗阻训练或徒手训练。对于大多数人来说，使用简单的器械（如弹力绳、哑铃等）进行训练就能达到锻炼效果。抗阻训练的负荷则涉及负荷重量、组数、每组次数及训练部位的数量，其目的主要包括增强肌肉耐力、提高最大力量及增加肌肉围度。

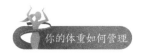

1.负荷重量

为了制定合适的无氧运动训练方案,我们需要了解 RM(Repetition Maximum)的概念,即能够重复的最大次数。比如,如果你用尽全力只能推起 1 次杠铃,那么这个杠铃的重量就是你的 1 RM;如果能连续推举起 2 次,就是 2 RM。以此类推,RM 值越大,表示绝对重量越小。不同的训练目标需要不同的 RM 值。

在进行肌肉训练时,不同的目标需要不同的运动负荷。如果目标是提高最大力量,通常需要使用较大的负荷,一般小于 6 RM 的重量;而如果目标是塑造形体或增加肌肉体积,适宜的负荷范围为 6~12 RM。如果目标是改善肌肉耐力,建议使用大于 12 RM 的重量。想要确定自己的 1 RM,可以进行小重量的力量测试。通过使用"RM 值与相对力量转换表",可以推算出自己的 1RM。(表 4-5)

表 4-5　RM 值与相对力量转换表

RM 数	1	2	3	6	8	10	12	15	20
对应最大力量百分比/%	100	95	93	85	80	75	70	63	50

以深蹲为例,假设你使用 100 kg 的重量最多可以推起 6 次,那么这个重量就是你的 6 RM。通过查阅表 4-5,我们可以知道 6 RM 对应的最大力量百分比大约为 85%。接下来,我们可以用这个重量除以最大力量百分比来估算你的最大深蹲力量:100 kg/ 85% ≈ 118 kg。因此,你深蹲时的最大力量大约等于 118 kg。

2.每组需要完成的次数

确定负重后,接下来确定每组需要完成的次数。与负荷重量类似,不同的目标需要的次数也不同。如果我们的目的是增加肌肉力量,每组的次数应建议在 6 次以内;如果我们的目的是改善形体,增加肌肉的围度,目标次数建议为 6～12 次；如果我们的目标是提高肌肉耐力，增强肌肉长时间工作的能力，每组的目标次数建议在 12 次以上，甚至 20～30 次。

3.组数与组间休息时间

明确运动负荷以及需要完成的次数后，最后确定无氧运动开展的组数和组间休息时间。初级练习者可以从单组开始逐渐增加组数。一般情况下每个部位可以安排 3～4 组抗阻训练，具体视个人感觉而定。如果完成 2 组后，并没有感到肌肉有明显的酸胀或疲劳感，说明肌肉对这种训练量是适应的，你需要增加运动组数，也可能是选择的负荷出现了误差。如果训练完成之后，肌肉反应较大，疲劳感较强，就说明你训练的目的达到了，组数的设置是合适的。

组间休息时间的安排应根据训练目标、每组训练的负荷以及个人的训练水平进行制定。针对长期坚持锻炼的中高级练习者，在进行以增加肌肉力量为目标的无氧运动时，建议将组间休息时间设定为 2～5 分钟。对于旨在改善身体形态和增加肌肉体积的无氧运动，建议将组间休息时间安排在 60～90 秒之间；而对于改善肌肉耐力的无氧运动，建议将组间休息时间控制在 30 秒以下。初级练习者可将对应的休息时间延长一倍，以下一组能最多进行同样次数为标准。

除非有特殊目标，否则建议全身主要大肌群都要进行锻炼。常见的多肌群联合运动（如卧推、深蹲等）是非常好的选择，具体动作可以根据情况而定。对于以减脂为目的的无氧运动，建议持续 30 分钟左右；以增肌为目的则建议持续 60 分钟左右。运动频率则受个人运动水平影响，初级者每周 2～3 次，中级者 3～4 次，高级者可以安排 5～6 次练习。相同部位在两次无氧运动之间至少安排 1～2 个休息日。

此外，在体重管理中，有氧运动也是非常重要的部分；推荐中等强度的有氧运动如跑步、快走、登山、骑车、游泳、跳舞、健身体操等，持续时间 30 分钟以上，每周 5 次以上。

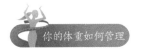

第三章
没时间运动？试试 HIIT

高强度间歇性运动锻炼（HIIT）是一种特殊的运动方式，它要求在短时间内进行快速、全力、爆发式的高强度运动，然后再进行低强度运动或休息以恢复体力。目前，国际运动医学界普遍认为，在相同的运动时间内，HIIT相比长时间的有氧训练能更有效地减少脂肪。而且，HIIT 结束后，身体消耗的能量比有氧运动停止后还要多。

对于大部分肥胖人群来说，运动是一项既耗时又难以坚持的挑战。但研究发现，HIIT 这种短时间的高强度运动比长时间的耐力训练更能促进脂肪燃烧。以短跑为例，它是一种典型的 HIIT 运动，通过短暂的全力冲刺后进行步行或休息。与相同时间的有氧运动相比，HIIT 在减少体脂方面表现出色。因此，HIIT 已被证实是一种有效的减脂运动方法，其优点如下：

①时间效率高：一组完整的 HIIT 通常只需 20～30 分钟就能完成，但其运动效果却远超常规运动。

②形式多样：HIIT 可以与各种无氧运动结合，有助于增加肌肉量和塑造肌肉线条，尤其适合年轻人。与长期单一的跑步相比，HIIT 能避免身体产生适应性，从而保持较高的燃脂效率，有助于突破减脂的"平台期"。

③场地和时间灵活：HIIT 对场地和时间的要求不高，可以在多种场合随时进行。

④持续燃脂：HIIT 运动后，身体会进入超氧耗状态，为了偿还运动时透支的氧气，身体会持续消耗能量。这意味着 HIIT 运动后，你的代谢会保持旺盛，脂肪减少的效率也会更高。

⑤影响内分泌系统：与低强度运动相比，高强度运动能促使体内肾上腺

素和去甲肾上腺素的释放增加，进而促进运动后的能量消耗和静息代谢率的提升，从而增强减肥效果。（表 4-6）

表 4-6　HIIT 与一般有氧运动的对比

项目	HIIT	一般有氧运动
训练强度	高	低
主要供能系统	无氧糖酵解	有氧氧化
单位时间内耗能效率	高	低
可持续工作时间	短	长
总训练时间耗能	中等	高
训练后持续耗能效率	高	低
抗肌肉流失率	强	弱
适合训练者水平	有一定基础	所有人
损伤风险	高	低
心血管意外风险	高	低

　　HIIT 高强度的训练模式适合有一定运动基础的人进行训练，很多新手锻炼者的心肺耐力差、运动能力弱，很难完成这样高强度的训练。如果强制完成，训练后很容易出现恶心、呕吐等训练过度的不良症状。所以，在进行 HIIT 运动前，需要了解自身是否适合。

一、减脂 HIIT 训练计划原则

　　①增加能量消耗，提升心肺功能：HIIT 的主要目标是高效增加能量消耗，而要实现超氧耗状态，需要以一定的心肺压力为基础。因此，刚开始运动时，不建议直接进行高强度的 HIIT 训练。尽管跑步、骑车等运动可能耗时较长，但它们是提升整体运动能力的有效方式。

　　②避免因肌肉过度疲劳而无法完成训练：由于 HIIT 的运动强度大，进行此类运动前，应确保身体状态良好，肌肉具备一定的强度和耐力。肌肉过

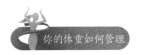

度疲劳不仅可能导致运动动作不规范,增加受伤风险,还可能影响心率达标,从而降低运动效果。

③循序渐进,合理安排运动要素:虽然 HIIT 是高效的减脂运动方式,但在制订训练计划时,应循序渐进,合理安排运动动作、运动时间和休息时间等要素,以确保训练的安全性和有效性。

二、减脂 HIIT 训练的前提条件

①良好的关节功能和稳定性:进行 HIIT 训练前,应具备较好的关节功能,包括核心稳定性、髋关节的灵活性与稳定性。这是因为 HIIT 的运动过程快速且多变,良好的稳定性和灵活的关节有助于完成标准动作,并减少受伤风险。

②掌握基础动作规范:HIIT 的动作组合多种多样,掌握每个动作的标准规范能很好地在运动过程中达到既定目标以及减少因动作不标准造成的关节、肌肉等损伤的可能性。

③具备一定的力量水平,如 10 次跪姿俯卧撑:HIIT 不是单纯的有氧或无氧运动,而是可以根据训练目的进行的各种动作的组合搭配。具备一定的力量水平可以使有氧运动和无氧运动通过 HIIT 方式有效结合,实现无氧和有氧之间的合理切换,从而提升运动效果。

④具备一定的耐力水平:HIIT 运动本身对耐力水平和心肺功能要求较高。因此,进行 HIIT 训练前应具备一定的耐力基础,如能够完成一定数量的简易波比跳等动作。这将有助于更好地应对 HIIT 训练中的高强度间歇挑战。

HIIT 不仅能在运动过程中消耗大量的能量,还可使机体欠下“氧债”,进入超氧耗状态——能量消耗在运动结束后仍然维持较高水平,且在安静休息时消耗的能量大部分来自脂肪。

美国科罗拉多州立大学的一些研究人员对人体运动后代谢率的变化进

行了监测,结果发现:有氧运动阶段的练习者的代谢率在锻炼后 1 小时恢复到平常水平,而把强度提高到无氧运动阶段的练习者,代谢率则在很长时间内都保持着高于平常的水平,直到锻炼 15 小时后才复原。这意味着无氧运动在 1 小时内所消耗的热量不及有氧运动,但其"后劲"能够在 15 小时内(不同人群,不同训练量,时间有所差异)继续高水平地消耗热量。

当然,这并不意味着你观看网络上类似"HIIT 高效燃脂训练"的视频一起锻炼,就属于 HIIT 了。如前所述,脂肪的分解需要氧气的参与,因此想做好 HIIT,必须注意耗氧量的变化,以及"氧债"是如何产生的。

我们的身体在静息心率或固定强度的运动下的氧耗水平是相对稳定的。但是,随着运动强度的增加,耗氧量也会相应增加。当运动强度突然增加时,我们的身体会迅速做出调整。例如,磷酸原系统会提供能量来支持爆发性动作,以满足运动的要求,这种情况下氧气的供应满足不了机体的需求(这也是进行 HIIT 训练时很多人身体出现一系列不适症状的原因之一)。

当氧气供应重新恢复,耗氧量达到新的水平时,我们会逐渐适应新的运动强度。在这个过程中,可能会产生一种所谓的"氧债"。当我们降低运动强度或停止训练时,耗氧量并不会立即回到低水平,而是开始偿还"氧债",这也是导致代谢率在运动结束后仍保持较高水平的原因。需要注意的是,如果你的运动强度无法达到产生"氧债"的程度,那么自然也不会出现"氧债"的偿还现象。(图 4 - 1)

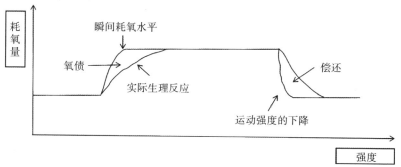

图 4 - 1　"氧债"产生示意图

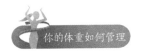

三、动作选择

1.动作选择

为了达到理想的"氧债"效果,选择合适的动作和时间组合是至关重要的。以下是选择动作时需要考虑的几个方面:

①优先考虑多关节运动:多关节运动能够同时调动更多的肌肉参与,因此可以承受更大的重量。此外,这类运动还可以训练到更多的肌群,特别适合刚开始健身的人群。多关节运动通常具有较高的稳定性,在目标肌群进行离心运动时,更接近躯干,有助于保持身体平衡。

②注重快速重复:在高强度间歇训练(HIIT)中,提高心率水平和增加运动量是关键。通过快速重复完整的动作,可以有效提高心率水平,并增加运动量。

③选择简单易行的动作:简单的动作更容易快速重复,有助于身体保持高效的活动状态并维持稳定的心率水平。

④动态动作为主,静态动作为辅:动态动作能更有效地刺激多个肌群,虽然对心率的提升效果可能不如静态动作明显,但仍是 HIIT 训练中的主要选择。在训练中,可以穿插进行局部静态训练,如核心训练,以有针对性地提高目标部位的训练效果。这样既能达到高强度间歇训练的效果,又能增强身体的核心力量。

⑤适当引入高强度、难以快速恢复的动作:虽然快速恢复的动作是 HIIT 训练的主要形式,但适当引入一些高强度且难以快速恢复的动作,如波比跳,可以突破身体的适应性,使心率迅速上升,进一步提升训练效果。

⑥穿插不稳定平面的训练:如平板支撑交替摸肩和静力支撑训练,如静蹲。

2.HIIT 运动处方的组成

①运动形式：HIIT 可以采用多种动作组合进行训练，如开合跳、波比跳、深蹲跳、高抬腿、平板支撑、登山跑和支撑平移等。这些动作可以根据个人的体能水平和训练目标进行选择和调整。

②运动强度：在 HIIT 训练中，运动时的靶心率应达到最大心率的 80% 以上，以确保训练效果。在休息时，心率应降至最大心率的 65%～70%，以帮助身体恢复并为下一轮高强度运动做好准备。

③运动时间：HIIT 训练的总时长可以根据个人的体能状况进行调整，一般建议控制在 30 分钟左右。在选择动作时，可以选择 5～10 个不同的动作进行组合训练。每个动作的执行时间可以设置为 20 秒，之后休息 20 秒。完成所有动作为一组训练结束，组间休息时间可以设置为 3 分钟左右。

④运动频率：为了确保身体得到充分恢复并避免过度疲劳，建议每周进行 2 次 HIIT 训练。（表 4 - 7）

表 4 - 7　HIIT 运动示例

示例			
动作名称		时间	间歇
热身		5～15 min	—
训练	开合跳	20 s	20 s
	勾腿跳	20 s	20 s
	平板支撑	20 s	20 s
	波比跳	20 s	20 s
	俯卧撑	20 s	20 s
	深蹲跳	20 s	20 s
放松	中间休息	2 min/组	
结束拉伸			

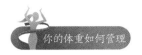

第四章
学会无氧运动，练出健美好身材！

有氧运动可以帮助减脂，但强度适宜的无氧运动能够更有效地改善身体成分、中心型肥胖问题，增强身体线条感和皮肤紧致感。相比单一的有氧运动，有氧运动与无氧运动结合对于减肥和塑形，效果更为理想。

想要拥有优美身材，了解有氧运动与无氧运动结合的重要性十分关键。例如，在塑造腰腹部时，正确的方法是通过无氧锻炼来增加腹部肌肉线条感。通过无氧训练，您可能会触摸到肌肉出现凹凸感，但线条可能不够明显。此时，进行有氧运动，随着腹部皮下脂肪的逐渐减少，腹部线条将变得更加清晰。

然而，仅仅依靠单一的有氧运动很难达到理想的腰腹线条效果，甚至可能会导致腰部两侧出现赘肉问题，即使你的体重已经很小。这是因为有氧运动虽然能够燃烧脂肪，但在塑造肌肉线条方面效果有限。而无氧运动则可以通过增加肌肉量和提高肌肉质量来改善身体成分和线条感。

腰腹部是最容易堆积脂肪的区域之一，其脂肪积累不仅影响身材美感，还与糖尿病和非酒精性脂肪肝等风险因素相关。针对大部分人最关注的腰部、臀部等部位的形体塑造，我们将提供一些无氧训练的动作示例供参考。请注意，书中的动作图片仅作为示例展示，在体重管理期间可作为参考标准之一。

一、腰部塑形运动选择

1.上腹直肌训练方法

在选择腰部塑形运动时，我们推荐采用卷腹摸膝、卷腹、反向卷腹和平板支撑等方式进行锻炼。需要注意的是，我们不建议采用仰卧起坐作为锻炼方式，因为在完全坐起的过程中会对脊椎造成较大的压力，并且是过于倾斜的姿势还可能导致瞬间脑部血压过大，存在一定的安全风险。

（1）卷腹摸膝（图 4 - 2）

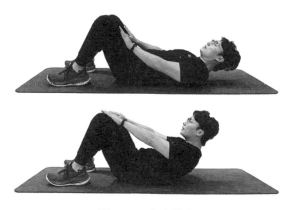

图 4 - 2　卷腹摸膝

操作步骤：

①平躺在瑜伽垫上，双腿屈膝与髋部同宽，双脚踩实。身体微抬起至肩胛下角欲离开点，双手轻放在大腿上，以保持稳定。

②利用腹肌的力量，将上背部从瑜伽垫缓慢卷曲起来，下背部贴实瑜伽垫，同时双手触摸膝盖。注意，不要用颈部力量抬起头部，以免颈部压力过大。

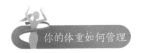

③在触摸到膝盖后,缓慢地回到起始位置。

④在进行卷腹动作时,保持下背部紧贴瑜伽垫。

⑤双臂保持伸直,缓慢下落。

在卷腹摸膝的过程中,要明显感受到腹部肌肉的收缩和发力,尤其是上腹部肌肉群。发力时呼气,有助于更好地收缩腹部肌肉;下落时吸气,保持呼吸顺畅。这个动作主要针对上腹部进行锻炼,有助于塑造平坦、紧致的腹部线条。

(2)卷腹(图4-3)

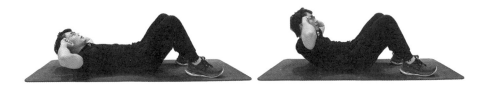

图4-3　卷腹

操作步骤:

①平躺在瑜伽垫上,双腿屈膝与髋部同宽,双脚踩实。

②双手扶在两耳旁,身体微抬起至肩胛下角欲离开瑜伽垫。

③利用腹肌的力量,将肩部和上背部从瑜伽垫卷曲起来,下背部紧贴瑜伽垫。

当肩部和上背部卷曲到最高点时,稍作停顿,感受腹部肌肉的收缩。然后缓慢回到起始位置,不要突然放松或快速下落,以免对腰部造成冲击。

2.下腹直肌训练方法

反向卷腹。(图4-4)

①双手放于臀部两侧,双腿抬起,与地面呈约45°角。

②使腰部贴地,并将臀部和双腿视为一个整体进行运动。

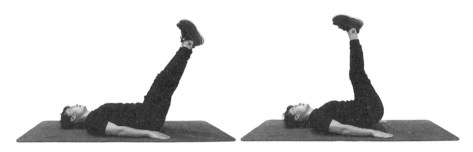

图 4-4 反向卷腹

③运动时，利用下腹部的力量将臀部抬离地面并向面部方向摆动。

④在回落时，腰部应与地面保持接触，不应完全离开。

腿下落时，腹部有强烈紧绷感；抬起时，臀部稍微抬起，下腹部明显收缩发力。发力时吸气，下落时呼气。

3.腹横肌训练方法

平板支撑。（图 4-5）

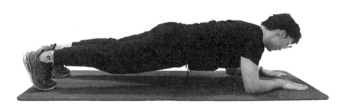

图 4-5 平板支撑

①屈肘，小臂与前脚掌撑地。

②躯干和瑜伽垫约为平行状态，头部、肩部、髋部（以股骨大转子为点）和踝部基本保持在同一平面。

③手肘垂直于瑜伽垫，小臂向前。

④脚尖点地，与瑜伽垫摩擦力对抗。

⑤小臂按紧瑜伽垫。

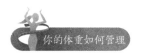

肩部、背部、臀部、整个腹部都应该有紧绷感,其中腹部最强烈,保持自然呼吸。

4.侧腹训练方法

仰卧交替触踝。(图4-6)

①平躺,腰部贴地,双腿屈曲。

②下颚内收,固定颈椎,身体微抬起至肩胛下角欲离开瑜伽垫,骨盆固定不动。

③移动双肩,去让手触摸脚后跟。

动作过程中,保持腹部往返的收缩感;交替摸脚时,腹部两侧有灼烧感。发力时呼气,下落时吸气。

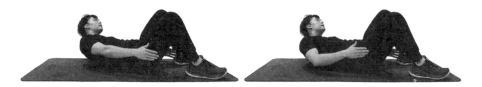

图4-6　仰卧交替触踝

初学者可以尝试屈肘平板支撑,每次进行至力竭为止。对于有一定运动经验的人,可以每组进行2分钟,每组间隔10秒。卷腹摸膝动作每组进行15次,每组间隔大约10秒。这两个动作可以相互衔接完成。

二、臀部塑形运动选择

众所周知,腹部肥胖对健康有害,而腿臀部肥胖同样会对健康造成不良影响。研究发现,臀部脂肪会提高早期代谢综合征患者的趋化素水平。这种趋化素水平越高,高血压的发病率越大。趋化素还会降低高密度脂蛋白水平,引起脂质代谢紊乱。

　　长期久坐是导致臀部脂肪堆积的关键因素。研究发现，当身体缺少活动时，脂肪细胞会逐渐增长并渗入到肌肉组织中，形成臀部的脂肪堆积。长时间保持静坐或半躺姿势会对身体组织产生机械性拉伸负荷，促使前脂肪细胞转化为成熟的脂肪细胞，进而可能导致更多的脂肪生成和臀部脂肪堆积。事实上，有数据显示：每连续静坐 1 小时，深静脉血栓形成的风险可能会增加 10%；每连续静坐 90 分钟，膝关节血液循环减少 50%。因此，建议长期久坐的办公人群每隔 1 小时就起身进行适当的活动。此外，不良的生活习惯和坐姿也是导致臀部肥胖的重要原因。

　　在完美的身材比例中，臀部扮演着重要的角色。一个丰满而翘起的臀部能够突出双腿的修长，并且使腰围显得更加纤细，整体身材更加挺拔，人显得更加年轻。因此，在减脂和塑形的过程中，对臀部的专门训练是至关重要的，它能够有效地改善身材比例，让你拥有更加迷人的身姿。

1. 臀型

　　决定一个人臀部外形的主要因素有以下三点：

　　①骨盆宽度：较宽的骨盆会使臀肌的分布面积较大，因此形成集中凸起的外形较为困难。一些短跑运动员和球类运动员所具有的漂亮"翘臀"，与他们较窄的骨盆密切相关，这主要受到遗传因素的影响。

　　②臀肌的发达程度：臀肌的发达程度是影响臀部外形的决定因素。通过适当的锻炼可以使臀肌得到发展。发达的臀肌能够使臀部与腰部的交界处以及与腿部的交界处呈现明显的分界线，从而形成"翘臀"。

　　③体脂厚度：臀部是最容易堆积脂肪的部位之一。如果体脂过多、过厚，再发达的肌肉也会被掩盖起来，使得臀部上下两端界线模糊，从而影响臀部的外形。如果体脂过低，臀部的弧线又会不饱满，尤其是外侧凹陷，影响美观。

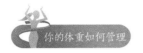

2.臀部塑形方法

(1)深蹲(图 4 - 7)

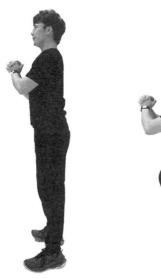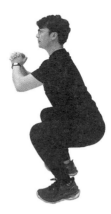

图 4 - 7　深蹲

①腰背挺直,脚跟与肩同宽。

②膝盖与脚尖方向一致,避免膝盖内扣。

③掌心相对,手臂交叉放于胸前。

④下蹲动作自然流畅,屈髋屈膝。

⑤臀部向后移动,至最低点时,大腿略低于瑜伽垫。

⑥起身还原,全程保持腰背挺直。

下蹲时,臀部和大腿前侧有轻微牵拉感;蹲起时,臀部和大腿前侧收缩发力,臀部更加明显。下蹲时吸气,起身时呼气。

(2)臀桥(图 4 - 8)

①仰卧在瑜伽垫上,双腿屈曲略宽于肩。

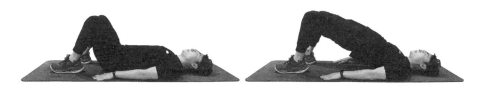

图 4 - 8　臀桥

②脚跟踩地，臀部抬起离开瑜伽垫。

③发力将臀部抬起，与膝盖、身体呈一条直线。

④臀部抬起时，上背部支撑瑜伽垫。

⑤下落时，下背部贴地，臀部悬空。

感受臀部慢慢离开瑜伽垫到顶部后，臀部有强烈的收缩挤压感。臀部抬起时呼气，臀部下落时吸气。

（3）交替箭步蹲（图 4 - 9）

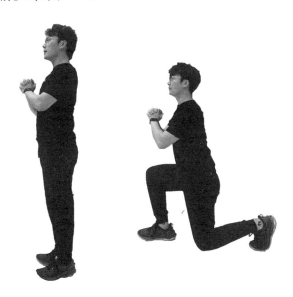

图 4 - 9　交替箭步蹲

①双脚并拢，收紧腹部核心，双手交叉放于胸前，肩膀后缩下沉。

②上半身挺直，向前迈一侧腿并下蹲，重心位于两脚中间。

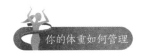

③下蹲至前侧大腿与身体垂直。

④前侧大腿与小腿垂直,后侧大腿与小腿垂直。

⑤略作停顿,前侧腿发力站起回到起始位置,左右交替进行。

站起时,前侧腿的臀部及大腿前侧有收缩感,臀部更加明显。站起时呼气,下蹲时吸气。

第五章
体重管理期间运动处方的实施与注意事项

运动有益于身心健康,是管理体重的重要方式之一。在运动过程中,人体主要通过分解葡萄糖和脂肪来供应能量,虽然蛋白质也会参与,但并非主要能量来源。在多数健身活动中,糖原是主要的即时能量来源,而脂肪则在持久性、中低强度的运动以及运动后的恢复阶段中发挥着重要的能量供应作用。长期坚持低至中等强度的运动,能够有效提高脂肪的氧化利用率,从而有助于减少肥胖的风险。

运动处方是基于个体运动能力评估而制订的个性化锻炼计划。其基本原则包括运动的频率、强度、时间和类型,这四个要素合称 FITT。此外,身体活动量和锻炼的进度也是关键考虑因素,合称为 FITT－VP 原则。

制定运动处方时,应根据个人的健康状态、体能水平以及锻炼目标来调整运动的进度,这包括适时地调整运动的时间、强度和幅度等,以确保运动安全有效,同时达到预期的锻炼效果。

一、运动处方的制定

运动处方的制定包括运动前的常规体检、健康筛查与评估、运动测试(必要时进行)、运动量目标和运动内容制定、运动训练的医学监督和运动计划调整等方面。

(1)进行运动训练前的常规体格检查是必不可少的

这包括了解个人的病史、血压、脉搏和关节等基本情况。在某些情况下,可能还需要进行更详细的检查,如心电图、胸透和生化检查,以确保运动

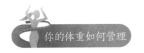

不会引发潜在的健康问题或意外伤害。

（2）运动前的健康筛查与评估

我们在开展运动训练前都应该进行健康筛查与评估（包括运动习惯和水平），并确定是否需要进一步的运动测试和医学监督。评估方法可以采用前面章节提到的身体活动准备问卷（PAR－Q）。这一步骤有助于确保运动计划符合个人的健康状况和运动能力。

（3）运动测试

它分为健康体适能指标测试和临床运动测试两大类。健康体适能指标测试包括评估身体成分、心肺耐力、肌肉力量和耐力以及柔韧性等方面。这些测试有助于全面了解个人的健康水平和功能能力，并为制定个性化的运动处方提供依据。

（4）运动量目标和运动内容的制定

在制定运动量目标和运动内容时，需要确保运动处方能够提高心肺耐力、肌肉力量和耐力以及柔韧性，并改善身体成分。

运动处方内容一般包括有氧运动、肌肉力量练习和柔韧性活动，强调结合日常生活中的职业、交通、家务和休闲活动等进行运动训练。推荐的有氧运动强度为中等，每周累计时间至少达到 150 分钟；而肌肉力量锻炼则建议每周进行 2～3 次，每次 30～60 分钟，以保持对肌肉的刺激。（表 4－8）

表 4－8　一次训练计划的基本组成

项目	内容
热身	5～10 分钟，小到中等强度的心肺和肌肉耐力活动
训练内容	有氧运动、抗阻运动等多种运动方式组合累计达到 20～60 分钟
拉伸	在热身活动之后，进行至少 10 分钟的拉伸活动

肥胖人群减重的运动原则是以中低强度有氧运动为主，以抗阻运动为辅。每周进行 150～300 分钟中等强度的有氧运动，每周 5～7 天，至少隔天运动 1 次；抗阻运动每周 2～3 天，隔天 1 次。运动过程中，注意循序渐进，逐

渐增加运动量,达到每周的建议量。

例如:王女士,28 岁,无其他慢性疾病史,平时没有运动习惯,BMI 28.2 kg/m^2,腰围 92 cm,为腹型肥胖。自觉爬楼梯费力、精力不足、体力差。

王女士,目前的体力差、精力不足等表现,与肥胖、长期缺乏运动、心肺功能弱有关。

王女士第一阶段运动方案示例见表 4-9。

表 4-9　王女士第一阶段运动方案示例

项目	内容
运动目的	增强心肺功能,减少体脂
运动类型	第一阶段可选择慢跑或长距离游泳等中等强度有氧运动
运动强度	王女士安静心率为 70 次/分钟,其中等强度运动的目标心率＝(220－年龄－安静心率)×(40%～59%)＋安静心率,即 119～142 次/分钟
运动持续时间	30～60 分钟/次
运动频率	慢跑 4～5 次/周或以上,每周末游泳 2 次
注意事项	·跑步时注意保护膝关节和踝关节 ·在执行运动处方的过程中,依然需要控制膳食总热量的摄入,使机体总热量消耗达到负平衡,体重才能下降 ·充分利用上下班时间和工作间歇进行运动,遵循循序渐进的原则,如果初期运动持续时间较短,可间隔累积运动时间

二、运动处方的实施

运动处方的实施分为三个阶段:准备阶段、训练阶段、整理阶段。

(1)准备阶段

做好热身活动,这一阶段的核心目标是预防运动伤害、提升身体兴奋性,并帮助身体从静态逐渐过渡到运动状态。通常,准备阶段会持续 5～15

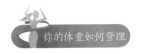

分钟,包括一些运动量较小的项目,如慢跑、体操或伸展性练习等。当身体开始发热、微微出汗,并且呼吸有所增加时,就标志着准备活动已经达标。

(2)训练阶段

是运动处方实施的关键,在这一阶段,我们将通过特定的运动项目来达到锻炼和管理体重的目的。多数研究显示,中等强度的运动能够在生理和心理上产生最为理想的效果,包括改善焦虑、抑郁和紧张等情绪状态。

(3)整理阶段

这一阶段的主要目的是帮助身体从剧烈运动状态平稳过渡到安静状态,促进体力恢复、减轻疲劳感和缓解肌肉酸痛。这一阶段通常包括一些轻度的有氧运动和拉伸训练,持续5~15分钟,直至身体感到放松,肌肉酸痛得到缓解。

为了确保运动处方的长期有效性和可持续性,我们还需要制订一个周期性的运动计划。这个计划会根据个人的体能状态和时间安排,以一定的节奏逐步地增加训练内容和负荷量。根据时间长短,运动周期可分为短周期(1~2周)、中周期(4~6周或更长)和长周期(数月~1年)。同时,根据个人的体能水平,运动计划还可分为初级、中级和高级三个阶段,每个阶段都有其特定的训练重点和目标。

初级(适应)阶段(4~12周)。主要关注肌肉耐力、心肺耐力和基础柔韧性的培养,同时纠正不良姿势并减少脂肪积累。

中级(提高)阶段(4~12周)。重点将转向肌肉力量和主动柔韧性的提升,同时逐渐提高肌肉质量及心肺耐力水平。

高级(维持)阶段(4~12周)。主要目标是进一步提升最大肌力和爆发力、增强功能柔韧性,并保持优秀的心肺耐力水平。通过这样的周期性运动计划,我们可以确保运动处方的长期有效性和可持续性。(见表4-10)

表 4 - 10　运动各周期的训练方法

阶段名称	持续时间	项目	目标	内容
初级阶段	4～12周	心肺耐力	心肺耐力良好	初级者训练内容
		柔韧性	被动柔韧性良好	初级者训练内容
		抗阻力	肌耐力良好	初级者训练内容
中级阶段	4～12周	心肺耐力	心肺耐力优秀	中级者训练内容
		柔韧性	主动柔韧性良好	中级者训练内容
		抗阻力	肌耐力良好、健美	中级者训练内容
高级阶段	4～12周	心肺耐力	心肺耐力维持优秀	高级者训练内容
		柔韧性	功能柔韧性良好	高级者训练内容
		抗阻力	肌耐力及爆发力	高级者训练内容

三、运动处方实施过程的自我监控

1.心率测定

（1）基础心率

基础心率就是通常所说的晨脉。在锻炼期间,晨脉基本是稳定的,如果基础心率突然加快或减慢则表明身体有疲劳或疾病的征象;如果连续几天持续增加,则应及时调整运动负荷。

（2）运动中的心率

随着训练水平的提高,完成相同负荷时,心率将逐步下降。如果在某一时期内,完成相同强度的负荷,运动中的心率增加,则表示身体状态或机能有下降的趋势,应查明原因。

（3）运动后心率恢复时间

身体机能越好,运动后心率恢复速率越快。运动量和运动强度越大,心率恢复时间越长。

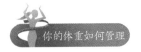

2.血压反应

锻炼后,如果收缩压上升而舒张压明显下降,并且这种变化能迅速恢复,这通常是身体机能良好的表现。相反,如果锻炼后收缩压和舒张压都明显上升,并且需要较长时间才能恢复,这可能表明身体机能不佳。

3.体重变化

一般来说,一次锻炼结束,体重的减少不超过 0.5 kg。如果体重呈不明原因的进行性下降,应注意是否有某种消耗性疾病或严重过度疲劳。反之,如果体重逐渐增加,皮脂增厚,则可能意味着运动量过小。

4.自我主观感觉

在运动过程中,我们可以通过结合自身的感觉和心率来评估运动量是否适宜。运动量过大的表现包括:锻炼后大汗淋漓、头晕眼花、气喘胸闷,并且脉搏在运动结束 20 分钟后仍未恢复正常。此外,如果运动后食欲减退、睡眠不佳、第二天感到全身酸软乏力、没有继续锻炼的欲望,也可能是运动量过大的信号。

相反,如果运动后身体没有发热感、没有出汗、没有脉搏明显加快,并且在 2 分钟内就恢复正常,这可能表明运动量不足。

在评估运动量是否适宜时,最好综合考虑各种方法,以进行更客观、合理的判断。适宜的运动量通常表现为:锻炼后全身微微出汗、肌肉有轻微的酸胀感和疲劳感,但总体感觉舒适愉快、情绪高涨;运动后食欲和睡眠良好,第二天精力充沛、疲劳感消失,并有继续锻炼的欲望。

四、运动过程中的安全措施

1.运动前的安全措施

对于正处于疾病急性期、患有先天性心脏病、刚痊愈的肝炎、肾炎、肺结核患者，以及有感冒、发热症状的人群，应避免进行运动。此外，饭后半小时内也不宜进行剧烈运动。

①运动前的自我评估：在开始运动之前，请关注自己当天的身体状况。如果出现任何不适症状，应避免进行高强度的运动，如超长距离的跑步。在这种情况下，可选择低强度运动作为替代。

②选择合适的运动装备：为了确保运动的安全和舒适，应选择质地柔软、透气性好、吸湿性强的运动服装，以便身体能够自由活动。同时，选择符合自己脚的尺寸、具有一定弹性和透气性良好的运动鞋，鞋跟不宜过高。此外，根据运动类型和季节需求，保持装备的清洁卫生也很重要。在必要时，可以佩戴护膝、护腕、头盔、护目镜等保护用具，以降低运动损伤发生的风险。

③做好充分的热身准备：热身活动包括快走、慢跑和原地连续性徒手体操等，旨在增强四肢关节的灵活性，提高运动能力。热身活动的持续时间和强度应根据个人的年龄、身体状况和训练水平来调整。在夏季，为了避免过度疲劳，热身活动时间不宜过长，与正式运动之间保持1～3分钟的间隔较为合适。

2.运动锻炼中的安全措施

运动锻炼中最关键的安全措施是有效的自我保护。在锻炼过程中，要警惕各种异常症状，并及时做出调整。以下是在运动锻炼中需要警惕的几个常见症状。

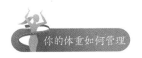

①呼吸困难：如果出现呼吸困难，应立即停止运动，并休息数分钟，使身体恢复到正常状态。然后，从低强度的运动开始逐渐尝试。如果连续3分钟内呼吸困难仍未缓解，说明运动强度过大，不适合您当前的身体状况。

②腹痛：当出现腹痛时，应停止运动或减慢运动速度，让疼痛自然消退。容易在运动中出现腹痛的人群，应充分做好运动前的准备活动，使身体逐渐适应。在跑步时，应通过鼻子进行深呼吸，避免浅短的口呼吸，并根据运动强度调整呼吸节奏。

③胸闷：研究表明，除非出现严重的心前区疼痛或伴随其他临床症状，通常可以进行适度的运动，并且适量的运动对改善胸闷症状有一定的效果。对于支气管疼痛症状，可以通过适当的休息来缓解。在运动中出现干咳时，应调整呼吸方式以减少不适。寒冷季节运动时，建议佩戴口罩以防止冷空气刺激呼吸道。

④下肢疼痛：下肢疼痛的处理方法因症状而异。

长期缺乏运动的人群，初次运动后的小腿和大腿肌肉疼痛，通常是由于乳酸堆积引起的。这种疼痛通常在1～2天内会自然消失，无须过于担心。当出现下肢疼痛症状时，可以减少运动量或者暂停运动1～2天。

持续锻炼两周以上出现足、膝盖部位的关节疼痛时，应暂停锻炼数日，待疼痛消失后再开始运动。再度开始运动时，运动强度应该比之前小。

运动中突发的剧烈下肢疼痛，可能是扭伤、肌肉裂伤或骨折等严重损伤。应立即停止运动，保持镇静，并寻求医生诊断治疗，以避免造成永久性损伤。

⑤补充水分的方法：饮水量应根据运动量和排汗量的多少进行调整，不宜过量饮水。运动后立即大量饮水可能给心脏增加负担。

在低强度运动中感到口渴时，建议用温开水漱口，以缓解口干和舌干的症状。

在运动中或运动后，每次饮水量应控制在约100ml为宜。长距离跑步者可根据排汗量每20～60分钟补水一次。

出汗会导致水分和盐分的丢失,过量的补水可能会降低血液渗透压,因此,在补水的同时适量补充电解质是必要的。

3.运动锻炼后的安全措施

运动锻炼后的整理活动有助于促进代谢产物的排出、加速体力的恢复,并且能预防运动后可能出现的晕厥和其他不良事件发生。因此,我们应该认真对待并做好整理活动。在剧烈运动之后,为了避免不良状况的发生,我们不应立即进入安静状态,而应继续进行一段时间的低强度运动,以帮助身体逐渐恢复到正常水平。这种在高强度运动后的轻度活动被称为整理体操或整理活动。

整理活动的主要内容包括:首先是1～2分钟的慢跑或步行,以缓解肌肉的紧张状态;其次是进行下肢柔韧性和全身伸展的体操,以增加关节的灵活性和减少肌肉的僵硬感;再次是对容易发生肌肉痉挛的肌肉群进行按摩或拉伸,以预防运动后产生疼痛和不适感。

需要注意的是,运动结束后不宜立即洗澡。因为人体在运动时,肌肉不断收缩,运动量逐渐增加,为适应运动的需要,心率和呼吸也会随之加快,血液循环加速,流向肌肉和心脏的血液增加。当运动停止后,虽然血液的流动和心率会逐渐放慢,但仍需要一段时间才能恢复到运动前的状态。如果这时立即洗澡,尤其是洗热水澡,机体受到热水的刺激,会导致肌肉和皮肤的血管扩张,使流向肌肉和皮肤的血液进一步增加,从而导致其他器官,尤其是心脏和大脑等重要器官的供血不足。因此,运动后立即洗澡可能会引发头晕、乏力等症状,严重的情况下还可能导致血压下降、虚脱,甚至晕厥等不良后果。

为了保护身体健康,在运动后最好休息30～45分钟,待身上的热量散发之后再去洗澡。温水淋浴的时间要短,最好在5～10分钟内完成,并且水温不宜太高,以36～39℃为宜。在洗澡前后以及休息时,可以适当补充水分。此外,由于运动后肌肉容易产生乳酸堆积导致酸痛感,因此建议在洗澡前做

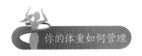

一些缓慢、轻柔的伸展动作以缓和乳酸的堆积，这样再去洗澡更能帮助身体恢复。

五、运动期间的营养支持

运动后的营养补充对于身体的恢复和肌肉的修复至关重要，特别是膳食补充剂的用量和补充时间，都需要我们准确把握。

（一）常见的运动营养补充剂

1.增加肌肉蛋白质合成的营养补充剂

蛋白质在人体运动能力中扮演着举足轻重的角色，无论是肌肉收缩、氧气运输与储存，还是物质代谢与生理功能的调节，都离不开它的参与。当我们进行运动锻炼时，为了增加肌肉的体积和力量，就需要提高机体内蛋白质的合成代谢水平。然而，普通膳食中的蛋白质往往难以满足运动者的需求。因此，在运动期间，我们需要补充具有高生物活性的蛋白质和氨基酸，如乳清蛋白、酪蛋白、大豆蛋白等，以满足身体的需要。对于健身人士来说，乳清蛋白是个不错的选择，它有助于肌肉的增长和塑形；而对于高甘油三酯血症的人群，大豆蛋白则更为适宜。此外，支链氨基酸的补充也能提高身体的抗疲劳能力，提高耐力和肌肉力量。

在补充蛋白质时，我们需要注意两个关键的时间点。一是负重锻炼后，生长激素分泌大约可维持 2 小时；二是餐后的 1～2 小时，这是蛋白质吸收的高峰阶段。因此，在这两个时间段内使用蛋白质补充剂，能够更有效地促进肌肉的合成和修复。

对于希望增肌的形体瘦弱的人群，除注意蛋白质的补充外，还可以考虑在锻炼前半小时到 1 小时内加餐，如吃些香蕉、全麦面包等富含能量的食物，以保证锻炼过程中的能量供应。同时，在锻炼结束后的半小时内，也要抓住这个营养补充的"黄金时期",补充鸡蛋或蛋白粉等富含蛋白质的食物,有助于受伤肌肉和组织的修复重建,并缓解肌肉酸痛等症状。

2.促进疲劳消除和体能恢复的运动营养补充剂

运动时,人体的能量需求迅速增加,新陈代谢活跃,骨骼肌细胞的耗氧量增加100～200倍,此时组织中自由基的生成也随之增加。当这些自由基的数量超出我们身体的清除能力时,就会引发氧化应激反应,导致组织损伤和肌肉疲劳。因此,在运动中补充抗氧化剂是延缓运动性疲劳发生、促进运动后疲劳消除和身体功能恢复的重要方法之一。

抗氧化剂的"大军"中,包括我们熟知的维生素 E、维生素 C,还有类胡萝卜素、番茄红素以及硒等"成员"。它们能够帮助我们的身体对抗运动过程中产生的大量自由基,从而减缓疲劳感,助力身体更快恢复。

想要补充这些抗氧化剂,其实并不难。许多日常食物中就含有丰富的抗氧化成分。例如各类坚果都是维生素 E 的优质来源,而想要补充维生素 C,则可以多吃番茄、柿子椒、绿色蔬菜、柠檬、猕猴桃、橘子等。但需要注意的是,由于传统烹饪方式(如高温烹炒或长时间炖煮)可能会导致蔬菜中的维生素 C 大量流失,因此我们在评估日常饮食后,可进行适量的补充。

与维生素 C 不同,类胡萝卜素则是一种耐高温且不易被破坏的抗氧化剂。类胡萝卜素在胡萝卜、南瓜、荠菜、西蓝花、羽衣甘蓝、菠菜等蔬菜,番木瓜、杧果等热带水果,及红薯中含量丰富。至于番茄红素,它主要"藏身"于番茄、西瓜、番石榴和葡萄柚等食物中。而全谷类食物、麦芽、酵母以及大蒜和洋葱等食材,则是硒元素的良好来源。因此,我们在日常饮食中,应合理搭配这些食物,以确保身体能够摄取到足够的抗氧化剂,从而更好地应对运动带来的挑战,保持健康与活力。

(二)运动减脂饮食上的注意事项

①确保适量摄入碳水化合物:当碳水化合物摄入不足时,脂肪酸无法充

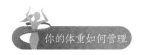

分氧化,这对减脂不利。因此,在减脂期间不应过度限制富含碳水化合物的食物,如全谷类食品等。

②充足摄入蔬菜和水果:菠菜、芹菜、油菜、韭菜和苹果等蔬菜水果富含维生素 C、叶酸和镁等矿物质,可以弥补减肥期间可能出现的维生素摄入不足。此外,蔬菜和水果中的纤维素有助于促进脂肪代谢,减少脂肪堆积。

③增加奶类和豆制品的摄入:脱脂牛奶和豆腐含水量较高,是低脂肪、高蛋白质、富含钙的减脂食品。它们可以提供身体所需的蛋白质,而其中的钙还能促进脂肪分解。

④限制酒精的摄入:酒精本身含有较高的热量,而且它会抑制体内脂肪的分解,同时增加脂肪的合成,从而导致脂肪在体内囤积,尤其是在腹部的囤积。因此,为了有效管理体重,应当严格限制酒精的摄入。

⑤建议尽量多喝水,并经常饮用淡茶:茶叶中富含多种维生素、酚类物质以及微量元素,这些成分有助于促进脂肪的分解代谢,从而帮助体重管理。

总之,改变久坐、高油高糖饮食、熬夜等不良的生活方式,保持三餐规律,选择健康的食品,运用饮食结合运动的方式来达到体重管理的目标才安全有效。

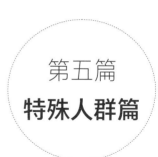

第五篇
特殊人群篇

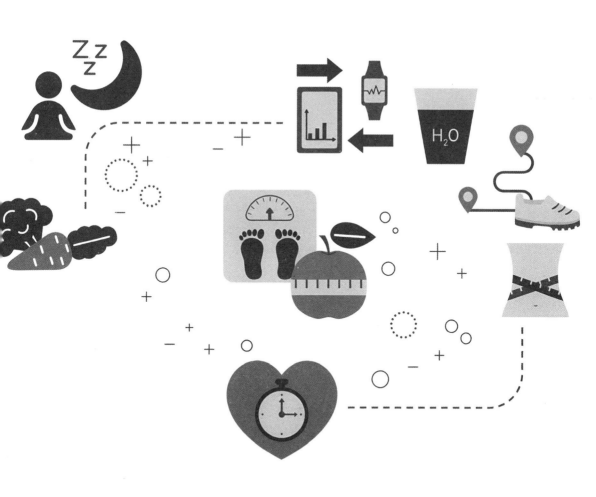

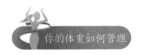

第一章
儿童的体重管理

　　孩子的体重是衡量其营养和健康状况的重要指标,因此一直受到家长们的密切关注。随着"小胖墩"的日益增多,许多父母担忧孩子可能因营养过剩而面临超重或肥胖的风险;同时,也有部分家长忧虑孩子是否营养不足,从而影响其正常的生长发育。那么,作为家长,我们应该如何准确判断孩子的体重是否处于正常范围,并有效地管理孩子的体重呢? 接下来,本章将为您提供专业的指导和建议。

一、儿童青少年的体重评估

　　"孩子胖点好还是瘦点好?"面对这个问题,家长们十有八九都会觉得胖点好。在传统观念里,孩子胖胖的招人喜爱。如何让孩子吃多、吃好,似乎是所有家长的心愿。特别是老一辈的爷爷奶奶,姥姥姥爷,经历过吃不饱饭的饥饿年代,让孩子多吃成了他们心里深深的执念。然而,这种观念实际上正在危害着孩子们的健康,导致越来越多的"小胖墩"出现。

　　以江西的 4 岁男孩小海为例,由于父母外出务工,他由爷爷奶奶抚养。每当孩子哭闹着要吃东西时,爷爷奶奶总是尽量满足他的要求,尤其是薯片等零食更是他的最爱。结果,短短一年时间内,小海的体重迅速增加,腰围达到了惊人的 95 cm,BMI 指数高达 35 kg/m^2,属于重度肥胖。当他被送进医院时,就被诊断出患有脂肪肝、高脂血症、高血压等疾病。此外,他还患有睡眠呼吸暂停综合征。最终,这个年仅 4 岁的孩子在睡梦中离开了人世。

　　这样的悲剧让人心痛不已。作为家长,我们总是希望给孩子最好的,包括食物。然而,过度喂养和错误观念正在毁掉孩子们的健康。我们应该明白,孩子的体重并不是衡量健康的唯一标准。过度肥胖可能会导致一系列严重的健康问题。

在现实生活中,很多家长对于孩子的体重状况往往只是凭借自己的直观感受或者周围人的评价来判断。然而,这样的判断方式并不准确。为了更科学地评估孩子的体重状况,我们可以参考下面的指标测一测你家孩子是胖还是瘦?

1.体质指数

BMI＝体重(kg)÷[身高(m)]^2

家长们可以先计算出孩子的 BMI 值,然后对照表 5－1 和表 5－2 中的相应数据,以此来判断孩子的体重状况。

表 5－1　6～17 岁儿童青少年消瘦评定标准　　　　单位:kg/m^2

年龄/岁	男生		女生	
	中重度消瘦	轻度消瘦	中重度消瘦	轻度消瘦
6.0～	≤13.2	13.3～13.4	≤12.8	12.9～13.1
6.5～	≤13.4	13.5～13.8	≤12.9	13.0～13.3
7.0～	≤13.5	13.6～13.9	≤13.0	13.1～13.4
7.5～	≤13.5	13.6～13.9	≤13.0	13.1～13.5
8.0～	≤13.6	13.7～14.0	≤13.1	13.2～13.6
8.5～	≤13.6	13.7～14.0	≤13.1	13.2～13.7
9.0～	≤13.7	13.8～14.1	≤13.2	13.3～13.8
9.5～	≤13.8	13.9～14.2	≤13.2	13.3～13.9
10.0～	≤13.9	14.0～14.4	≤13.3	13.4～14.0
10.5～	≤14.0	14.1～14.6	≤13.4	13.5～14.1
11.0～	≤14.2	14.3～14.9	≤13.7	13.8～14.3
11.5～	≤14.3	14.4～15.1	≤13.9	14.0～14.5

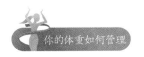

续表

年龄 /岁	男生		女生	
	中重度消瘦	轻度消瘦	中重度消瘦	轻度消瘦
12.0～	≤14.4	14.5～15.4	≤14.1	14.2～14.7
12.5～	≤14.5	14.6～15.6	≤14.3	14.4～14.9
13.0～	≤14.8	14.9～15.9	≤14.6	14.7～15.3
13.5～	≤15.0	15.1～16.1	≤14.9	15.0～15.6
14.0～	≤15.3	15.4～16.4	≤15.3	15.4～16.0
14.5～	≤15.5	15.6～16.7	≤15.7	15.8～16.3
15.0～	≤15.8	15.9～16.9	≤16.0	16.1～16.6
15.5～	≤16.0	16.1～17.0	≤16.2	16.3～16.8
16.0～	≤16.2	16.3～17.3	≤16.4	16.5～17.0
16.5～	≤16.4	16.5～17.5	≤16.5	16.6～17.1

表 5 - 2　6～17 岁儿童青少年性别年龄 BMI 筛查超重与肥胖界值

单位:kg/m^2

年龄 /岁	男生		女生	
	超重	肥胖	超重	肥胖
6.0～	16.4	17.7	16.2	17.5
6.5～	16.7	18.1	16.5	18.0
7.0～	17.0	18.7	16.8	18.5
7.5～	17.4	19.2	17.2	19.0
8.0～	17.8	19.7	17.6	19.4
8.5～	18.1	20.3	18.1	19.9
9.0～	18.5	20.8	18.5	20.4
9.5～	18.9	21.4	19.0	21.0
10.0～	19.2	21.9	19.5	21.5
10.5～	19.6	22.5	20.0	22.1
11.0～	19.9	23.0	20.5	22.7

续表

年龄/岁	男生		女生	
	超重	肥胖	超重	肥胖
11.5～	20.3	23.6	21.1	23.3
12.0～	20.7	24.1	21.5	23.9
12.5～	21.0	24.7	21.9	24.5
13.0～	21.4	25.2	22.2	25.0
13.5～	21.9	25.7	22.6	25.6
14.0～	22.3	26.1	22.8	25.9
14.5～	22.6	26.4	23.0	26.3
15.0～	22.9	26.6	23.2	26.6
15.5～	23.1	26.9	23.4	26.9
16.0～	23.3	27.1	23.6	27.1
16.5～	23.5	27.4	23.7	27.4

2.腰围身高比

腰围身高比(WHtR)是腰围与身高的比值,用来评估孩子的体重状况。具体计算方法为:腰围身高比＝腰围/身高。

对男孩而言,在6～17岁期间,如果腰围身高比≥0.48,判定为中心型肥胖(即腹型肥胖),属于儿童代谢综合征高危人群;对女孩来说,6～9岁期间,腰围身高比≥0.48,10～17岁期间这个比值≥0.46可以判断为腹型肥胖,同样属于儿童代谢综合征高危人群。这些孩子发生高血压、高脂血症等代谢综合征的风险增加。

家长们可以使用家里的皮尺来测量孩子的腰围,并计算其腰围身高比是否合格。需要注意的是,腰围并不是指腹部最细的那一圈。正确的腰围测量方法应该是绕肋骨最下缘和骨盆髂前上棘之间的中点水平线一圈。通俗地说,就是肚脐以下约1 cm处的这一圈即为孩子的腰围。

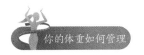

3.腰围

腰围是判断中心型肥胖常用的指标。7～17 岁儿童青少年,凡腰围大于或等于相应性别、年龄组第 75 百分位数(P_{75})且小于第 90 百分位数(P_{90})者为正常腰围值,或中心型超重;凡腰围大于或等于相应性别、年龄组第 90 百分位数者为高腰围,或中心型肥胖。详见表 5 - 3。

以 8 岁女生彤彤为例,她的腰围测量结果为 63 cm。根据参考数据,8 岁女童的腰围第 90 百分位数为 62.5 cm。由于彤彤的腰围大于这一数值,因此可以判断她属于中心型肥胖。

表 5 - 3　7～17 岁儿童青少年 P_{75} 和 P_{90} 腰围值　　　　　单位:cm

年龄/岁	男生		女生	
	P_{75}	P_{90}	P_{75}	P_{90}
7	58.4	63.6	55.8	60.2
8	60.8	66.8	57.6	62.5
9	63.4	70.0	59.8	65.1
10	65.9	73.1	62.2	67.8
11	68.1	75.6	64.6	70.4
12	69.8	77.4	66.8	72.6
13	71.3	78.6	68.5	74.0
14	72.6	79.6	69.6	74.9
15	73.8	80.5	70.4	75.5
16	74.8	81.3	70.9	75.8
17	75.7	82.1	71.2	76.0

4.体脂率

判断孩子肥胖的指标还有体脂率。体脂率是全身脂肪组织的重量占总体重的比值,是评价肥胖的直接指标。单纯的体重变化或者 BMI 的变化,并不能精准地反映出体内脂肪的变化情况。比如,一些经常运动的孩子,他们的 BMI 可能会比较高,但这并不是因为他们肥胖,而是因为他们的骨骼和肌肉占比较高,是真正的"健壮"或"结实"。体脂肪率,通常需要到专业机构进行检测。

二、影响儿童体重的因素

儿童青少年正处于生长发育的关键时期,在这一阶段其身体形态快速变化,心理也处于生长发育阶段。这一时期,孩子的体重受到多种因素的影响,下面我们来详细了解一下。

1.遗传因素

生活中,我们会发现,孩子的胖瘦与身高一样,同样也受遗传因素的影响。比如父母双方如果均为肥胖,则孩子往往也比较胖;消瘦的父母,孩子似乎也很难增重。

研究显示,遗传因素在肥胖中的影响占据了 40%～70% 的比重。如果父母双方体形都属于肥胖,那么孩子发生肥胖的风险将是父母体形正常孩子的三倍。遗传不仅影响着肥胖的程度和脂肪分布的类型,还关系到孩子的基础代谢率和运动时的热量消耗。此外,父母的饮食习惯也会在无形中影响孩子,从而影响体重。

2.孩子的饮食营养状况

(1)偏食挑食

2014 年一项针对我国 9 个地区的调查研究发现,7～12 岁的小学生中,60% 有挑食的行为,其中蔬菜和水果是最常被他们拒绝的食物。然而,蔬菜和水果对于维持体内酸碱平衡、降低肥胖发生率具有重要作用。挑食可能会导致孩子的营养摄入不均衡,这不仅可能阻碍他们的正常发育,还可能诱发肥胖或消瘦等问题,对孩子的健康成长构成威胁。

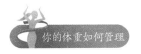

（2）不吃早餐或早餐质量差

部分孩子早上不吃早餐，或早餐食物种类单一，或早餐质量差，例如白粥加馒头、油条加包子等，这些食物都是属碳水化合物含量高的食物。然而早餐是一天中营养的重要来源，影响孩子的生长发育，不吃早餐会提高营养不良的发生率。

（3）经常食用零食和快餐

零食是在正餐（早、中、晚三餐）之外所食用的各种食物和饮料，涵盖了牛奶、坚果、水果、饼干等多种食品。对于正在生长发育的孩子来说，两餐之间适当摄入营养丰富的零食，可以作为日常饮食的有益补充。然而，现实情况是，孩子们普遍养成了吃零食的习惯，尤其是在周末，零食的摄入量相较于上学期间有所增加，常见的零食（如饼干、膨化食品以及含糖饮料等）往往热量较高。如果孩子过量摄入这些零食，并且没有通过足够的运动来消耗这些热量，就容易导致能量过剩，从而引发脂肪堆积和肥胖问题。

（4）饮食结构不合理

尽管许多孩子并没有挑食或偏食的问题，但在他们的日常饮食中，往往更偏好于肉类食物，并且容易吃得过饱。这种饮食习惯加之饱腹后运动量不足，很容易导致能量过剩。长期如此，过剩的能量就会转化为脂肪在体内堆积，从而使孩子面临肥胖的风险。

（5）经常吃夜宵也容易引起肥胖

经常吃夜宵也是引发肥胖的一个原因。一方面，夜宵通常以肉类等高热量的食物为主；另一方面，夜宵的摄入也可引起大脑皮层神经兴奋，表现为入睡困难、失眠等，长此以往会影响内分泌平衡和基础代谢水平，从而引发肥胖。

3.睡眠

睡眠对内分泌功能及能量代谢起着重要的调节作用。国内外许多研究发现，儿童的睡眠时间越长越不容易发胖，即睡眠时间越长，体质指数越小。

这可能与孩子在睡眠期间会大量分泌生长激素,生长激素能促进人体生长发育、促进脂肪分解有关。现在很多孩子由于学习压力大、电子产品的使用,普遍存在睡眠质量差、睡眠严重不足的情况,从而对体重管理造成不利影响。

4.身体活动不足

随着经济水平的提高和交通出行方式的改变,孩子们的运动量普遍减少。缺乏运动锻炼使得多余的热量无法消耗,容易导致营养过剩和脂肪堆积。同时,电子产品的使用也消磨了孩子们的大量时间,进一步减少了他们的运动量。

5.心理健康

儿童青少年阶段如果遭受严重的心理创伤也可能会导致内分泌及代谢紊乱,从而引发肥胖。因此,关注孩子的心理健康也是体重管理的重要一环。

三、学龄儿童体重管理饮食指导

1.设定合理的能量摄入

正常体重的学龄儿童的能量需求会根据他们的年龄和身体活动水平而有所变化。一般来说,随着孩子年龄的增长和活动量的提升,他们所需的能量也会相应增加。具体的能量需求可以参考表 5-4。

对于超重或肥胖的儿童,在控制体重的过程中,应结合他们日常的身体活动水平来制订膳食计划。建议他们的膳食能量应在正常体重儿童青少年所需能量的基础上减少大约 20%。而对于消瘦的儿童,他们的能量摄入则需要适当增加,以满足身体正常发育和生长的需要。

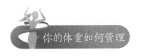

表5-4 不同年龄、性别、身体活动水平的正常体重学龄儿童的能量需要量

单位：kcal/d

年龄	男性			女性		
	PAL I [a]	PAL II [b]	PAL III [c]	PAL I [a]	PAL II [b]	PAL III [c]
6 岁～	1400	1600	1800	1300	1450	1650
7 岁～	1500	1700	1900	1350	1550	1750
8 岁～	1600	1850	2100	1450	1700	1900
9 岁～	1700	1950	2200	1550	1800	2000
10 岁～	1800	2050	2300	1650	1900	2100
11 岁～	1900	2200	2450	1750	2000	2250
12 岁～	2300	2600	2900	1950	2200	2450
15 岁～	2600	2950	3300	2100	2350	2650
18 岁～	2150	2550	3000	1700	2100	2450

注：PAL I [a]、PAL II [b]、PAL III [c] 分别代表低强度身体活动水平、中等强度身体活动水平和高强度身体活动水平。

2.食物要适量

孩子每天摄入的食物要适量，其中提供的能量应该达到能量需要量标准值的90％～110％，这一范围可以根据孩子的生长发育情况和身体活动水平进行灵活调整。关于不同年龄段儿童每天建议的食物种类和数量，请参考表5-5的详细推荐标准。通过遵循这些指导，可以更好地管理孩子的体重，促进他们的健康成长。

表5-5 2～17 岁正常体重儿童青少年各类食物建议摄入量及能量需要量

食物类别	2～3 岁	4～5 岁	6～10 岁	11～13 岁	14～17 岁
谷类/(g/d)	75～125	100～150	150～200	225～250	250～300
薯类/(g/d)	适量	适量	25～50	25～50	50～100
蔬菜/(g/d)	100～200	150～300	300	400～450	450～500

续表

食物类别	2～3 岁	4～5 岁	6～10 岁	11～13 岁	14～17 岁
水果/(g/d)	100～200	150～250	150～200	200～300	300～350
畜禽肉/(g/d)	50～75	50～75	40	50	50～75
水产品/(g/d)			40	50	50～75
蛋类/(g/d)	50	50	25～40	40～50	50
奶类/(ml/d)	350～500	350～500	300	300	300
大豆/(g/d)	5～15	15～20	15	15	15～25
坚果/(g/w)	—	适量	50	50～70	50～70
烹调油/(g/d)	10～20	20～25	20～25	25～30	25～30
食盐/(g/d)	<2	<3	<4	<5	<5
饮水量/(ml/d)	600～700	700～800	800～1000	1100～1300	1200～1400
能量/(kcal/d)*	男:1100～1250 女:1000～1150	男:1300～1400 女:1250～1300	男:1600～2050 女:1450～1900	男:2200～2600 女:2000～2200	男:2600～2950 女:2200～2350

注:1. *《中国居民膳食营养素参考摄入量(2023 版)》中等强度身体活动水平的儿童青少年膳食能量需要量。

2.表中食物为可食部分的生重:谷薯类包括各种米、面、杂粮、杂豆及薯类等;大豆包括黄豆、青豆和黑豆。儿童早餐、午餐、晚餐等能量或营养素应该分别占每天总量的 30%、40%、30%。

　　在为孩子搭配饮食时,我们应注重膳食的均衡与多样性。要确保粗细粮搭配、荤素食搭配以及干稀食搭配得当,同时,食物的色香味也要考虑周到,食材的新鲜度更是不可忽视。此外,作为父母,我们应以身作则,成为孩子的好榜样。在采购食材时,不能仅凭自己的口味喜好来选购,餐桌上也不要总是只吃自己喜欢的食物,尽量避免孩子养成挑食或偏食的习惯。

　　在为孩子搭配每日食物时,还应确保食物种类丰富多样。每天至少包含 12 种不同的食物,每周则要达到 25 种以上。每一餐都应包含以下 4 类食物:谷薯类、蔬菜水果类、鱼禽肉蛋类,以及奶类、豆类和坚果。

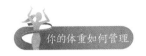

　　具体来说,谷薯类每天应平均摄入 3 种,比如早餐可以选择全麦面包,午餐尝试二米饭,晚餐则可以食用玉米。但请注意,馒头和面条的原料都是小麦粉,大米饭和大米粥的原料都是大米,因此它们不能视为 2 种不同的食物。蔬菜水果类每天应平均摄入 4 种,鱼禽肉蛋类每天 3 种,同时确保孩子每天都能喝到牛奶,并经常食用豆类和坚果。这样的饮食搭配既科学又营养,有助于孩子的健康成长。

3.食物的选择

　　在为孩子挑选食物时,优先选择营养密度高的食物。这类食物主要包括新鲜的蔬菜、全谷类等,它们能够为孩子提供丰富的营养素,同时又不会带来过多的能量负担。相反,对于那些高能量但营养密度低的食物,如油条等,则应适当限制摄入。这样的选择有助于孩子保持正常的体重,同时确保获得充足的营养。(表5-6)

表5-6　各类食物中推荐及减少摄入的食物举例

食物类别	推荐摄入的食物	减少摄入的食物
谷薯类	全谷物、山药、红薯	精白米面、油炸食品、含反式脂肪酸的甜点如蛋糕、奶茶
蔬菜水果类	新鲜蔬菜和水果	果脯、果汁、果干、水果罐头
鱼禽肉蛋类	鲜肉、鲜鱼、鸡蛋	咸鱼、香肠、腊肉、鱼肉罐头等加工肉制品;炸鸡、炸鱼等油炸类动物性食物;烧烤类食物
奶及奶制品、大豆类及坚果	奶制品(液态奶、酸奶、奶酪等)、豆制品(豆腐干、豆腐、豆浆)、原味坚果	乳饮料、冷冻甜品(冰激凌、雪糕等)、奶油、高盐坚果、糖渍坚果
饮料类	白开水、矿泉水、纯净水	含糖饮料(即添加糖含量>5%的饮品)

四、学龄儿童体重管理和身体活动指导

日常生活中的身体活动形式多种多样，包括工作、家务、休闲活动、体育运动，以及为了增强体质和提高健康水平而进行的锻炼。对于孩子们来说，每天坚持进行适量的运动是维持能量平衡、优化身体成分、降低体脂含量的重要手段。这样一来，就能有效地预防超重和肥胖，帮助孩子们保持正常的体重。研究数据表明，每周进行 3～5 次，每次 30～60 分钟的中等强度身体活动，可以显著降低总体脂肪和内脏脂肪。除此之外，身体活动还对儿童青少年的大脑结构、功能以及认知能力的发展具有积极影响，有助于提高学业成绩，并推动孩子掌握各种学习和运动技能。

我们鼓励孩子们每天积极进行至少 60 分钟的中高强度身体活动。这些活动可以包括体育课、课间活动，如课间操和课间游戏等。中等强度的身体活动是指那些能够让孩子呼吸比平时稍急促、心率有所提升、微微出汗，但在运动中仍然可以轻松说话的活动。典型的例子包括快走、跳舞、爬楼梯和骑自行车等。此外，每周还应至少进行 3 天的高强度身体活动和有助于增强肌肉力量、促进骨骼健康的抗阻活动，如高抬腿运动、后蹬跑、引体向上、仰卧起坐以及俯卧撑等。在高强度活动中，孩子的呼吸会明显变得急促，心率也会大幅加快，出汗增多，他们可能需要在运动后稍作休息，才能恢复轻松的说话状态。

对于超重或肥胖的孩子，建议他们每周至少进行 3～4 次，持续时间 25～60 分钟中等至较大强度有氧运动。同时，每周还应进行 3～4 次的抗阻运动。将这两种运动方式相结合，可以帮助孩子更有效地减轻体重，改善身体状况。

除了注意饮食习惯，减少久坐行为对于儿童青少年的体重管理同样重要。长时间看电视、玩手机、玩平板电脑或电脑，以及坐着阅读、画画、写作业或在学校坐着学习等都属于久坐行为。这些行为不仅影响身体代谢，还

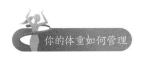

与肥胖问题密切相关。因此,我们建议孩子每天的屏幕使用时间不超过2小时,并鼓励他们多参加各种运动。同时,乘坐公共交通工具时,也可以利用站立或走动的机会增加身体活动量。通过减少久坐行为,让孩子们能更好地控制体重,选择更健康的生活方式。(表5-7)

表5-7 学龄儿童青少年身体活动推荐和久坐行为推荐量

内容	强度	频率或时间
身体活动	中、高强度身体活动(大多数为有氧身体活动)	每天,累计≥60分钟
	有高强度身体活动和增强肌肉的力量、促进骨骼健康的抗阻活动	每周≥3天
久坐行为	—	每天,屏幕时间限制在2小时内,减少因学习和做作业持续的久坐,课间休息时应进行适当身体活动,比如做课间操等

五、超重或肥胖儿童的体重管理

(一)超重或肥胖儿童的膳食指导

1.小份多样,保持合理膳食结构

对于肥胖的儿童青少年来说,管理体重的首要任务是严格控制膳食的总能量摄入。建议他们在日常饮食中,吃饭控制在八分饱即可,避免过度饱腹。在选择食材时,应优先挑选天然且新鲜的食物,如新鲜的蔬菜、水果、瘦肉、鱼类、大豆及其制品,以确保身体获得足够的优质蛋白质、维生素和矿物质等营养成分。如有需要,还可以考虑在医生或营养师的指导下补充复合营养素补充剂。同时,为了稳定血糖水平,肥胖的儿童青少年应减少精白米面的摄入,转而适量增加全谷物和杂豆的摄入量。这些食物富含膳食纤维和维生素,且血糖生成指数较低,有助于控制血糖波动。此外,应避免摄入高油、高盐、高糖以及能量密度较高的食物,如油炸食品、甜点、含糖饮料和糖果等。

在减重过程中,肥胖儿童青少年的膳食能量应在正常体重儿童青少年的基础上减少约 20%。同时,为了更有效地管理体重,我们需要对孩子的膳食结构进行合理的调整。建议选择小分量的食物,并且尽量保证食物的多样性。这样不仅有助于减轻饥饿感,还能增加饱腹感。

2.培养健康的饮食习惯

偏食、暴饮暴食等不健康的饮食习惯会损害儿童青少年的脾胃,导致消化系统运行不畅,痰湿停聚,最终增加肥胖的风险。为了保持正常体重,儿童青少年应该养成均衡饮食的习惯,既不挑食也不偏食,避免暴饮暴食,吃饭时细嚼慢咽。吃完饭后,应立即离开餐桌,避免久坐或继续进食。每天的三餐应该定时定量,早餐大约用 20 分钟,午餐或晚餐则用 30 分钟左右完成。同时,要控制每餐的总能量摄入,尤其是晚上 9 点以后,尽量避免进食。

尽可能安排孩子在家就餐,因为在家中可以更好地控制食物的种类和分量。在安排三餐时,要特别重视早餐的质量,确保早餐、午餐和晚餐提供的能量分别占全天总能量的 25%～30%、35%～40% 和 30%～35%。对于肥胖的儿童青少年,在进餐时,建议他们先吃蔬菜,接着是鱼肉、禽肉、蛋类以及豆类等高蛋白食物,最后再吃谷物和薯类等碳水化合物类食物。

在给孩子选择零食时,优先选择干净卫生且富含微量营养素的食物,如新鲜水果、奶制品和原味坚果。同时,要结合营养标签,避免摄入高油、高盐、高糖的加工食品。零食提供的能量不应超过每日总能量的 10%。

3.保持合理的减重速度

对于 6～12 岁的小学阶段超重儿童,我们应在保证孩子正常生长发育的

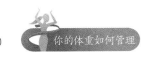

同时,维持体重,保持能量摄入与当前的能量消耗保持平衡,并鼓励他们适当增加体育锻炼。然而,对于肥胖儿童来说,适当减少能量摄入是必要的,推荐的减重速度不应超过每周 0.45 kg。

对于初高中阶段生长发育将会达到顶峰的 13～17 岁青少年,建议先由临床医生来判断孩子在发育阶段是否已经达到或接近身高的最大值。对于青春期早期超重或肥胖的儿童,我们应以保证他们的生长发育为前提,维持体重。而对于那些已经达到或接近身高最大值的超重或肥胖儿童,则需要适当减少他们的能量摄入,并确保减重速度不超过每周 0.9 kg。

对于超重或肥胖的儿童,饮食调整是体重管理的关键。在控制总能量摄入的同时,要确保各类营养素的均衡摄入。具体来说,碳水化合物应占总能量的 45%～65%,蛋白质占 10%～25%,脂肪占 25%～35%。特别需要注意的是,要保证必需脂肪酸的摄入,亚麻籽油、紫苏油等是不错的选择。同时,应避免或限制高能量食物,如油炸食品(薯条、炸鸡、油条等)和含糖较高的食物(如可乐、蛋糕、饼干等)摄入。为了确保正常生长发育,还要保证蛋白质、维生素和矿物质的充足摄入。建议增加水产品、蔬菜、水果的摄入量,并适当提高全谷物、粗杂粮在主食中的比例,如选择二米饭、三米饭等作为主食。(表 5-8)

表 5-8 肥胖儿童减重期各类食物的参考量表

能量/kcal	谷类/g	薯类/g	蔬菜/g	水果/g	畜禽肉蛋类/g	水产品/g	奶及奶制品/g	大豆/g	坚果/g	食用油/g	盐/g
1200	90	适量	300	200	50	40	500	15	适量	20～25	<3
1400	135	适量	400	200	65	50	350	15	适量	20～25	<4
1600	180	50～100	450	300	80	50	300	15	10	20～25	<5
1800	200	50～100	450	300	90	75	300	15	10	25	<5
2000	225	50～100	500	350	100	75	300	25	10	25	<5

续表

能量/kcal	谷类/g	薯类/g	蔬菜/g	水果/g	畜禽肉蛋类/g	水产品/g	奶及奶制品/g	大豆/g	坚果/g	食用油/g	盐/g
2200	250	50~100	500	350	130	75	300	25	10	25	<5
2400	270	50~100	500	400	135	100	300	25	10	30	<5
2600	315	125	600	400	135	125	300	25	10	30	<5
2800	340	125	600	450	160	130	300	25	10	30	<5

注:谷物中,全谷物及杂豆的重量为50~150 g;蔬菜中,深色蔬菜应占所有蔬菜的二分之一;薯类为生重。

肥胖儿童,三餐各类食物的搭配原则可参考表5-9。

表5-9　肥胖儿童食物选择红绿灯标签

分类	优选(绿灯)食物	限量(黄灯)食物	不宜(红灯)食物
谷薯类	蒸煮烹饪、粗细搭配的杂米饭、红薯饭、杂粮面、意大利面等	精白米面类制品,如白米饭、白面条、白馒头、白面包、粉丝、年糕等	深加工糯米制品,如粽子等;高油烹饪类主食,如油条、炸薯条等;添加糖、奶油、黄油的点心,如奶油蛋糕、黄油面包、奶油爆米花等
蔬菜类	非淀粉类蔬菜,如叶类、花类、瓜茄类、果实类等	部分根茎类蔬菜、淀粉类蔬菜,如土豆、芋艿和山药等	高糖高油烹饪的蔬菜,如炸藕夹、油焖茄子等
水果类	绝大部分水果,如浆果类、核果类、瓜果类等	冬枣、山楂、部分热带水果(如榴梿)、西瓜等	各类高糖分的罐头水果和果汁
畜禽类	畜类脂肪含量低的部位,如里脊、腿肉、腱子肉;少脂禽类,如胸脯肉、去皮腿肉等	畜类脂肪相对高的部位,如牛排、小排、肩部肉等;带皮禽类;较多油脂、精制糖、盐等烹饪的畜禽类菜肴,如糖醋排骨等	畜类脂肪含量高的部位,如肥肉、五花肉、蹄髈、脑花、腩肉等;富含油脂的内脏,如大肠、肥鹅肝等;油炸、红烧等高油、高盐、高糖烹饪的畜禽

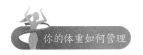

续表

分类	优选(绿灯)食物	限量(黄灯)食物	不宜(红灯)食物
水产类	绝大部分清蒸和水煮的河鲜和海鲜	较多油脂、精制糖、盐等烹饪的水产类菜肴,如煎带鱼、糖醋鱼等	蟹黄和(或)蟹膏等富含脂肪和胆固醇的食物;油炸、红烧等高油、高盐、高糖等烹饪的水产
豆类	大豆和杂豆制品,豆腐、无糖豆浆、低盐豆腐干、低糖豆沙等	添加糖和脂肪含量相对高的豆制品,如腐竹、素鸡、豆沙馅等	高糖、高油、高盐加工的豆制品,如兰花豆、油豆腐、油面筋、咸豆腐等
蛋乳类	原味乳制品(如纯奶、无糖酸奶、低盐奶酪等),蒸煮加工的蛋类	含有少量调味添加的乳制品和蛋类制品,如含糖酸奶、咸奶酪、少油煎蛋等	含有大量添加糖、油脂的加工乳制品和蛋类制品,如复原乳、果味酸奶、炒蛋等
坚果类	原味坚果(无添加糖和盐)	少量盐调味的坚果	大量盐、奶油、糖等调味的坚果制品
调味品类	各种植物油、醋、低钠盐和(或)酱油、天然植物香辛料等	含大量盐的调味品,如豆瓣酱、酱油等;含大量糖或淀粉的调味品,如果酱、甜面酱;含大量饱和脂肪的调味品,如猪油等	精制盐、糖;含大量反式脂肪的调味品,如人造奶油、起酥油等

我们以赵女士 12 岁的儿子小宇为例,详细了解一下在三餐中应该如何选择和搭配食物。

小宇身高 156 cm,体重 62 kg,根据身体质量指数(BMI)的计算公式,BMI=62/(1.56)^2=25.5 kg/m^2,这属于儿童肥胖的范畴了。平时,小宇不太喜欢运动,更喜欢玩电子游戏,所以他的日常活动量相对较小,属于轻度体力活动水平。

对于一个 12 岁体重正常的同龄男孩来说,每天的能量摄入量推荐为 2300 kcal,但是,由于小宇属于肥胖儿童,他的能量摄入需要在正常体重儿童青少年的基础上减少约20%。因此,小宇全天的能量摄入约1800 kcal。

具体到食物的选择上,我们建议小宇全天的谷类的摄入为200 g,薯类为50~100 g,蔬菜为450~500 g,水果为300 g,畜禽肉蛋类为90 g,水产品为75 g,奶及奶制品为300 g,全天用油为25 g。(表5-10)

表5-10 小宇一日减肥食谱举例

餐食	食物名称	食物及质量
早餐	水煮蛋	鸡蛋60 g(带壳)
	油菜炒豆干	油菜100 g,白豆干10 g,大豆油5 g
	牛奶	牛奶200 g
	蒸山药	山药50 g
	全麦馒头	全麦粉25 g,小麦粉25 g
加餐	蓝莓	150 g
午餐	黑米饭	粳米50 g,黑米25 g
	虾仁西蓝花	西蓝花100 g,鲜虾仁25 g,橄榄油5 g
	黄瓜鸡丁	鸡胸肉50 g,黄瓜75 g,柿子椒25 g,大豆油5 g
	紫菜汤	干紫菜2 g,虾皮1 g
加餐	苹果	150 g
晚餐	杂粮面条	小麦标准粉50 g,荞麦面25 g
	西红柿茄子卤	西红柿80 g,茄子50 g,胡萝卜10 g,水发木耳10 g,大豆油3 g
	清蒸鲈鱼	鲈鱼70 g,橄榄油3 g
	热拌菠菜	菠菜50 g,蒜蓉少许,亚麻籽油4 g
加餐	酸奶	无糖酸奶100 g

总体来说,家长们需要定期关注孩子的生长发育状况,建议每月至少监测一次孩子的体重、腰围和身高,并据此计算出BMI和腰围身高比。一旦发现这些数据有明显异常,建议家长们及时咨询儿科医生以获取专业建议。

在为孩子准备食物时,家长们应遵循小分量、多样化的原则,这样既能保证孩子摄入足够的营养,又能避免浪费。在烹饪方式上,蒸、煮、熬、烩、凉

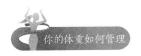

拌等方法都是不错的选择，而煎、炸等高油烹饪方式则应尽量避免。此外，家长们还应引导孩子养成良好的饮食习惯。在吃饭时，提醒孩子们应该细嚼慢咽，每一口食物最好咀嚼 20 次左右，这样有助于食物的消化和吸收。同时，家长们要控制孩子每天看电视、玩电脑和电子游戏的时间，建议不要超过 2 小时，并阻止孩子在吃饭时玩手机或看电视，以免分散注意力，影响进食的质量。

在食物的选择上，建议孩子们每天摄入 5 个拳头大小的蔬菜和水果，以及相当于 1 个成人手掌大小及厚度的肉类。同时，含糖饮料的摄入也应尽量减少或避免，以预防肥胖和蛀牙等问题。

（二）超重或肥胖儿童的体力活动指导

科学合理的运动对儿童青少年的健康至关重要。它可以有效地提升儿童青少年的无氧和有氧代谢能力，同时，定期进行锻炼还能显著减少体脂含量，增加瘦体重，从而助力他们维持健康的体态。

当然，运动减肥前的准备工作是必不可少的。对于超重或肥胖的儿童，在实施运动方案之前，必须进行一系列详细的评估和测试，包括了解孩子的病史、进行常规的体质测试、确定他们的肥胖程度，以及通过实验室检查来评估他们的健康状况。此外，还需要通过递增负荷运动试验来确定孩子的个性化的运动强度范围。（表 5 - 11）

表 5 - 11　儿童运动前的调查

病史调查	父母有无肥胖、父母文化水平、发生肥胖的时间段、饮食习惯、运动经历、有无减肥经历、有无关节损伤或运动创伤经历、家庭经济条件
常规体格测量	身高、体重、肺活量、BMI、皮褶厚度、腰围、臀围、安静时血压、安静时心率
递增负荷运动试验	台阶试验、功率自行车试验、50 米往返跑

儿童青少年时期的孩子好奇心强、精力充沛,学习新动作的速度快,然而他们持续运动的时间相对较短,容易感到疲累。同时,他们的骨骼弹性大、硬度较小,这使得骨骼在外力作用下较易发生形变。此外,孩子们的肌肉力量和耐力相对较弱,呼吸肌也尚未完全发育。

因此,在为孩子设计运动锻炼方案时,我们需根据他们的兴趣和体能特点来设计。建议优先选择那些富有趣味性且属于中等强度有氧运动的项目,如慢跑、快走、骑行、球类运动和游泳等。这些运动不仅能激发孩子们的参与热情,还有助于他们体能的提升和全面发展。

对于超重或肥胖的儿童,运动计划应以循序渐进、兼顾兴趣为原则。以下是一个可供参考的儿童减肥期间的运动处方:

①第1~2周运动内容:每天步行5分钟进行热身,然后进行7分钟的准备活动。接下来,可以选择跳绳或踢毽子,持续10分钟。随后进行10~15分钟的慢跑,再进行两组斜式俯卧撑,每组10个。最后以5分钟的整理运动结束。

②第3~4周运动内容:继续巩固前两周的训练内容,并适当增加运动强度,以培养孩子对运动的兴趣。

③第5~8周运动内容:开始时的准备活动增加到10分钟,然后做三组俯卧撑,每组10个。接下来,慢跑和骑自行车交替进行,总运动时间为25分钟,再进行10分钟的跳绳或踢毽子。最后以5分钟的整理运动结束。确保此阶段的总运动时间超过45分钟。

④第9~12周运动内容:内容与第5~8周相似,但将运动时间增加到60分钟,以提升孩子的运动能力。

此外,父母还可以利用节假日带孩子参与体育旅游活动。这不仅能增加孩子的运动量,还能帮助他们更好地认识世界,培养迎难而上的体育精神。

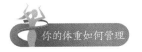

六、消瘦儿童的体重管理

儿童消瘦的原因有很多,其中挑食是常见原因之一。有些孩子可能不喜欢吃肉、蛋、奶等营养丰富的食物,这会导致他们的营养缺乏。另一个常见原因是胃肠道疾病,这类疾病会影响孩子的消化吸收能力,导致营养摄入不足,同时呕吐、腹泻等症状还会使营养素大量丢失。长期下来,孩子可能会消瘦或出现营养不良的情况。因此,维护胃肠道健康是孩子体重管理的重要一环。

此外,现代儿童普遍缺乏户外运动,这不仅会影响他们的食欲和进食量,还会影响身体代谢和免疫力的提升。精神性厌食症也是导致儿童消瘦的原因之一,这种情况多见于学龄期女童。她们可能受到环境的影响而长期节食减重,导致食欲减退和营养素摄入不足。因此,在孩子的成长过程中,我们应该鼓励他们多参加户外运动,保持健康的饮食习惯,避免挑食和过度节食,以确保他们的身体健康和正常发育。

1.饮食指导

(1)饮食上主要原则是提高蛋白质的摄入量

每天增加鱼肉、禽肉、瘦肉和豆制品等富含优质蛋白质的食物,同时确保孩子经常食用奶及奶制品。

(2)增强食欲,提高食物摄入量

为了激发孩子的食欲并增加他们的进食量,我们可以尝试提供一些易于消化吸收且能改善脾胃功能的食物。比如,选择富含膳食纤维的叶类蔬菜和水果,以及具有增进食欲作用的山楂、番茄等。同时,我们还需关注并解决孩子的消化不良和便秘等问题,因为这些因素可能会影响孩子的食欲和进食量。

此外,根据孩子的中医体质来选择适合的食养方案,也是一个有效的方法。例如,对于阴虚体质的孩子,我们可以尝试用山药黑芝麻糊来改善他们的体质。

山药黑芝麻糊的配方:山药 20 g、黑芝麻 110 g、粳米 60 g、鲜牛奶 250 ml,以及适量的冰糖或玫瑰糖。制作方法:先将粳米和黑芝麻分别用小火炒香,然后将它们与山药一起放入料理机中打成粉末备用。食用时,取 30 g 混合细粉,用煮开的鲜牛奶调匀,再加入适量的冰糖或玫瑰糖调味。建议早、晚各喝一次,一次喝完。

这款山药黑芝麻糊特别适合阴虚体质的儿童食用。它有助于改善因肝肾阴虚、脾肺气阴不足导致的形体偏瘦、头发干枯、面色不佳、皮肤干燥、神疲乏力、食欲不振、口干咽燥,以及大便偏干等不适症状。

(3)避免餐前吃零食、挑食和过度节食等行为

家长可以鼓励孩子与家人一起用餐,创造愉快的进餐环境,并向不挑食、不偏食的同龄人学习。父母还可以提升自己的烹调技术,比如孩子不喜欢吃胡萝卜,可以将胡萝卜做成胡萝卜猪肉馅的包子或饺子、胡萝卜鸡蛋羹等,让孩子慢慢接受他不喜欢的食物。此外,家长还可以带着孩子一起做美食(如小猪馒头、水果蔬菜拼盘等),让孩子享受制作美食的乐趣和自己的劳动成果,逐渐喜欢自己不爱吃的食物。

总之,孩子的体重是衡量营养状况的重要指标,家长应定期监测孩子的身高和体重变化,了解他们的生长发育状况,及时采取预防和改善措施,以避免消瘦和肥胖的发生。

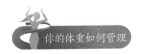

第二章
糖尿病患者的体重管理

　　人体就像一台精密的机器，我们所有的生命活动，无论是学习、行走，还是消化和呼吸，都需要能量来驱动。这些能量主要来自我们体内的葡萄糖。当我们享用美食后，食物中的碳水化合物就会开始它们的旅程，逐渐被消化为葡萄糖。这些葡萄糖主要在小肠被吸收，然后进入血液循环，导致我们的血糖水平升高。这时，我们的身体就会做出反应。血糖的升高会刺激胰岛 β 细胞分泌胰岛素。胰岛素就像一把神奇的钥匙，为葡萄糖打开了通往肝细胞、肌肉细胞和脂肪细胞的大门。这些对胰岛素敏感的细胞会将血液中的葡萄糖转化为肝糖原、肌糖原等"备用能源"，并储存起来。这样，游离在血液中的葡萄糖浓度就会降低，这就是胰岛素的降血糖作用。

　　然而，当胰岛素的分泌出现问题，或者胰岛素的作用受到阻碍时，就会导致高血糖。糖尿病就是一种以高血糖为特征的代谢性疾病。而在所有糖尿病患者中，2 型糖尿病的比例高达 95%。所以，理解胰岛素的作用，对我们管理血糖和体重至关重要。

一、为什么糖尿病患者要管理体重？

　　对于糖尿病患者而言，体重管理是一项至关重要的任务。正常情况下，人体在进食后血糖会升高，胰岛 β 细胞会迅速分泌足量的胰岛素来降低血糖。当血糖水平回到正常范围后，胰岛 β 细胞就会停止分泌胰岛素，以避免低血糖的发生。然而，糖尿病患者的胰岛 β 细胞反应迟钝或功能受损，导致胰岛素分泌紊乱或不足。这就像大门该开的时候打不开，该关的时候关不上,使得血糖像过山车一样波动。

同时,当我们的身体超重或达到肥胖程度时,胰岛素这把钥匙就会逐渐失灵,无法正常打开胰岛素敏感细胞的门。即便体内产生再多的胰岛素,也无法促使足够的葡萄糖进入细胞。这种情况就像是汽车的油箱满了,但油泵却发生故障,无法将汽油送入引擎一样。葡萄糖是维持细胞正常工作的关键能量来源,但当它无法顺畅地进入细胞内部时,便会在血液中积聚,进而引发高血糖的状态。这不仅会降低细胞的工作效率,长此以往还可能引发一系列健康问题,如慢性炎症、糖尿病及其相关并发症等。这就是在肥胖或超重人群中普遍存在的胰岛素抵抗现象。

糖尿病的严重程度与人体实际产生胰岛素的效率、胰岛素的含量以及胰岛素的功能状态密切相关。在2型糖尿病患者中,胰岛素不能有效地使葡萄糖进入细胞,导致典型的胰岛素抵抗状态。肥胖是引起胰岛素抵抗的重要原因之一,也是2型糖尿病发生发展过程中的主要风险因子。根据国际糖尿病联盟(IDF)2019年发布的数据显示,中国糖尿病患者人数全球排名第一,约为1.164亿人,其中约三分之二都存在超重或肥胖问题。因此,减轻体重对于改善糖尿病病情、降低并发症风险具有重要意义。

临床研究表明,当超重的2型糖尿病患者减轻7%的体重时,他们的胰岛素敏感性可以增强57%。这意味着提高了胰岛素降低血糖的能力,减轻了胰腺分泌胰岛素的负担,身体就能用更少的胰岛素来控制血糖水平,从而降低对药物的需求,甚至逆转2型糖尿病,尤其是在2型糖尿病患病的早期。对于超重和肥胖的2型糖尿病患者来说,减重3%～5%就可以显著改善血糖、糖化血红蛋白、血压、甘油三酯等指标水平并改善胰岛素抵抗现象。

然而,糖尿病患者的体重也并非越低越好。长期的消瘦可能导致疲乏无力、营养不良、免疫力下降等一系列健康问题。因此,在管理体重时,既要避免肥胖,也要防止过度消瘦。

《中国2型糖尿病防治指南(2020年版)》为糖尿病患者提供了明确的体重管理指导:对于超重或肥胖的患者,应通过调整生活方式、增加运动锻炼

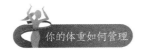

并合理控制总能量的摄入,努力将体重减轻至少 5%。建议超重或肥胖的糖尿病患者按照每个月减少 1~2 kg,3~6 个月减少体重 5%~10% 的速度减重。举例来说,如果一个身高 165 cm、体重 70 kg 的超重 2 型糖尿病患者,那么其 3~6 个月至少应该减重 3.5 kg,以更好地控制病情。

而对于消瘦的糖尿病患者来说,则需要通过合理的膳食安排来增加营养摄入,以达到并维持理想的体重。一般来说,建议患者的实际体重控制在理想体重的 95%~105% 范围内,这样既可以避免过度消瘦带来的健康问题,也可以更好地控制糖尿病的发展。

总之,糖尿病患者体重管理的目的就是让超重和肥胖者减重、让消瘦者增重以使体重回归正常水平从而改善病情并降低并发症风险。通过合理的饮食和运动以及必要的药物治疗可以帮助患者实现这一目标并保持健康的生活方式。

二、糖尿病患者如何管理体重?

1.糖尿病患者的饮食与体重管理

(1)能量适宜,控制超重肥胖和预防消瘦

糖尿病患者应根据标准体重来计算每日的能量摄入(表 5 - 12),一般建议按照每千克标准体重 25~30 kcal/d 的标准进行计算,再根据身高、体重、应激状况进行个性化调整。

标准体重的计算方法可以参考世界卫生组织(1999 年)的公式:

男性标准体重=[身高(cm)－100]×0.9(kg)

女性标准体重=[身高(cm)－100]×0.9(kg)－2.5(kg)

表 5-12 成人糖尿病患者每日能量供给量

身体活动水平	体重过低	正常体重	超重或肥胖
BMI	<18.5 kg/m²	18.5~23.9 kg/m²	超重:24.0~27.9 kg/m² 肥胖:≥28.0 kg/m²
休息状态(如卧床)	25~30/(kcal/kg)	20~25/(kcal/kg)	15~20/(kcal/kg)
轻(如坐式工作)	35/(kcal/kg)	25~30/(kcal/kg)	20~25/(kcal/kg)
中(如电工安装)	40/(kcal/kg)	30~35/(kcal/kg)	30/(kcal/kg)
重(如搬运工)	45~50/(kcal/kg)	40/(kcal/kg)	35/(kcal/kg)

以 50 岁的李先生为例,李先生身高 170 cm,体重 75 kg,从事办公室文职工作,日常以坐姿办公为主,患 2 型糖尿病 5 年,他每天需要的能量如下:

计算标准体重:标准体重 =(170-100)×0.9 = 63 kg。

判断体重水平:BMI = 75/(1.7)² = 26 kg/m²(属于超重)。

根据李先生的工作情况,属于轻体力活动水平,则李先生每天的总能量摄入 =(20~25)kcal/kg× 63 kg = 1260~1575 kcal。

根据 2020 版美国糖尿病协会(ADA)的指南,超重或肥胖的糖尿病患者应该调整生活方式来管理体重,包括每天减少 500~750 kcal 的能量摄入或控制总热量。建议女性患者能量摄入控制在 1200~1500 kcal/d,而男性患者控制在 1500~1800 kcal/d。

对于李先生而言,建议他全天的能量摄入为 1500 kcal。在分配三餐的热量时,可以按照早餐占全天的 1/5、午餐占全天的 2/5、晚餐占全天的 2/5 的比例进行分配,或者早餐占全天的 3/10、午餐占全天的 4/10、晚餐占全天的 3/10 的比例也同样适用。如果李先生有加餐的情况,需要从上一餐的总热量中减去加餐所产生的热量,以避免进食过多而加重胰岛的分泌负担。

具体来说,按照早餐 1/5、午餐 2/5、晚餐 2/5 的比例分配热量,李先生的早餐热量应为 300 kcal,午餐和晚餐各为 600 kcal。这样的分配方式有助于保持血糖的稳定,同时也有助于控制体重。

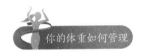

（2）主食定量，优选全谷物和低血糖生成指数食物

对于糖尿病患者而言，合理摄入各类营养素至关重要。在推荐的膳食能量来源中，蛋白质应占 15%～20%，脂肪占 20%～35%，碳水化合物则占 45%～60%，这一比例略低于一般健康人的推荐摄入量。

主食作为碳水化合物的主要来源，是影响餐后血糖水平的核心因素。因此，糖尿病患者需要学会选择主食类食物并控制主食的摄入量。血糖生成指数（GI）是衡量食物对血糖影响的相对指标，选择低 GI 食物有利于餐后血糖控制。低 GI 的食物在胃肠内停留时间较长，吸收率低，葡萄糖释放缓慢，引起的餐后血糖波动比较小，有助于控制餐后血糖波动。糖尿病患者在选择主食时，应优先考虑全谷物和低 GI 食物，其中全谷物和杂豆类等低 GI 食物至少应占主食总量的三分之一。（表 5－13）

表 5－13　常见谷类食物的血糖生成指数

食物名称	食物血糖生成指数	食物名称	食物血糖生成指数
小麦（整粒，煮）	41	粗麦粉（蒸）	65
红小豆（常压烹调）	23.4	红小豆（压力烹调）	25.9
鹰嘴豆	33	绿豆	27
小黑豆粳米粥	67	红小豆粳米粥	73
面条（全麦粉）	37	黑米粥	42
玉米面粥	50	荞麦方便面	53.2
玉米（甜，煮）	55	燕麦片粥	55
燕麦麸	55	红豆黑米饭	62.1
荞麦面馒头	67	绿豆糙米饭	67.3
玉米面（粗粉，煮）	68	糙米饭	68
小麦片	69	小米饭（鲜热）	73.4
玉米片（高纤维）	74	小米饭（冷藏）	74.5
速食燕麦粥	79	黑米饭	55

续表

食物名称	食物血糖生成指数	食物名称	食物血糖生成指数
面条 (煮,细,强化蛋白质)	27	意大利面	48
馒头(富强粉)	88.1	大米粥	69
面包(混合谷物)	45	面包(50%大麦粒)	46
燕麦粗粉饼干	55	面包 (75%～80%大麦粒)	34

注:GI>70 为高 GI 食物;55<GI≤70 为中 GI 食物;GI≤55,为低 GI 食物。

此外,糖尿病患者应该认识到血糖水平是一个反映多方面因素的综合指标,包括碳水化合物摄入量、运动量、膳食结构,以及空腹时间等。因此,碳水化合物供能比过低并不一定能带来更多的健康效益。换句话说,对于糖尿病患者而言,主食并不是所谓的"洪水猛兽",不应过度限制其摄入。

实际上,为了更好地管理体重和控制血糖水平,我们需要定期监测血糖,以便了解身体对不同食物,特别是主食类食物的反应,并根据个人情况做出相应的调整。在选择零食时,我们同样需要关注其中谷类食物、水果、坚果等的碳水化合物含量,并将这些食物的热量计入全天的总摄入量中。

全谷物、杂豆类、蔬菜等食物富含膳食纤维和植物化学物,具有较低的血糖生成指数(GI),同时含有丰富的维生素 B_1、维生素 B_2 以及钾、镁等矿物质。这些食物不仅能够帮助我们增强饱腹感,更耐饥饿,还能有效地减缓餐后血糖的波动,对于体重和血糖的管理都大有裨益。

除了注意食物的选择外,调整进餐顺序也是控制血糖的有效方法之一。建议糖尿病患者养成先吃蔬菜,最后吃主食的习惯。这样的进餐顺序有助于减缓餐后血糖的升高速度,从而更好地管理自己的健康状况。

(3)合理摄入脂肪和蛋白质

糖尿病患者应尽量避免摄入饱和脂肪酸和反式脂肪酸,其中猪油、牛油、棕榈油和椰子油是饱和脂肪酸的主要来源;人造奶油、蛋糕、油炸食品和

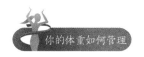

花生酱等则是反式脂肪酸的主要来源。对于糖尿病患者而言,富含单不饱和脂肪酸的橄榄油、茶籽油,以及富含 n‐3 多不饱和脂肪酸的紫苏油、亚麻籽油等植物油,是更为健康的选择。适当增加这些油脂的摄入量,有助于改善血糖和血脂水平,降低心血管疾病发生风险。此外,每天胆固醇的摄入量也不宜超过 300 mg。胆固醇主要存在于动物性食物中,如蛋黄、动物内脏等。因此,糖尿病患者在挑选食物时,也需要留意并控制这类食物的摄入量。

对于肾功能正常的糖尿病患者,推荐的蛋白质供能比为 15%～20%,并确保优质蛋白占总蛋白质的一半以上。优质蛋白主要来源于鸡蛋、乳制品、鱼类、瘦肉以及豆制品等日常食物。此外,乳清蛋白作为一种蛋白质补充剂,不仅有助于刺激胰岛素分泌和改善糖代谢,还能在短期内辅助体重减轻。但需要注意的是,超重或肥胖的糖尿病患者应避免长期采用高蛋白质饮食。

在肉类选择上,推荐患者选择鸡肉、牛肉、鸭肉和兔肉等。例如,鸡肉富含优质蛋白质、B 族维生素和矿物质等营养成分,每 100g 鸡肉含有 5.6 mg 的烟酸。烟酸是葡萄糖耐量因子的重要组成部分,有助于增加葡萄糖的利用率并降低血糖浓度。推荐的搭配包括荷兰豆拌鸡丝和香菇炖鸡等。在水产品方面,牡蛎、泥鳅、鲫鱼和鳕鱼是优质选择。建议采用清蒸或清炖的烹饪方式来保留其中的营养素。例如,可以尝试泥鳅炖豆腐、番茄鲫鱼汤和清蒸鳕鱼等美味健康的菜肴。

(4)保证维生素、矿物质和膳食纤维的摄入

糖尿病患者需要特别注意微量营养素的摄入,因为他们容易缺乏 B 族维生素、维生素 C、维生素 D,以及铬、锌、硒、镁、铁、锰等微量元素。特别是长期服用二甲双胍的患者,应该预防维生素 B_{12} 的缺乏。合理补充 B 族维生素不仅有助于改善糖尿病患者神经病变的症状,还能促进整体健康。

在日常饮食中,膳食纤维可延长糖尿病患者的胃排空时间,减缓葡萄糖的消化和吸收速度,从而有助于控制餐后血糖水平。建议糖尿病患者每天

摄入 25～30 g 的膳食纤维,或者按照每 1000 kcal 能量摄入 10～14 g 膳食纤维的比例搭配三餐。

糖尿病患者体重管理期间,应确保每天摄入足够的蔬菜,建议每天 500 g 以上。水果也是重要的营养来源,富含维生素、膳食纤维和矿物质,对糖尿病患者有益。然而,糖尿病患者食用水果的前提是血糖水平控制在理想范围内,即空腹血糖<7.0 mmol/L,餐后 2 小时血糖<10.0 mmol/L,糖化血红蛋白<7.5 %。符合这些条件的患者,可以在两餐之间或饥饿时适量食用一些低糖水果,如樱桃、柚子、草莓等,以补充能量和营养素。但如果血糖水平波动较大或超过上述范围,则需要限制水果的摄入,并考虑用黄瓜和西红柿等蔬菜代替。

此外,糖尿病患者在日常饮食中还应严格控制食盐的摄入量,建议每天不超过 5 g。对于糖尿病合并高血压的患者需要进一步限制盐的摄入,同时应减少味精、酱油、豆瓣酱等调味品的使用。

2.糖尿病患者的运动与体重管理

运动可增加外周肌肉、脂肪细胞及肝脏对胰岛素的敏感性,减少对胰岛素的阻抗,也减轻了胰岛 β 细胞的负担,有助于纠正糖、蛋白质、脂肪代谢紊乱。

运动是糖尿病患者体重管理的重要环节,它不仅有助于消耗能量,还有助于增加肌肉量。特别是抗阻运动,如哑铃锻炼、俯卧撑等,能有效促进肌肉生长。此外,运动还能增加骨骼肌细胞膜上的葡萄糖转运蛋白数量,提高骨骼肌细胞对葡萄糖的摄取能力,改善骨骼肌细胞的胰岛素敏感性,从而有助于平稳血糖水平。

(1)科学运动,量力而行

对于糖尿病患者而言,运动以"循序渐进,持之以恒"为原则。建议每周至少进行 5 天运动,每次持续 30～45 分钟,并确保中等强度的运动占据 50％以上。中等强度的运动包括快走、慢跑、游泳、骑自行车、打乒乓球和羽

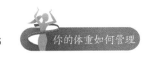

毛球等,患者可以根据自身情况选择适合的运动方式。在没有禁忌证的情况下,糖尿病患者最好每周进行 2 次抗阻运动,如哑铃、俯卧撑、器械类运动等,提高肌肉力量和耐力。建议糖尿病患者在餐后 30 分钟到 1 小时运动,这样可以避免影响消化和出现低血糖的情况。

对于糖尿病患者来说,科学运动是控制病情、提高生活质量的重要手段。那么,如何做到科学运动呢? 以下是一些建议:

患者需要全面了解自己的病情,包括血糖、血压、心肺功能等状况,以及是否存在运动禁忌证。通过回答以下问题,可以初步评估自己的身体活动和运动水平:

①最近一周是否有进行日常活动或专门的运动?

②经常进行的日常活动和运动有哪些?

③每周运动的频率和每次的运动量是多少? (表 5 - 14)

表 5 - 14　身体活动量评估标准表

身体活动水平	内容
身体活动水平很低	静坐少动,无日常活动
身体活动水平低	每天日常活动步行小于 4000 步,或<30 分钟/天,<3 天/周
身体活动水平中等	每天步行 4000～<8000 步,或 30 分钟/天,3～5 天/周
身体活动水平高	每天步行≥8000 步,或≥30 分钟/天,>5 天/周。

了解这些信息后,患者就可以根据自己的实际情况制订合适的运动计划。同时,如果存在以下情况之一,糖尿病患者应暂停运动并咨询医生:

①血糖明显升高,超过 16.7 mmol/L,尤其是尿酮体阳性的患者暂时不宜运动,应待血糖稳定、酮体消失后再运动;

②明显的低血糖症或者血糖波动大,低血糖症发作时血糖低于 4.0 mmol/L,暂时不宜运动,应待血糖稳定后再运动;

③并发各种急性感染,特别是发热的时候,切忌强行运动,应待感染控制后再运动;

④合并未控制的高血压,血压超过 180/120 mmHg,应待药物治疗血压稳定后再运动;

⑤合并严重心功能不全,稍微活动一下就感觉胸闷、气喘的患者,有可能活动后加重,应待药物治疗心功能稳定后再运动,但应进行心脏康复训练;

⑥合并严重糖尿病肾病,应咨询医师后选择合适的运动;

⑦合并严重的眼底病变,眼科检查提示有眼底出血者,应咨询医师后选择合适运动;

⑧合并新近发生的血栓,应先进行卒中康复训练,待病情稳定后再进行运动。

(2)选择并坚持自己喜欢的运动方式

选择运动方式时,关键是要找到自己喜欢且能持之以恒的方式。步行,作为一种既简便又安全的运动,常常是糖尿病患者的首选。步行时,保持抬头、挺胸、收腹的姿势,这样可以避免不良姿势引起的背部疲劳,使运动更持久。肥胖或超重的糖尿病患者,运动时应注意预防关节疼痛和不适。

(3)设定合理的运动强度和运动量

运动强度以中等强度的有氧运动为主,如何判断运动强度是否适中?有几个简单的标准:

①运动时心跳和呼吸加快,但不应感到呼吸急促;

②能持续运动 10～30 分钟,微微出汗,稍微感觉有点疲劳但还能坚持运动;

③第 2 天起床后没有明显疲劳感。

除了有氧运动,糖尿病患者还可以利用哑铃、弹力带等简单器械进行抗阻运动,以锻炼全身各大肌群。这类运动的频率、强度和动作选择都应根据个人情况来定,并随着体能的提升逐步增加运动负荷。

对于刚开始运动的糖尿病患者来说,循序渐进是关键。坚持记录运动情况不仅能帮助监控运动效果,还能提高运动的持续性。一般而言,初始制

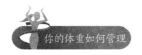

订的运动计划仅适用于开始运动后的 1～2 周。随着糖尿病患者对运动的逐渐适应和运动水平的不断提升，该计划可能需要在 1 个月后进行相应的调整，并在 2～3 个月后逐渐趋于稳定。

最后，糖尿病患者应努力将运动融入日常生活，减少久坐时间。运动时始终关注血糖、血压等关键生理指标。当指标出现异常时，应停止运动，并寻求专业建议。

3. 糖尿病患者的心理与体重管理

糖尿病等慢性疾病患者相比普通人更容易遭遇精神心理问题。由于疾病带来的种种困扰，他们可能会感到紧张、担忧、焦虑和抑郁。那么，如何判断自己的心理状态是否正常呢？糖尿病患者可以通过以下 3 个方面判断自己的心理状态：

首先，留意自己的睡眠和饮食状态。如果经常难以入睡、早醒或睡眠质量差，以及出现阶段性的食欲异常，可能是抑郁和焦虑的信号。

其次，关注自己的情感状态和精力水平。如果长时间感觉情绪低落、对生活失去兴趣、对工作缺乏信心，或者每天感到疲惫不堪，这可能是情绪失调或抑郁的迹象。

再次，要注意情绪状态对自己生活的影响程度。短暂的情绪波动是正常的，可以通过运动、娱乐或与家人朋友沟通进行自我调节，疏导不良的情绪。但如果已经严重干扰了正常生活、学习和工作，就需要考虑寻求专业的心理帮助。

对于糖尿病患者来说，治疗疾病的同时，调整心理状态同样重要。因为负面情绪和心理疾病可能会加重糖尿病的病情。建议糖尿病患者在专业心理医生或糖尿病专科医生的指导下，学习情绪调节和管理的技巧，以保持良好的心理状态。

糖尿病患者首先要学会接纳自己的疾病状态。在生活中，每个人都可能会遭遇各种挫折或罹患不同疾病，这些都是我们生活的一部分，因此，要树立战胜疾病的信心。其次要养成规律的生活习惯,保证充足的睡眠和规律的作息。日常生活中,可以积极参与户外活动,例如练习八段锦或聆听舒缓的音乐,以缓解不良情绪。同时,培养自己的兴趣爱好也是很好的选择,比如阅读、书法、朗诵、养花等,通过投入自己热爱的事情来转移注意力。此外,加入病友俱乐部或与亲友进行交流沟通,倾诉情感和疾病方面的困扰,同样是舒缓心情的有效途径。

4.糖尿病的患者生活方式与体重管理

（1）戒烟

吸烟与糖尿病及其并发症的发生有着密切的关系。研究发现,在城市中,吸烟的男性患糖尿病的风险是不吸烟男性的 1.18 倍。而且,开始吸烟的年龄越小,吸烟量越大,患糖尿病的风险就越高。此外,吸烟还会增加糖尿病各种并发症的发生风险,尤其是大血管病变。因此,糖尿病患者应该坚决避免接触所有烟草制品,包括戒烟和避免吸入二手烟。对于戒烟困难的患者,可以考虑采用尼古丁替代疗法来帮助戒烟。

（2）保证充足的睡眠

高质量且充足的睡眠有利于维持能量平衡和体重正常。睡眠不足会导致代谢和内分泌发生变化,包括加重胰岛素抵抗、降低糖耐量、提高胃饥饿素水平、增加饥饿感和食欲等。此外,睡眠不足还会增加炎性细胞因子的释放。因此,糖尿病患者必须重视睡眠的时长和质量。每天应确保至少 7 小时的充足睡眠,并尽量避免熬夜。良好的睡眠习惯对于维持健康体重具有重要的作用,不容忽视。

（3）戒酒

关于饮酒问题,很多糖尿病患者,尤其是男性糖友十分关心。尽管我国的酒文化历史悠久,但不论个人的体重状况如何,我们都不建议糖尿病患者饮酒。如果确实有需要饮酒的场合,患者应当计算酒精中所含的总能量。具体来说,每克酒精会产生 7 kcal 的能量。因此,成年人在一天内饮用的酒

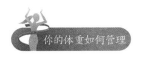

精量应严格控制在 15 g 以内。但即便是在这个限制范围内饮酒,也应注意相应减少其他食物的能量摄入,以保持能量的平衡。(表 5 - 15)

表 5 - 15　不同类型酒的酒精含量

种类	15 g 酒精	25 g 酒精
啤酒	450 ml	750 ml
葡萄酒	150 ml	250 ml
38%酒精度的白酒	50 ml	75 ml
53%酒精度的高度白酒	30 ml	50 ml

我们建议糖尿病患者尽量避免饮酒。因为酒精不仅可能增加低血糖的风险,特别是在空腹时饮用,还可能对脂肪代谢产生不良影响,促使脂肪在体内储存,从而导致体重增加。此外,酒精还可能激发食欲,使大脑对食物气味更加敏感,进一步增加热量的摄入。

更重要的是,酒精具有一定的成瘾性,长期过量摄入可能形成恶性循环,使得减轻体重变得极为困难。因此,为了有效地管理体重并维护健康,糖尿病患者应尽量减少或完全避免酒精的摄入。这是对自己健康负责的重要一步。

5.糖尿病患者体重管理的注意事项

(1)检查自己的一日三餐

对于超重或肥胖的糖尿病患者,首先应检查自己的一日三餐:是否频繁食用了容易增加体脂的食物,如肥肉、五花肉、动物内脏,以及油煎、油炸类食品? 建议选择去皮鸡肉、鱼肉等更健康的食物来控制体重。烹饪时,应避免使用猪油、棕榈油或高汤,而选用茶油、菜籽油等植物油。

如果糖尿病患者并发肾脏病变,出现蛋白尿、少尿、电解质紊乱、高血压、水肿等症状时,饮食上应限制蛋白质的摄入。每日所需蛋白质应有至少三分之二来自优质动物性蛋白,如肉、蛋、奶类;其余可从大豆制品、谷薯类和蔬菜中补充。

（2）低盐、低糖、高纤维

糖尿病合并肥胖的患者应减少钠盐的摄入，每日食盐用量不超过 5 g。同时，减少高钠调味品（如味精、酱油、豆瓣酱、辣椒酱、蚝油）的使用，并少吃腌制品和加工食品，如酱菜、泡菜、榨菜、咸蛋、火腿、腊肉等。

（3）远离不健康食物或避免不健康食物出现在你的视野之内

为保持健康饮食，建议在办公室和家中避免存放高热量、高脂肪、高钠的食物。将低热量的健康食物放在显眼易取的位置，而将高热量食物放在不易看到或难以触及的地方，如冰箱深处或储物柜里。

（4）在外就餐，尽量选择健康的食物，减少高能量食物的摄入

在外就餐时，糖尿病患者应有计划地选择食物。可以要求餐厅采用少油、少盐、少糖的烹饪方式，并控制食物分量。具体建议如下：

①尽量选择用蒸、煮、炖、凉拌等方式烹调食物，减少油脂的摄入。少吃或不吃肉丸、肉饼等成分不明的碎肉制品。喝汤时撇去浮油。

②多选择青菜，以增强饱腹感，避免用淀粉或勾芡黏稠的菜式。

③避免用汤汁泡饭，因其中可能含有大量油脂或淀粉。选择杂粮饭、玉米、薯类等作为主食替代炒饭和炒面。

④避免糖醋汁、茄汁、蜜汁等甜口食物，因其烹饪时使用了大量蔗糖。坚果类零食虽好，但热量高，应计入总热量控制范围内。

⑤避免饮用果汁、汽水、可乐、雪碧等饮料，选择不含糖的茶、矿泉水等饮品。

⑥避免食用高胆固醇食物，如猪肝、猪腰、蟹黄等。

（5）运动时注意安全

对于糖尿病患者而言，规律的运动是控制血糖和体重的重要手段，但运动时的安全同样不容忽视。在开始新的运动计划前，建议咨询医生，了解是否需要进行相关的身体检查，以确保运动的安全性。

为了应对可能出现的低血糖情况，糖尿病患者在运动时应随身携带零

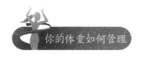

食或糖果。这样,在感到不适时,可以迅速补充糖分,缓解症状。同时,独自运动时,建议携带低血糖急救卡和手机,以便在紧急情况下寻求帮助。

总体来说,糖尿病患者可以通过坚持合理饮食、科学锻炼、戒烟限酒等健康生活方式,有效地控制体重和稳定血糖。这些健康行为并非需要刻意、机械地调整,而是可以灵活、逐步地融入患者的日常生活中。每一天的小小改变,都将在不知不觉中助力糖尿病患者形成更为健康的生活习惯。因此,我们可以说,管理体重和血糖,并非简单地遵循一套刻板的规则,而是一场积极、可持续的生活方式转变之旅。

附　　　录

附录 1：常见食物交换表

附表 1-1　谷薯杂豆类食物交换表(/份)

食物种类		质量/g	提供能量和营养成分				食物举例
			能量/kcal	蛋白质/g	脂肪/g	碳水化合物/g	
谷物（初级农产品）		25	90	2.5	0.5	19.0	大米、面粉、玉米面、杂粮等（干、生、非加工类制品）
主食制品	面制品	35	90	2.5	0.4	18.0	馒头、花卷、大饼、烧饼、面条(湿)、面包等
	米饭	75	90	2.0	0.2	19.4	粳米饭、籼米饭等
全谷物		25	90	2.5	0.7	18.0	糙米、全麦、玉米粒(干)、高粱、小米、荞麦、黄米、燕麦、青稞等
杂豆类		25	90	5.5	0.5	15.0	绿豆、赤小豆、芸豆、蚕豆、豌豆、眉豆等
粉条、粉丝、淀粉类		25	90	0.3	0.0	21.2	粉条、粉丝、团粉、玉米淀粉等
糕点和油炸类		20	90	1.4	2.6	13.0	蛋糕、江米条、油条、油饼等
薯芋类①		100	90	1.9	0.2	20.0	马铃薯、甘薯、木薯、山药、芋头、大薯、豆薯等

①每份薯芋类食品的质量为可食部质量。

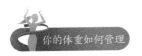

附表 1 - 2 蔬菜类食物交换表①(/份)

食物种类		质量/g	提供能量和营养成分				食物举例
			能量/kcal	蛋白质/g	脂肪/g	碳水化合物/g	
蔬菜类(综合)②		250	90	4.5	0.7	16.0	所有常见蔬菜(不包含干、腌制、罐头类制品)
嫩茎叶花菜类	深色③	300	90	7.3	1.2	14.0	油菜、芹菜、乌菜、菠菜、鸡毛菜、香菜、萝卜缨、茴香、苋菜等
	浅色	330	90	7.2	0.5	14.2	大白菜、奶白菜、圆白菜、娃娃菜、菜花、白笋、竹笋等
茄果类		375	90	3.8	0.7	18.0	茄子、西红柿、柿子椒、辣椒、西葫芦、黄瓜、丝瓜、南瓜等
根茎类		300	90	3.2	0.5	19.2	红萝卜、白萝卜、胡萝卜、水萝卜等(不包括马铃薯、芋头)
蘑菇类	鲜	275	90	7.6	0.6	14.0	香菇、草菇、平菇、白蘑、金针菇、牛肝菌等鲜蘑菇
	干	30	90	6.6	0.8	17.0	香菇、木耳、茶树菇、榛蘑等干制品
鲜豆类		250	90	6.3	0.7	15.4	豇豆、扁豆、四季豆、刀豆等

①表中给出的每份食品质量均为可食部质量。

②如果难以区分蔬菜种类(如混合蔬菜),可按照蔬菜类(综合)的质量进行搭配。

③深色嫩茎叶花菜类特指胡萝卜素含量≥300 μg/100 g 的蔬菜。

附表 1-3　水果类食物交换表^①(/份)

食物种类	质量/g	提供能量和营养成分				食物举例
		能量/kcal	蛋白质/g	脂肪/g	碳水化合物/g	
水果类(综合)^②	150	90	1.0	0.6	20.0	常见新鲜水果(不包括干制、糖渍、罐头类制品)
柑橘类	200	90	1.7	0.6	20.0	橘子、橙子、柚子、柠檬
仁果、核果、瓜果类	175	90	0.8	0.4	21.0	苹果、梨、桃、李子、杏、樱桃、甜瓜、西瓜、黄金瓜、哈密瓜等
浆果类	150	90	1.4	0.5	20.0	葡萄、石榴、柿子、桑葚、草莓、无花果、猕猴桃等
枣和热带水果类	75	90	1.1	1.1	18.0	各类鲜枣、杧果、荔枝、桂圆、菠萝、香蕉、榴梿、火龙果等
果干类	25	90	0.7	0.3	19.0	葡萄干、杏干、苹果干等

①表中给出的每份食品质量均为可食部的质量。

②如果难以区分水果种类(如混合水果),可按照水果类(综合)的质量进行搭配。

附表 1-4　肉蛋水产品类食物交换表^①(/份)

食物种类	质量/g	提供能量和营养成分				食物举例
		能量/kcal	蛋白质/g	脂肪/g	碳水化合物/g	
畜禽肉类(综合)^②	50	90	8.0	6.7	0.7	常见畜禽肉类
畜肉类(脂肪含量≤5%)	80	90	16.0	2.1	1.3	纯瘦肉、牛里脊、羊里脊等
畜肉类(脂肪含量 6%~15%)	60	90	11.5	5.3	0.3	猪里脊、羊肉(胸脯肉)等
畜肉类(脂肪含量 16%~35%)	30	90	4.5	7.7	0.7	前臀尖、猪大排、猪肉(硬五花)等

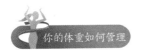

续表

食物种类	质量/g	提供能量和营养成分				食物举例
		能量/kcal	蛋白质/g	脂肪/g	碳水化合物/g	
畜肉类（脂肪含量≥85%）	10	90	0.2	8.9	0.0	肥肉、板油等
禽肉类	50	90	8.8	6.0	0.7	鸡、鸭、鹅、火鸡等
蛋类	60	90	7.6	6.6	1.6	鸡蛋、鸭蛋、鹅蛋、鹌鹑蛋等
水产类（综合）	90	90	14.8	2.9	1.7	常见淡水鱼、海水鱼
鱼类	75	90	13.7	3.2	1.0	鲤鱼、草鱼、鲢鱼、鳙鱼、黄花鱼、带鱼、鲳鱼、鲈鱼等
虾蟹贝类	115	90	15.8	1.5	3.1	河虾、海虾、河蟹、海蟹、河蚌、蛤蜊、蛏子等

①表中给出的每份食品质量均为可食部的质量，必要时需进行换算。

②如果难以区分畜禽肉类食物种类（如混合肉），可按照畜禽肉类（综合）的质量进行搭配。

附表1-5 坚果类食物交换表①（/份）

食物种类	质量/g	提供能量和营养成分				食物举例
		能量/kcal	蛋白质/g	脂肪/g	碳水化合物/g	
坚果（综合）	20	90	3.2	5.8	6.5	常见的坚果、种子类
淀粉类坚果（碳水化合物≥40%）	25	90	2.5	0.4	16.8	板栗、白果、芡实、莲子
高脂类坚果（脂肪≥40%）	15	90	3.2	7.7	2.9	花生仁、西瓜子、松子、核桃、葵花子、南瓜子、杏仁、榛子、开心果、芝麻等
中脂类坚果类（脂肪为20%～40%）	20	90	3.2	6.5	5.3	腰果、胡麻子、核桃（鲜）、白芝麻等

①表中给出的每份食品质量均为可食部的质量。

附表 1-6 大豆、乳及其制品食物交换表(/份)

食物种类		质量/g	提供能量和营养成分				食物举例
			能量/kcal	蛋白质/g	脂肪/g	碳水化合物/g	
大豆类		20	90	6.9	3.3	7.0	黄豆、黑豆、青豆
豆粉		20	90	6.5	3.7	7.5	黄豆粉
豆腐	北豆腐	90	90	11.0	4.3	1.8	北豆腐
	南豆腐	150	90	9.3	3.8	3.9	南豆腐
豆皮、豆干		50	90	8.5	4.6	3.8	豆腐干、豆腐丝、素鸡、素什锦等
豆浆		330	90	8.0	3.1	8.0	豆浆
液态乳	全脂	150	90	5.0	5.4	7.4	全脂牛奶等
	脱脂	265	90	9.3	0.8	12.2	脱脂牛奶等
发酵乳(全脂)		100	90	2.8	2.6	12.9	发酵乳
乳酪		25	90	5.6	7.0	1.9	奶酪、干酪
乳粉		20	90	4.0	4.5	10.1	全脂奶粉

附表 1-7 油脂交换表(/份)

食物种类	质量/g	提供能量和营养成分				食物举例
		能量/kcal	蛋白质/g	脂肪/g	碳水化合物/g	
油脂类	10	90	0.0	10.0	0.0	猪油、橄榄油、菜籽油、大豆油、玉米油、葵花籽油、稻米油、花生油等

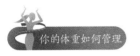

附表 1-8 特征性脂肪酸的油脂来源

特征性脂肪酸	含量水平	油脂来源举例
饱和脂肪酸	≥70%	椰子油、棕榈仁油、类可可脂(65%)等
	≥45%	棕榈油、猪油、牛油等
不饱和脂肪酸	≥70%	米糠油、稻米油、花生油等
单不饱和脂肪酸	≥70%	茶籽油、橄榄油等
	≥60%	菜籽油等
多不饱和脂肪酸	≥70%	亚麻籽油、核桃油、红花油、葡萄籽油等
	≥50%	大豆油、玉米油、葵花籽油等
DHA+EPA	—	以 DHA 为特征的鱼油等

附表 1-9 调味料类盐含量换算表(/份)

食物种类		重量 /g	盐含量 /g	钠含量 /mg	主要食物
食用盐		1	1	400	精盐、海盐等
鸡精		2	1	400	鸡精类
味精		4.8	1	400	味精类
酱类	豆瓣酱等(高盐)	6	1	400	豆瓣酱、辣椒酱、蒜蓉辣酱等
	黄酱等(中盐)	16	1	400	黄酱、甜面酱、海鲜酱等
酱油		6.5	1	400	生抽、老抽等
蚝油		10	1	400	蚝油类
咸菜类		13	1	400	榨菜、酱八宝菜、腌萝卜干等
腐乳		17	1	400	红腐乳、白腐乳、臭腐乳等

附录 2:常见低能量食物清单

（以每 100 g 可食部计）

食物编码	食物名称	可食部/%	能量/kcal	能量/kJ	蛋白质/g	脂肪/g	碳水化合物/g	不溶性膳食纤维/g
谷类及制品								
玉米								
013201	玉米笋(罐头)	100	16	67	1.1	0.2	4.9	4.9
大豆类及制品								
031315	豆腐脑	100	15	62	1.9	0.8	0.0	Tr
031402	豆奶	100	30	127	2.4	1.5	1.8	Tr
031403	豆汁(生)	100	10	41	0.9	0.1	1.4	0.1
031405	豆浆	100	31	128	3.0	1.6	1.2	—
031406	豆浆(甜)	100	34	142	2.4	0.5	4.9	0.1
蔬菜类及制品								
根菜类								
041101	白萝卜(鲜)	95	16	67	0.7	0.1	4.0	—
041102	红皮萝卜	96	18	74	0.8	0.1	4.2	1.1
041103	红旦旦萝卜	95	19	79	0.8	Tr	4.3	0.8
041104	红萝卜	97	22	91	1.0	0.1	4.6	0.8
041108	水萝卜	93	22	94	0.8	Tr	5.5	1.4
041109	小水萝卜	66	21	88	1.1	0.2	4.2	1.0
041110	红心萝卜	88	23	96	0.8	0.2	4.9	0.8
041112	白萝卜(圆)	94	16	66	0.7	0.2	3.6	1.0
041113	青萝卜	95	29	121	1.2	0.2	6.9	—
041115	樱桃萝卜	46	12	52	0.9	0.1	3.0	—
041201	胡萝卜(红)	96	39	162	1.0	0.2	8.8	1.1
041204	胡萝卜	97	32	133	1.0	0.2	8.1	—

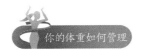

续表

食物编码	食物名称	可食部/%	能量/kcal	能量/kJ	蛋白质/g	脂肪/g	碳水化合物/g	不溶性膳食纤维/g
041301	芥菜头	83	36	151	1.9	0.2	7.4	1.4
041302	苤蓝	78	32	136	1.3	0.2	7.0	1.3
041402	根芹	67	38	160	2.2	0.1	10.0	4.6
	鲜豆类							
042103	刀豆(鲜)	92	40	165	3.1	0.3	7.0	1.8
042104	豆角	96	34	144	2.5	0.2	6.7	2.1
042105	豆角(鲜,白)	97	35	146	2.2	0.2	7.4	2.6
042106	荷兰豆	88	30	123	2.5	0.3	4.9	1.4
042107	龙豆(鲜)	98	36	149	3.7	0.5	5.0	1.9
042108	龙芽豆(鲜)	93	19	80	2.6	0.2	2.4	1.3
042110	四季豆(菜豆)	96	31	131	2.0	0.4	5.7	1.5
042113	油豆角(鲜)	99	25	103	2.4	0.3	3.9	1.6
042114	垅船豆(鲜)	82	36	151	2.0	0.4	6.8	1.3
042115	芸豆(鲜)	96	30	123	0.8	0.1	7.4	2.1
042117	豇豆(长)	98	32	135	2.7	0.2	5.8	1.8
042118	扁豆	96	32	133	2.3	0.2	7.4	3.9
042119	豇豆	97	32	134	2.2	0.3	7.3	—
042120	四季豆	96	24	101	2.0	0.2	6.0	—
042121	四棱豆	96	19	79	2.0	0.2	4.2	—
042122	甜脆荷兰豆	100	32	131	3.0	0.3	8.1	6.8
042205	黄豆芽	100	39	163	4.4	1.6	3.6	—
042206	绿豆芽	100	16	65	1.7	0.1	2.6	1.2
042207	黑豆苗	100	30	125	4.4	0.8	2.6	1.6
042208	豌豆苗	100	32	132	4.8	0.8	2.6	—

续表

食物编码	食物名称	可食部/%	能量/kcal	能量/kJ	蛋白质/g	脂肪/g	碳水化合物/g	不溶性膳食纤维/g
				茄果、瓜菜类				
043102	茄子(绿皮)	90	28	116	1.0	0.6	5.2	1.2
043103	茄子(圆)	95	32	132	1.6	0.2	6.7	1.7
043106	番茄(整个,罐头)	100	22	93	2.0	0.6	2.6	0.8
043107	奶柿子	100	14	61	0.6	0.1	3.2	0.8
043109	辣椒(红,小)	80	38	159	1.3	0.4	8.9	3.2
043113	葫子	85	29	122	0.7	0.1	6.8	0.9
043115	茄子(白皮,长)	97	21	88	1.3	0.1	5.5	—
043116	茄子(紫皮,长)	95	18	77	1.1	0.1	4.8	—
043117	茄子(紫皮,圆)	98	23	95	0.8	0.2	5.3	—
043118	香瓜茄	96	21	88	0.6	Tr	5.5	0.6
043119	番茄	97	15	62	0.9	0.2	3.3	—
043120	樱桃番茄	98	25	107	1.0	0.2	5.8	—
043123	辣椒(青,尖)	91	22	91	0.8	0.3	5.2	—
043124	甜椒	82	18	77	1.0	0.2	3.8	—
043125	彩椒	83	26	109	1.3	0.2	6.4	—
043126	秋葵	98	25	104	1.8	0.2	6.2	1.8
043201	白瓜	83	12	51	0.9	—	2.6	0.9
043202	菜瓜	88	19	79	0.6	0.2	3.9	0.4
043204	方瓜	82	14	60	0.8	Tr	3.1	0.4
043205	佛手瓜	100	18	77	1.2	0.1	3.8	1.2
043206	葫芦	87	16	67	0.7	0.1	3.5	0.8
043208	黄瓜(鲜)	92	16	65	0.8	0.2	2.9	0.5
043209	节瓜	92	14	61	0.6	0.1	3.4	1.2
043210	金瓜	82	15	63	0.5	0.1	3.4	0.7

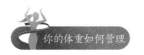

续表

食物编码	食物名称	可食部/%	能量/kcal	能量/kJ	蛋白质/g	脂肪/g	碳水化合物/g	不溶性膳食纤维/g
043211	金丝瓜	80	38	161	3.3	2.0	2.2	0.8
043212	苦瓜(鲜)	81	22	91	1.0	0.1	4.9	1.4
043213	南瓜(鲜)	85	23	97	0.7	0.1	5.3	0.8
043215	蛇瓜	89	18	77	1.5	0.1	3.9	2.0
043217	笋瓜	91	13	54	0.5	—	3.1	0.7
043218	西葫芦	73	19	79	0.8	0.2	3.8	0.6
043219	面西胡瓜	88	10	44	0.8	Tr	1.8	—
043220	小西胡瓜	79	22	92	0.7	0.1	4.8	—
043221	冬瓜	80	10	43	0.3	0.2	2.4	—
043222	飞碟瓜	91	18	73	1.0	0.1	4.4	1.6
043223	黄金西葫芦	91	17	70	1.8	0.1	3.6	—
043224	黄茎瓜	100	19	81	1.2	0.9	2.0	0.7
043225	迷你黄瓜	92	14	59	1.0	0.2	2.5	—
043226	秋黄瓜	92	14	57	0.9	0.2	2.5	—
043227	南瓜(栗面)	74	36	153	1.4	0.1	8.8	2.6
043228	丝瓜	83	20	82	1.3	0.2	4.0	—
葱蒜类								
044104	青蒜(青葱)	84	34	141	2.4	0.3	6.2	1.7
044105	蒜黄(黄色)	97	24	101	2.5	0.2	3.8	1.4
044106	蒜苗(绿色,青蒜)	82	40	169	2.1	0.4	8.0	1.8
044203	分葱	100	34	143	2.2	0.7	5.1	0.7
044205	葱(小葱,鲜)	73	27	112	1.6	0.4	4.9	1.4
044206	大葱	82	28	115	1.6	0.3	5.8	2.2
044207	细香葱	89	28	116	1.4	0.3	6.6	—
044301	洋葱(鲜)	90	40	169	1.1	0.2	9.0	0.9

续表

食物编码	食物名称	可食部/%	能量/kcal	能量/kJ	蛋白质/g	脂肪/g	碳水化合物/g	不溶性膳食纤维/g
044402	韭黄(韭芽,黄色)	88	24	101	2.3	0.2	3.9	1.2
044403	韭薹	85	37	155	2.2	0.1	7.8	1.9
044404	韭菜	90	25	102	2.4	0.4	4.5	—
044501	薤	—	1	3	—	—	—	0.3
嫩茎、叶、花菜类								
045102	大白菜(白梗)	92	22	93	1.7	0.2	3.7	0.6
045103	大白菜(青白口)	83	17	70	1.4	0.1	3.0	0.9
045104	大白菜(小白口)	85	16	65	1.3	0.1	2.8	0.9
045109	白菜薹	84	28	118	2.8	0.5	4.0	1.7
045110	瓢儿白	79	18	76	1.7	0.2	3.2	1.6
045111	乌菜	89	28	117	2.6	0.4	4.4	1.4
045113	油菜(黑)	96	19	79	1.8	0.2	2.9	0.9
045115	油菜(小)	95	12	50	1.3	0.2	1.6	0.7
045116	油菜薹	82	24	102	3.2	0.4	3.0	2.0
045117	大白菜(白口)	85	14	61	1.0	0.1	2.9	—
045118	大白菜(青口)	83	12	50	1.1	0.1	2.6	—
045119	酸白菜	100	10	40	0.7	0.2	2.6	—
045120	小白菜	94	14	59	1.4	0.3	2.4	—
045121	奶白菜	100	21	89	2.7	0.2	3.3	1.5
045122	鸡毛菜	100	19	79	2.7	0.2	2.6	—
045123	娃娃菜	97	13	52	1.9	0.2	2.4	—
045124	乌塌菜	96	13	55	1.8	0.1	2.6	1.8
045125	油菜	96	14	57	1.3	0.5	2.0	—
045126	油菜心	100	15	63	1.3	0.4	2.7	—
045201	圆白菜	86	24	101	1.5	0.2	4.6	1.0

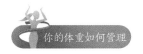

续表

食物编码	食物名称	可食部/%	能量/kcal	能量/kJ	蛋白质/g	脂肪/g	碳水化合物/g	不溶性膳食纤维/g
045205	芥菜(鲜)	94	27	114	2.0	0.4	4.7	1.6
045206	芥菜(大叶,鲜)	71	16	69	1.8	0.4	2.0	1.2
045207	芥菜(茎用,鲜)	92	13	53	1.3	0.2	2.8	2.8
045208	芥菜(小叶,鲜)	88	26	109	2.5	0.4	3.6	1.0
045210	结球甘蓝(绿)	86	17	70	0.9	0.2	4.0	—
045211	结球甘蓝(紫)	86	25	106	1.2	0.2	6.2	—
045212	抱子甘蓝	87	36	150	3.5	0.2	8.8	—
045214	盖菜	94	13	55	1.5	0.2	2.8	—
045215	芥蓝	98	24	98	3.1	0.3	4.1	—
045216	菜花(白色)	82	20	83	1.7	0.2	4.2	2.1
045217	西蓝花	83	27	111	3.5	0.6	3.7	—
045301	菠菜(鲜)	89	28	116	2.6	0.3	4.5	1.7
045303	冬寒菜(鲜)	58	34	144	3.9	0.4	4.9	2.2
045307	萝卜缨(白)	100	17	72	2.6	0.3	1.7	1.4
045308	萝卜缨(青)	100	38	159	3.1	0.1	7.6	2.9
045309	萝卜缨(小萝卜)	93	23	95	1.6	0.3	4.1	1.4
045310	落葵	76	23	97	1.6	0.3	4.3	1.5
045312	芹菜茎	67	22	93	1.2	0.2	4.5	1.2
045313	芹菜叶(鲜)	100	35	146	2.6	0.6	5.9	2.2
045316	甜菜叶(鲜)	100	22	90	1.8	0.1	4.0	1.3
045317	香菜(鲜)	81	33	139	1.8	0.4	6.2	1.2
045319	苋菜(鲜,绿)	74	30	123	2.8	0.3	5.0	2.2
045320	苋菜(紫,鲜)	73	35	146	2.8	0.4	5.9	1.8
045321	茼蒿(鲜)	82	24	98	1.9	0.3	3.9	1.2
045322	小茴香(鲜)	86	27	114	2.5	0.4	4.2	1.6

续表

食物编码	食物名称	可食部/%	能量/kcal	能量/kJ	蛋白质/g	脂肪/g	碳水化合物/g	不溶性膳食纤维/g
045323	荠菜(鲜)	88	31	128	2.9	0.4	4.7	1.7
045324	莴笋(鲜)	62	15	62	1.0	0.1	2.8	0.6
045327	番杏	100	15	64	1.8	0.1	3.1	—
045328	樱桃萝卜缨	100	14	59	2.0	0.1	2.7	2.3
045329	白凤菜	100	16	66	1.6	0.2	4.0	—
045330	紫背天葵	100	18	73	1.9	—	3.8	—
045331	芹菜(茎)	100	13	55	0.4	0.2	3.1	1.0
045332	西芹	85	17	72	0.6	0.1	4.8	2.2
045333	生菜	94	12	51	1.6	0.4	1.1	—
045334	莜麦菜	81	12	50	1.1	0.4	2.1	—
045335	叶甜菜(白梗)	100	13	53	1.6	0.1	2.8	2.2
045336	莴苣叶	100	15	62	1.0	0.2	2.9	—
045337	蕹菜	100	19	77	2.2	0.2	4.0	—
045338	观达菜	100	23	95	1.9	0.3	4.5	2.8
045339	球茎茴香	70	17	71	1.2	Tr	4.7	2.2
045401	竹笋(鲜)	63	23	96	2.6	0.2	3.6	1.8
045407	毛笋(鲜)	67	23	97	2.2	0.2	3.8	1.3
045413	菊苣	100	19	79	1.3	0.2	3.4	0.9
045415	芦笋(绿)	90	19	79	2.6	0.1	3.3	—
045416	芦笋(紫)	93	22	92	2.7	0.2	3.4	1.3
045417	结球菊苣(红)	89	17	72	1.8	0.2	3.4	—
045418	软化白菊苣	97	17	70	1.5	0.2	3.1	—
045419	穿心莲	100	17	71	1.7	—	2.5	—
045420	红薯叶	100	27	112	3.1	Tr	5.1	2.8
045421	南瓜藤	100	17	73	1.7	0.0	3.2	—

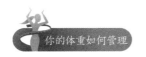

续表

食物编码	食物名称	可食部/%	能量/kcal	能量/kJ	蛋白质/g	脂肪/g	碳水化合物/g	不溶性膳食纤维/g
045422	三七尖	100	21	86	2.3	0.2	4.0	—
045424	洋丝瓜苗	81	29	123	4.4	0.3	2.2	—
水生蔬菜类								
046002	豆瓣菜(鲜)	73	20	82	2.9	0.5	1.5	1.2
046005	蒲菜(鲜)	12	14	56	1.2	0.1	2.4	0.9
046006	水芹菜	60	13	54	1.4	0.2	1.8	0.9
046007	茭白(鲜)	74	26	110	1.2	0.2	5.9	1.9
046009	莼菜(瓶装)	100	21	87	1.4	0.1	3.8	0.5
薯芋类								
047303	姜(子姜,鲜)	82	21	89	0.7	0.6	3.7	0.9
野生蔬菜类								
048017	大蓟叶(鲜)	100	38	158	1.5	1.4	5.5	1.4
048021	独行菜(鲜)	100	19	75	2.0	—	—	1.6
048027	碱蓬(鲜)	100	33	138	2.8	0.3	5.2	0.9
048030	罗勒	100	26	108	3.8	—	4.6	3.9
048031	马齿苋(鲜)	100	28	117	2.3	0.5	3.9	0.7
048032	马兰头(鲜)	100	28	119	2.4	0.4	4.6	1.6
048033	麦瓶草(鲜)	100	38	159	4.5	0.5	4.4	1.0
048036	垂盆草(鲜)	100	21	87	0.6	0.7	3.5	1.0
048046	山苦荬叶(鲜)	100	33	139	2.2	0.4	5.6	0.8
048047	食用大黄(鲜)	100	9	39	1.6	—	1.5	1.5
048048	食用黄麻	100	22	94	0.9	0.1	—	0.3
048049	酸模(鲜)	100	17	72	1.7	0.2	—	1.0
048050	汤菜(鲜)	100	24	99	1.8	0.5	3.4	0.8
048056	香茅	100	17	72	1.7	0.2	—	0.4

续表

食物编码	食物名称	可食部/%	能量/kcal	能量/kJ	蛋白质/g	脂肪/g	碳水化合物/g	不溶性膳食纤维/g
048058	鸭跖草(鲜)	100	34	144	2.8	0.3	5.7	1.2
048059	野葱(鲜)	100	36	152	2.7	0.2	6.7	1.5
048062	野蒜(鲜)	82	34	144	1.0	0.4	7.7	2.0
048067	珍珠花菜	100	17	72	1.7	0.2	—	0.0
048068	紫花桔梗	100	22	94	0.9	0.1	—	2.9
048069	紫萼香茶菜	100	17	72	1.7	0.2	—	6.9
048070	苣荬菜(尖叶)	100	19	75	2.0	0.0	—	0.2
048073	茴芹(鲜)	100	22	94	0.9	0.1	17.0	—
048074	荠菜(鲜)	65	13	54	0.7	0.2	2.7	1.2
048081	苦苣菜	100	32	136	3.1	0.6	4.5	1.7
048081	苜蓿	95	35	148	5.0	0.7	2.9	1.4
048083	鱼腥草(叶)	100	32	131	2.1	0.1	10.7	—
048086	枸杞叶	100	34	142	3.0	1.3	5.3	—
048088	荆芥	52	26	111	2.6	—	4.3	—
菌藻类								
菌类								
051001	草菇	100	27	112	2.7	0.2	4.3	1.6
051003	地衣(水浸)	100	10	40	1.5	Tr	1.8	1.8
051005	猴头菇(罐装)	100	21	87	2.0	0.2	4.9	4.2
051007	黄蘑(水发)	89	30	126	4.3	0.4	4.8	4.8
051008	金针菇(鲜)	100	32	133	2.4	0.4	6.0	2.7
051009	金针菇(罐装)	100	26	108	1.0	Tr	6.7	2.5
051011	蘑菇(鲜蘑)	99	24	100	2.7	0.1	4.1	2.1
051014	木耳(水发)	100	27	112	1.5	0.2	6.0	2.6
051015	平菇	93	24	101	1.9	0.3	4.6	2.3

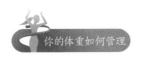

续表

食物编码	食物名称	可食部/%	能量/kcal	能量/kJ	蛋白质/g	脂肪/g	碳水化合物/g	不溶性膳食纤维/g
051017	双孢蘑菇	97	26	108	4.2	0.1	2.7	1.5
051919	香菇(鲜)	100	26	107	2.2	0.3	5.2	3.3
051028	白蘑菇	100	29	123	3.5	0.4	3.8	—
051029	北风菌	77	17	71	1.7	0.1	2.9	1.2
051030	草菇	100	18	74	1.1	0.4	3.1	—
051032	干巴菌	91	38	159	3.8	0.4	8.0	6.3
051033	红奶浆菌	94	18	75	1.5	0.4	3.3	2.4
051037	鸡油菌	92	26	108	2.0	0.3	5.1	2.6
051038	鸡枞	96	19	81	2.5	0.2	2.5	1.3
051041	鸡枞花	86	18	74	2.3	0.3	1.8	0.8
051042	牛肝菌(白)	93	35	146	4.0	0.4	4.5	1.5
051044	牛肝菌(黑)	95	32	136	3.6	0.2	4.8	1.6
051045	牛肝菌(鲜)	97	32	132	4.3	0.1	5.3	3.9
051048	平菇	100	17	73	1.7	0.1	3.2	—
051049	青头菌	95	20	83	2.7	0.1	3.1	2.2
051051	杏鲍菇	100	35	148	1.3	0.1	8.3	2.1
藻类								
052002	海带(鲜)	100	13	55	1.2	0.1	2.1	0.5
052004	海带(浸)	100	16	65	1.1	0.1	3.0	0.9
水果类及制品								
仁果类								
061104	旱苹果	96	34	141	0.4	0.2	8.4	1.7
061206	红肖梨	87	36	152	0.2	Tr	10.5	3.2
061213	木梨	80	32	132	0.4	0.1	8.2	1.9
061215	软梨	68	32	134	0.4	0.2	11.7	9.1

续表

食物编码	食物名称	可食部/%	能量/kcal	能量/kJ	蛋白质/g	脂肪/g	碳水化合物/g	不溶性膳食纤维/g
061219	酸梨	85	33	138	0.1	0.1	9.8	3.7
061229	梨(糖水罐头)	100	36	151	0.5	0.2	8.8	1.4
核果类								
062102	白粉桃	93	26	110	1.3	0.1	5.5	0.9
062106	金红桃	88	28	118	0.7	0.1	6.6	1.0
062109	蒲桃	69	39	163	0.5	0.2	10.2	2.8
062201	李子	91	38	157	0.7	0.2	8.7	0.9
062202	李子杏	92	37	155	1.0	0.1	8.6	1.1
062203	梅	93	34	144	0.9	0.9	6.2	1.0
062204	杏	91	38	160	0.9	0.1	9.1	1.3
062205	杏(罐头)	100	40	168	0.6	0.2	9.7	1.4
柑橘类								
064209	小叶橘	81	40	166	1.1	0.2	8.8	0.9
064302	柠檬	66	37	156	1.1	1.2	6.2	1.3
064303	葡萄柚	73	33	138	0.7	0.3	7.8	—
热带、亚热带水果								
065009	黄皮果	59	39	164	1.6	0.2	9.9	4.3
065011	杧果	60	35	146	0.6	0.2	8.3	1.3
065012	木瓜	86	29	121	0.4	0.1	7.0	0.8
065015	阳梅	82	30	125	0.8	0.2	6.7	1.0
065016	阳桃	88	31	131	0.6	0.2	7.4	1.2
065027	木瓜	89	30	128	0.6	Tr	7.2	0.5
瓜果类								
066101	白金瓜	70	25	106	0.4	—	6.2	0.5
066102	白兰瓜	55	23	96	0.6	0.1	5.3	0.8

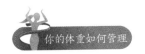

续表

食物编码	食物名称	可食部/%	能量/kcal	能量/kJ	蛋白质/g	脂肪/g	碳水化合物/g	不溶性膳食纤维/g
066103	哈密瓜	71	34	143	0.5	0.1	7.9	0.2
066104	黄河蜜瓜	56	11	47	0.4	Tr	4.0	3.2
066105	金塔寺瓜	81	10	41	0.6	0.1	2.0	0.7
066106	灵蜜瓜	71	4	15	0.5	0.1	0.4	0.4
066107	麻醉瓜	66	17	72	0.7	0.1	3.6	0.4
066108	甜瓜	78	26	111	0.4	0.1	6.2	0.4
066201x	西瓜(代表值)	59	31	108	0.5	0.3	6.8	0.2
066202	西瓜(京欣一号)	59	34	142	0.5	Tr	8.1	0.2
066203	西瓜(郑州三号)	59	26	108	0.6	0.1	5.7	0.2
066204	西瓜(忠于6号,黑皮)	64	32	135	0.5	0.5	6.5	0.1
066205	子瓜	46	5	21	0.2	0.3	0.6	0.5
066206	小西瓜	62	30	128	0.8	0.1	6.7	—
其他								
082110	牛蹄筋(泡发)	100	25	105	6.0	Tr	0.2	0.0
129003	海参(水浸)	100	25	106	6.0	0.1	0.0	0.0
129004	海蜇皮	100	33	139	3.7	0.3	3.8	0.0
129019	棘参(鲜)	53	21	91	4.1	0	1.2	—

附录3:常见高蛋白低脂肪食物清单

（以100g可食部计）

序号	食物编码	食物名称	蛋白质/g	脂肪/g	胆固醇/mg
1	081117	猪蹄筋	35.3	1.4	79.0
2	081212	猪血	12.2	0.3	51.0
3	082103	牛肉(后腿)	20.9	2.0	74.0
4	082104	牛肉(后腱)	20.1	1.0	54.0
5	082105	牛肉(里脊肉)	22.2	0.9	63.0
6	082106	牛肉(前腿)	19.2	1.8	71.0
7	082107	牛肉(前腱)	20.3	1.3	80.0
8	082109	牛蹄筋(生)	34.1	0.5	—
9	082113	牛肉(臀部肉)	22.6	2.6	22.0
10	082117	牛肉(膝圆肉)	22.4	1.8	43.0
11	082118	牛肉(股内肉)	22.8	2.9	74.0
12	082120	牦牛肉	23.1	1.4	63.0
13	082121	牦牛牛腱肉(冻、鲜)	21.2	0.8	58.0
14	082122	牦牛牛霖肉(冻、鲜)	22.5	1.0	58.0
15	082201	牛鞭(泡发)	27.2	0.9	—
16	082210	牛百叶(黑)	13.2	1.9	71.0
17	082306	牛蹄筋(熟)	35.2	0.6	51.0
18	083107	羊肉(青羊)	21.3	1.1	53.0
19	083111	羊蹄筋(生)	34.3	2.4	58.0
20	083113	羊肉(上脑)	19.0	2.0	86.0
21	083115	羊肉(前腿)	19.8	2.0	86.0
22	084302	驴肉(卤)	27.2	1.9	95.0
23	089002	骆驼蹄	25.6	1.4	55.0
24	089004	兔肉	19.7	2.2	59.0

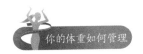

续表

序号	食物编码	食物名称	蛋白质/g	脂肪/g	胆固醇/mg
25	089005	兔肉(野)	16.6	2.0	48.0
26	089006	鹿肉(养殖梅花鹿)	19.7	1.3	5.0
27	091112	鸡胸脯肉	24.6	1.9	65.0
28	091116	野山鸡	20.4	2.0	—
29	092207	鸭血(白鸭)	13.6	0.4	95.0
30	092208	鸭血(公麻鸭)	13.2	0.4	95.0
31	092209	鸭血(母麻鸭)	13.1	0.3	95.0
32	094101	火鸡腿肉	20.0	1.2	58.0
33	094102	火鸡胸脯肉	22.4	0.2	49.0
34	094301	火鸡腿(熟)	16.7	0.7	—
35	104002	奶豆腐(脱脂)	53.7	2.5	36.0
36	104007	曲拉	39.1	2.9	—
37	121106	黄颡鱼	17.8	2.7	90.0
38	121108	黄鳝丝	15.4	0.8	77.0
39	121112	罗非鱼	18.4	1.5	78.0
40	121113	罗非鱼(莫桑比克)	16.0	1.0	54.0
41	121116	乌鳢	18.5	1.2	91.0
42	121125	鲅鱼	18.4	2.1	86.0
43	121131	草鱼	17.7	2.6	47.0
44	121132	鲢鱼	16.3	2.1	38.0
45	121133	鲫鱼	18.0	1.6	21.0
46	121135	乌鳢(野生)	19.9	2.3	59.0
47	121142	蓝鳃太阳鱼	17.8	2.3	63.0
48	121147	鲟鱼	23.4	0.4	46.0
49	121148	雅鱼	26.5	2.7	73.0
50	121149	胭脂鱼(养殖)	38.8	0.6	70.0
51	121150	棒棒鱼(雅江冷水鱼)	27.1	1.1	96.0

序号	食物编码	食物名称	蛋白质/g	脂肪/g	胆固醇/mg
52	121151	尖嘴鱼(雅江冷水鱼)	17.1	2.2	70.0
53	121152	胡子鱼(雅江冷水鱼)	17.4	1.3	73.0
54	121206	狗母鱼	16.7	2.3	71.0
55	121211	黄鱼(大黄花鱼)	17.7	2.5	86.0
56	121214	金线鱼	18.6	2.9	54.0
57	121215	绿鳍马面鲀	18.1	0.6	45.0
58	121220	舌鳎	17.7	1.4	82.0
59	121224	鲅鱼(咸)	23.3	1.6	89.0
60	121234	鲷	17.9	2.6	65.0
61	121236	鲽	21.1	2.3	73.0
62	121237	鳐鱼	20.8	0.7	48.0
63	121240	鲵鱼	20.2	0.9	62.0
64	121243	金鲳鱼	18.7	2.7	—
65	121245	双髻鲨	27.4	0.1	58.0
66	121247	鲅鲢鱼	13.7	0.6	41.0
67	121249	大菱鲆鱼(鲜)	17.0	1.1	8.0
68	121252	黄姑鱼(鲜)	14.7	0.7	30.0
69	121255	石斑鱼(红石斑鱼)	19.9	0.4	52.0
70	121256	石斑鱼(黑石斑鱼)	20.2	1.2	54.0
71	121257	石斑鱼(花石斑鱼)	20.2	0.8	56.0
72	121258	苏眉鱼	16.5	0.4	63.0
73	121259	青衣(红色)	20.1	0.3	48.0
74	121260	青衣(孔雀绿色)	19.2	0.3	51.0
75	121261	笠鱼	22.2	0.5	56.0
76	121262	金枪鱼肉	23.7	0.3	39.0
77	121263	鲅鱼肉	23.7	0.3	42.0
78	121264	刺泡鱼	23.0	0.2	74.0

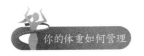

续表

序号	食物编码	食物名称	蛋白质/g	脂肪/g	胆固醇/mg
79	121405	金枪鱼(盐水浸)	23.5	0.6	51.0
80	121421	鳕鱼(烤)	21.4	1.2	56.0
81	122104	蜊蛄	16.0	1.4	98.0
82	122118	九节虾(鲜)	21.4	0.1	50.0
83	122119	口虾蛄	14.8	1.7	98.0
84	123006	海蟹(小)	14.2	1.1	40.0
85	123010	海蟹(公)	18.0	0.3	90.0
86	123011	海蟹(母)	14.2	0.3	9.0
87	123306	梭子蟹(公,蒸)	19.0	0.2	80.0
88	124114	银蚶	12.2	1.4	89.0
89	124118	鲍鱼(皱纹鲍)	13.7	0.1	—
90	124310	蛏子(焯)	13.5	0.9	44.0
91	129001	海参	16.5	0.2	51.0
92	129010	鱿鱼(水浸)	17.0	0.8	—
93	129013	章鱼	18.9	0.4	—
94	129020	海参(干)	64.0	0.9	—
95	219022	牛蛙	15.7	0.5	19.0
96	219028	鸡内金	83.1	1.3	—
97	219033	牛黄	48.0	0.9	—
98	219036	燕窝	57.9	0.2	—
99	039302	豌豆(花)	21.6	1.0	0.0
100	045412	金针菜(鲜)	19.4	1.4	0.0

注:每100 g可食用部胆固醇<100 mg。

附录4：低血糖生成指数（低 GI）食物表

食物类	序号	食物名称	GI	食物类	序号	食物名称	GI
糖类	1	果糖	23	谷类及制品	23	莜麦饭（整粒）	49
	2	乳糖	46		24	燕麦饭（整粒）	42
	3	巧克力	49		25	薄煎饼（美式）	52
	4	MM 巧克力	32		26	意大利面（精制面粉）	49
谷类及制品	5	*小麦（整粒煮）	41		27	意大利面（全麦）	48
	6	*面条（强化蛋白质,细煮）	27	薯类、淀粉及制品	28	马铃薯粉条	13.6
	7	*面条（全麦粉,细面）	37		29	甘薯（山芋）	54
	8	*面条（白细,煮）	41		30	藕粉	33
	9	*线面条（实心,细）	35		31	苕粉	35
	10	*通心面（管状,粗）	45		32	粉丝汤（豌豆）	32
	11	面条（小麦粉,硬,扁粗）	46	豆类及制品	33	黄豆（浸泡,煮）	18
	12	面条（硬质小麦粉,加鸡蛋,粗）	49		34	黄豆（罐头）	14
	13	稻麸	19		35	豆腐（炖）	32
	14	*米粉	54		36	豆腐（冻）	22
	15	黏米饭（直链淀粉含量高,煮）	50		37	豆腐干	24
	16	黑米粥	42		38	绿豆	27
	17	大麦（整粒,煮）	25		39	绿豆挂面	33
	18	黑麦（整粒,煮）	34		40	蚕豆（五香）	17
	19	玉米面粥	50		41	扁豆	38
	20	玉米糁粥	51		42	扁豆（红,小）	26
	21	玉米饼	46		43	扁豆（绿,小）	30
	22	荞麦（黄）	54		44	*扁豆（绿,小,罐头）	52
					45	*小扁豆汤（罐头）	44
					46	*利马豆（棉豆）	31
					47	*利马豆（加 5 g 蔗糖）	30
					48	*利马豆（加 10 g 蔗糖）	31

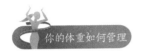

续表

食物类	序号	食物名称	GI	食物类	序号	食物名称	GI
豆类及制品	49	＊利马豆(嫩,冷冻)	32	蔬菜类	76	西红柿	15
	50	鹰嘴豆	33		77	菠菜	15
	51	＊鹰嘴豆(罐头)	42		78	胡萝卜(煮)	39
	52	＊咖喱鹰嘴豆(罐头)	41	水果类	79	苹果	36
	53	＊青刀豆	39		80	梨	36
	54	青刀豆(罐头)	45		81	桃	28
	55	＊豌豆	42		82	桃(罐头,含果汁)	30
	56	黑马诺豆	46		83	桃(罐头,含糖浓度低)	52
	57	黑豆汤	46		84	杏干	31
	58	四季豆	27		85	李子	24
	59	四季豆(高压处理)	34		86	樱桃	22
	60	＊四季豆(罐头)	52		87	葡萄	43
	61	＊芸豆	24		88	猕猴桃	52
蔬菜类	62	山药(薯蓣)	51		89	柑(橘子)	43
	63	雪魔芋	17		90	柚	25
	64	芋头(蒸芋艿/毛芋)	48		91	芭蕉	53
	65	朝鲜笋	15		92	香蕉	52
	66	芦笋	15		93	香蕉(生)	30
	67	绿菜花	15		94	枣	42
	68	菜花	15	种子类	95	花生	14
	69	芹菜	15		96	腰果	25
	70	黄瓜	15	乳及乳制品	97	牛奶	27.6
	71	茄子	15		98	牛奶(加糖和巧克力)	34
	72	鲜青豆	15		99	牛奶(加人工甜味剂和巧克力)	24
	73	莴笋(各种类型)	15		100	全脂牛奶	27
	74	生菜	15		101	脱脂牛奶	32
	75	青椒	15				

续表

食物类	序号	食物名称	GI	食物类	序号	食物名称	GI
乳及乳制品	102	低脂奶粉	11.9	饮料类	122	面包(混合谷物)	45
	103	降糖奶粉	26		123	闲趣饼干(达能)	47
	104	老年奶粉	40		124	牛奶香脆饼干(达能)	39
	105	克糖奶粉	47.6		125	苹果汁	41
	106	酸奶(加糖)	48		126	水蜜桃汁	33
	107	酸乳酪(普通)	36		127	巴梨汁(罐头)	44
	108	酸乳酪(低脂)	33		128	菠萝汁(不加糖)	46
	109	酸乳酪(低脂,加人工甜味剂)	14		129	柚子果汁(不加糖)	48
	110	豆奶	19		130	橙汁(纯果汁)	50
	111	冰淇淋	51		131	可乐饮料	40
	112	酸奶(水果)	41		132	冰淇淋/低脂	50
	113	豆奶	34	混合膳食及其他	133	馒头＋芹菜炒鸡蛋	49
速食食品	114	大米(即食,煮1分钟)	46		134	馒头＋酱牛肉	49
	115	荞麦方便面	53		135	饼＋鸡蛋炒木耳	48
	116	＊全麦维(家乐氏)	42		136	饺子/三鲜	28
	117	＊面包(小麦粉,含水果干)	47		137	包子/芹菜猪肉	39
	118	＊面包(50％～80％碎小麦粒)	52		138	硬质小麦粉肉馅馄饨	39
	119	＊面包(50％大麦粒)	46		139	米饭＋鱼	37
	120	＊面包(黑麦粒)	50		140	猪肉炖粉条	17
	121	面包(45％～50％燕麦麸)	47		141	西红柿汤	38
					142	牛奶蛋糊/牛奶＋淀粉＋糖	43

注：＊表示引用国外数据。

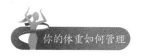

附录 5: 2~5 岁儿童超重与肥胖判定

附表 5-1　2~5 岁儿童超重与肥胖的标准差评价方法

标准差法	评价指标	
	身高别体重	年龄别 BMI
≥+3 SD	重度肥胖	重度肥胖
+2 SD≤ . <+3 SD	肥胖	肥胖
+1 SD≤ . <+2 SD	超重	超重

资料来源:《7 岁以下儿童生长标准》(WS/T 423)。

附表 5-2　2~5 岁儿童身高别体重的标准差数值

身高 /cm	男童体重/kg			女童体重/kg		
	+1 SD	+2 SD	+3 SD	+1 SD	+2 SD	+3 SD
75	10.8	11.8	13.0	10.4	11.4	12.6
76	11.0	12.0	13.3	10.6	11.6	12.8
77	11.2	12.2	13.5	10.8	11.8	13.1
78	11.4	12.5	13.8	11.0	12.0	13.3
79	11.6	12.7	14.0	11.2	12.2	13.5
80	11.8	12.9	14.2	11.4	12.5	13.8
81	12.0	13.1	14.5	11.6	12.7	14.0
82	12.2	13.3	14.7	11.8	12.9	14.3
83	12.4	13.6	15.0	12.0	13.2	14.5
84	12.6	13.8	15.2	12.2	13.4	14.8
85	12.8	14.0	15.5	12.5	13.6	15.1
86	13.1	14.3	15.7	12.7	13.9	15.4
87	13.3	14.5	16.0	12.9	14.1	15.6
88	13.5	14.8	16.3	13.2	14.4	15.9
89	13.8	15.0	16.6	13.4	14.7	16.2
90	14.0	15.3	16.8	13.6	14.9	16.5

续表

身高 /cm	男童体重/kg			女童体重/kg		
	+1 SD	+2 SD	+3 SD	+1 SD	+2 SD	+3 SD
91	14.2	15.5	17.1	13.9	15.2	16.8
92	14.5	15.8	17.4	14.2	15.5	17.1
93	14.7	16.1	17.7	14.4	15.8	17.4
94	15.0	16.3	18.0	14.7	16.0	17.7
95	15.2	16.6	18.3	15.0	16.4	18.1
96	15.5	16.9	18.6	15.2	16.7	18.4
97	15.8	17.2	18.9	15.5	17.0	18.8
98	16.1	17.5	19.2	15.8	17.3	19.1
99	16.3	17.8	19.6	16.1	17.6	19.5
100	16.6	18.1	19.9	16.4	18.0	19.9
101	16.9	18.5	20.3	16.7	18.3	20.2
102	17.3	18.8	20.7	17.0	18.6	20.6
103	17.6	19.2	21.1	17.3	19.0	21.0
104	17.9	19.5	21.5	17.7	19.3	21.4
105	18.2	19.9	21.9	18.0	19.7	21.8
106	18.6	20.2	22.3	18.3	20.1	22.2
107	18.9	20.6	22.7	18.6	20.4	22.6
108	19.2	21.0	23.2	19.0	20.8	23.1
109	19.6	21.4	23.7	19.3	21.2	23.6
110	20.0	21.8	24.2	19.7	21.7	24.1
111	20.3	22.3	24.7	20.1	22.1	24.6
112	20.7	22.8	25.2	20.5	22.6	25.1
113	21.2	23.3	25.8	20.9	23.1	25.7
114	21.6	23.8	26.5	21.3	23.6	26.3
115	22.1	24.3	27.2	21.8	24.1	27.0
116	22.6	24.9	27.9	22.3	24.7	27.6

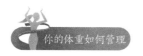

续表

身高	男童体重/kg			女童体重/kg		
/cm	+1 SD	+2 SD	+3 SD	+1 SD	+2 SD	+3 SD
117	23.1	25.6	28.7	22.7	25.3	28.4
118	23.6	26.2	29.5	23.2	25.9	29.1
119	24.2	26.9	30.4	23.8	26.5	29.9
120	24.8	27.6	31.3	24.3	27.1	30.7
121	25.4	28.4	32.2	24.9	27.8	31.5
122	26.0	29.2	33.2	25.4	28.5	32.4
123	26.6	30.0	34.3	26.0	29.2	33.2
124	27.3	30.8	35.3	26.6	29.9	34.1
125	27.9	31.6	36.4	27.2	30.7	35.0
126	28.6	32.5	37.5	27.8	31.4	36.0
127	29.3	33.4	38.6	28.4	32.2	36.9
128	30.0	34.2	39.8	29.0	32.9	37.8
129	30.7	35.1	40.9	29.6	33.7	38.8
130	31.3	36.0	42.1	30.2	34.4	39.7

资料来源:《7岁以下儿童生长标准》(WS/T 423)。

注:身高为整数。

附表 5-3 2~5岁儿童年龄别 BMI 的标准差数值

年龄	男童 BMI/(kg/m^2)			女童 BMI/(kg/m^2)		
	+1 SD	+2 SD	+3 SD	+1 SD	+2 SD	+3 SD
2岁	17.4	19.0	20.9	17.0	18.6	20.4
2岁3月	17.2	18.8	20.7	16.9	18.4	20.2
2岁6月	17.0	18.6	20.4	16.7	18.2	20.1
2岁9月	16.9	18.4	20.3	16.6	18.1	20.0
3岁	16.8	18.3	20.1	16.5	18.0	19.9
3岁3月	16.7	18.2	20.1	16.5	18.0	19.9

年龄	男童 BMI/(kg/m²)			女童 BMI/(kg/m²)		
	+1 SD	+2 SD	+3 SD	+1 SD	+2 SD	+3 SD
3 岁 6 月	16.6	18.1	20.0	16.5	18.0	19.9
3 岁 9 月	16.6	18.1	20.0	16.4	18.0	20.0
4 岁	16.6	18.1	20.1	16.4	18.0	20.0
4 岁 3 月	16.6	18.2	20.2	16.4	18.0	20.1
4 岁 6 月	16.6	18.2	20.3	16.4	18.1	20.2
4 岁 9 月	16.6	18.3	20.5	16.4	18.1	20.3
5 岁	16.7	18.4	20.7	16.4	18.2	20.5
5 岁 3 月	16.7	18.6	21.0	16.4	18.3	20.6
5 岁 6 月	16.8	18.7	21.4	16.5	18.4	20.8
5 岁 9 月	16.9	18.9	21.7	16.5	18.4	21.0

注:年龄为整月或整岁。

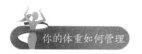
参考文献

[1] 王友发,孙明晓,杨月欣.中国肥胖预防和控制蓝皮书[M].北京:北京大学医学出版社,2019.

[2] 吴为群.体重管理师职业水平评价教材[M].北京:中国医药科技出版社,2020.

[3] CERVENKA M C, WOOD S, BAGARY M, et al. International Recommendations for the Management of Adults Treated With Ketogenic Diet Therapies[J]. Neurol Clin Pract, 2021,11(5):385-397.

[4] BALDINI P M, DE AZEVEDO LIMA P, CAMILA PRUPER DE FREITAS M, et al. Ketogenic food pyramid for patients with refractory epilepsy:From theory to clinical practice[J]. Revista De Nutricao-brazilian Journal of Nutrition,2017,30(1):99-108.

[5] VARADY K A, CIENFUEGOS S, EZPELETA M,et al. Clinical application of intermittent fasting for weight loss:progress and future directions[J]. Nature Reviews Endocrinology,2022,18(5):309-321.

[6] TINSLEY GRANT M, LA BOUNTY PAUL M. Effects of intermittent fasting on body composition and clinical health markers in humans[J]. Nutrition Reviews,2015,73(10):661-674.

[7] 中国营养学会.中国居民膳食指南(2022)[M].北京:人民卫生出版社,2022.

[8] 中国疾病预防控制中心营养与健康所.中国食物成分表标准版(第一册)[M].6版.北京:北京大学医学出版社,2018.

[9] 中国疾病预防控制中心营养与健康所.中国食物成分表标准版(第二册)[M].6版.北京:北京大学医学出版社,2019.

[10] 中国营养学会.中国居民膳食营养素参考摄入量(2023版)[M].北京:人民卫生出版社,2023.

[11] 李敏涵,李洪军,程成鹏,等. 复合蔬菜酵素对健康青年肠道菌群的影响[J]. 中国食品学报,2023,23(5):113-124.

[12] 中华医学会健康管理学分会,中国营养学会,中国医疗保健国际交流促进会生殖医

学分会,等. 超重或肥胖人群体重管理专家共识及团体标准[J]. 中华健康管理学杂志,2018,12(3):200-207.

[13] KIM J,YUN J M,MI K K ,et al. Lactobacillus gasseri BNR17 Supplementation Reduces the Visceral Fat Accumulation and Waist Circumference in Obese Adults:A Randomized,Double-Blind, Placebo-Controlled Trial[J]. Journal of Medicinal Food,2018,21(5).

[14] HENNA-MARIA U,PIA R,MARKUS J L,et al. Bifidobacterium animalis subsp. lactis 420 for Metabolic Health:Review of the Research[J]. Nutrients,2020,12(4):892.

[15] 中国营学会. 食物交换份:T/CNSS 020—2023[S/OL]. 中国营养学会,2023.

[16] 中国营养学会肥胖防控分会,中国营养学会临床营养分会,中华预防医学会行为健康分会,等.中国居民肥胖防治专家共识[J].西安交通大学学报(医学版),2022,43(4):619-631.

[17] 中国医疗保健国际交流促进会营养与代谢管理分会,中国营养学会临床营养分会,中华医学会糖尿病学分会,等.中国超重/肥胖医学营养治疗指南(2021)[J].中国医学前沿杂志(电子版),2021,13(11):1-55.

[18] 中华人民共和国国家卫生健康委员会办公厅.成人肥胖食养指南(2024 年版)[EB/OL].(2024-02-08).http://www. nhc. gov. cn/sps/s7887k/202402/4a82f053 aa78459bb88e35f812d184c3/files/cbd48e38de3d4b8bb3e2093c9fbd43a5. pdf.

[19] 中华人民共和国国家卫生健康委员会办公厅.儿童青少年肥胖食养指南(2024 年版)[EB/OL].(2024-02-08).http://www. nhc. gov. cn/sps/s7887k/202402/4a82f 053aa78459bb88e35f812d184c3/files/ecdf069e964943b79c721d38289d3db0. pdf.

[20] 中华医学会儿科学分会内分泌遗传代谢学组,中华医学会儿科学分会儿童保健学组,中华医学会儿科学分会临床营养学组,等.中国儿童肥胖诊断评估与管理专家共识[J].中华儿科杂志,2022,60(6):507-515.

[21] 中华人民共和国国家卫生健康委员会.7 岁以下儿童生长标准:WS/T 423—2022 [S/OL].(2022-09-19).http://www. nhc. gov. cn/wjw/fyjk/202211/16d8b049fdf 547978a910911c19bf389/files/87dabebc66e1421b903f20c5db53ac07. pdf.